KDIGO

慢性肾脏病评价及管理
临床实践指南

2012 Clinical Practice Guideline
for the Evaluation and Management of
Chronic Kidney Disease

2012 版

主 译
王海燕

U0391760

人民卫生出版社

KDIGO
慢性肾脏病评价及管理
临床实践指南

2012 Clinical Practice Guideline
for the Evaluation and Management of
Chronic Kidney Disease

2012 版

主　　译　王海燕

副 主 译　王　芳　张路霞

译　　者（按章节顺序排列）
　　　　　王　玉　孟立强　许　戎
　　　　　程叙扬　刘　莉　杨志凯
　　　　　高碧霞

译者单位　北京大学第一医院肾内科
　　　　　北京大学肾脏疾病研究所

人民卫生出版社

图书在版编目（CIP）数据

KDIGO 慢性肾脏病评价及管理临床实践指南/
美国改善全球肾脏病预后组织编著；王海燕译.
—北京：人民卫生出版社,2014
ISBN 978-7-117-19388-7

Ⅰ.①K… Ⅱ.①美…②王… Ⅲ.①慢性病-
肾疾病-诊疗-指南 Ⅳ.①R692-62

中国版本图书馆 CIP 数据核字(2014)第 145851 号

人卫社官网 **www. pmph. com**	出版物查询，在线购书	
人卫医学网 **www. ipmph. com**	医学考试辅导，医学数	
	据库服务，医学教育资	
	源，大众健康资讯	

KDIGO 慢性肾脏病评价及管理临床实践指南

主　　译：王海燕
出版发行：人民卫生出版社（中继线 010-59780011）
地　　址：北京市朝阳区潘家园南里 19 号
邮　　编：100021
E - mail: pmph @ pmph.com
购书热线：010-59787592　010-59787584　010-65264830
印　　刷：北京虎彩文化传播有限公司
经　　销：新华书店
开　　本：787×1092　1/32　印张：14.5
字　　数：251 千字
版　　次：2014 年 12 月第 1 版　2020 年 9 月第 1 版第 6 次印刷
标准书号：ISBN 978-7-117-19388-7/R·19389
定　　价：48.00 元

打击盗版举报电话：010-59787491　E-mail：WQ @ pmph.com
（凡属印装质量问题请与本社市场营销中心联系退换）

公　告

第一部分：临床实践指南的应用

本临床实践指南是在基于截止到2011年6月的系统文献检索基础上生成的，并补充了到2012年12月的其他证据。指南写作的目的是提供信息，帮助临床做出决定，而非意图界定医疗标准，因此不能被解读为标准，同时也不应被视作规定了独有治疗方案。考虑到病人个体的需求、能利用的资源，以及某个机构或某种模式独有的限制性，医生在临床实践中做出相应改变是不可避免的，而且是恰如其分的。每一个卫生保健专业人员在某种特定的临床情况下应用这些推荐时应负责评价其合适与否。本文件中包含的对研究的推荐是一般意义上的，而非暗示某个特定的方案。

第二部分：披露

慢性肾脏病：改善全球预后（KDIGO）工作组竭尽所能避免任何实际或可被察觉到的利益冲突，无论其是来自于外在的联系，还是工作组成员个人的、职业的或商业的利益。所有工作组成员都被要求完成、签署并提交一份披露书和声明表,讲明所有可被察觉到的或实际存在的利益冲突。这份文件会每年进行更新,信息会进行相应的调整。所有报告的信息将在指南的"传记和信息披露"部分发表,并在 KDIGO 的前任管理机构-NKF 处存档。

工作组成员

工作组共同主席

Adeera Levin, MD, FRCPC
University of British Columbia
Vancouver, Canada

Paul E Stevens, MB, FRCP
East Kent Hospitals University
NHS Foundation Trust
Canterbury, United Kingdom

工作组成员

Rudy WBilous, MD
Newcastle University
Middlesbrough, United Kingdom

Josef Coresh, MD, PhD, MHS
Johns Hopkins University
Baltimore, USA

Angel LM de Francisco, MD, PhD
Hospital Universitario Valdecilla
Santander, Spain

Paul E de Jong, MD, PhD
University Hospital Groningen

Groningen, Netherlands

Kathryn E Griffith, BM, BS, MSc, MRCP, MRCGP
University Health Centre, York University
York, United Kingdom

Brenda R Hemmelgarn, MD, PhD, FRCP(C)
University of Calgary
Alberta, Canada

Kunitoshi Iseki, MD
University Hospital of the Ryukyus
Nishihara, Japan

Edmund J Lamb, PhD, FRCPath
East Kent Hospitals University
NHS Foundation Trust
Canterbury, United Kingdom

Andrew S Levey, MD
Tufts Medical Center
Boston, USA

Miguel C Riella, MD, PhD, FACP
Evangelic University Hospital
Curitiba, Brazil

Michael G Shlipak, MD, MPH

VA Medical Center, UCSF
San Francisco, USA

Haiyan Wang, MD
Peking University First Hospital
Beijing, China

Colin T White MD, FRCPC
University of British Columbia
Vancouver, Canada

Christopher G Winearls, MB, DPhil, FRCP
Oxford Radcliffe Hospitals NHS Trust
Oxford, United Kingdom

文献复习小组

Tufts Center for Kidney Disease Guideline Development and Implementation
Tufts Medical Center, Boston, MA, USA:
Katrin Uhlig, MD, MS, Project Director; Director, Guideline Development
Dana Miskulin, MD, MS, Staff Nephrologist
Amy Earley, BS, Project Coordinator
Shana Haynes, MS, DHSc, Research Assistant
Jenny Lamont, MS, Project Manager

此外, Ethan M Balk, MD, MPH; Program Director, Evidence Based Medicine 也给予了支持和监管。

KDIGO 理事会成员

摘　要

2012 年 KDIGO 慢性肾脏病评价与管理临床实践指南,是在经过 10 年对 CKD 的集中研究和临床实践的基础上,对 2002 年 KDOQI 的慢性肾脏病指南:慢性肾脏病评估、分期及分层的更新。其目的是提供对 CKD 患者进行评估、管理和治疗的最高水平的指导。指南保留了 CKD 的定义,但强化了 CKD 的分层框架;详细的说明了 CKD 的诊断和预后;讨论了对 CKD 的进展及并发症的治疗;并扩展了 CKD 治疗的连续性:包括向肾脏专科转诊的时机,对进展性 CKD 患者的持续治疗,透析开始时机,以及综合保守治疗方法等的治疗方案的实施。指南是依照透明的证据复习及评价过程生成的。治疗方法在每章中进行阐述,指南推荐建立在对相关研究进行系统回顾基础上。那些带有教育意义的评论或声明的陈述虽未分级,但对读者也很重要。证据质量和推荐强度的评估都遵循 GRADE 系统。对有争议、证据有限的领域,以及指南的国际相关性也都进行了相应讨论,并为将来的研究提供了建议。

关键词:白蛋白尿;慢性肾脏病;分类,临床实践指南;基于证据的推荐;GFR;肾小球滤过

率;KDIGO;蛋白尿;系统回顾

引文

引用本指南内容请参见以下格式:Kidney Disease:Improving Global Outcomes（KDIGO）CKD Work Group. KDIGO 2012 Clinical Practice Guideline for the Evaluation and Management of Chronic Kidney Disease. Kidney inter., Suppl. 2013;3:1-150.

主译前言

全球改善肾脏病预后组织(Kidney Disease：Improving Global Outcomes，KDIGO)是一个非盈利的，致力于组织、撰写及推广常见肾脏病临床指南的国际学术组织。KDIGO 撰写的临床指南具有几项特色：(1)严格的科学性。组织专业队伍收集高水平的临床研究论文，并以此为撰写指南的依据。对证据等级和推荐的强度进行了分级并在各项指南意见后标明。(2)广泛的学术民主。每个指南分别邀请世界各地的有关肾脏病专家及除肾脏病专业以外的、其他专业专家(如急性肾损伤指南工作组有重症医学的领导专家、影像科、心血管科、儿科专家参与)组成工作组；指南初稿又发送世界各地更多的专家征求意见，进行修改。(3)KDIGO 的活动资金接受各医疗工业厂商赞助。但是，任一个指南均不与任何厂商直接挂钩，摆脱商业影响。而且工作组每个成员均需将本人与厂商的经济关系(支持科研经费、讲课或占有股份等)公布于众。以上这些特色保证了 KDIGO 临床指南的科学与公正。因而具有较高的参考价值。

自 2002 年美国肾脏病及透析临床实践指南(KDOQI)提出了慢性肾脏病(CKD)的理念

及定义后,十年以来,对 CKD 的研究已在全世界引起广泛重视。与国际上发达国家的研究结果一致,我国在 2012 年发布的全国流调已证明 CKD 在我国的患病率达 10.8% 之高,的确已成为严重的公共卫生挑战。2013 年 1 月正式发表的 CKD 评价及管理临床实践指南在过去十年大量研究的基础上,进一步通过全球性研究资料荟萃分析明确了 CKD 与预后的关系;提出了根据病因、肾小球滤过功能及尿白蛋白量的 CKD 分层诊断的框架;详化了对 CKD 进展的判断和影响 CKD 进展重要因素(如高血压、高尿酸、预防 AKI、蛋白质及盐摄入等)的管理;对于肾功能损伤引起的合并症的管理;并且提出了 CKD 管理模式。这些内容对于我国肾脏病界的临床实践具有很重要的指导作用。特此将这本小书奉献给我国征战在 CKD 防治途中的同道们。敬请批评指正。

主译　王海燕
北京大学肾脏疾病研究所所长
北京大学第一医院肾内科教授
2014 年 10 月

原版前言

我们希望这个文件能达到以下几项目的。制定指南的首要目的是提高对病人的诊疗水平。我们希望通过帮助医生了解并更好地理解指导现行指南的证据（或缺乏证据），在短期内达到这一目的。通过提供详尽的基于证据的推荐，本指南有助于明确目前尚缺乏证据、需要研究的领域，还将帮助明确研究日程表，这是制定临床指南经常被忽略，但却非常重要的一个功能。

我们采用 GRADE 系统来评价证据的质量和推荐的强度。本指南中有 12 条（17.1%）推荐的总体证据质量评为 A 级，36 条（51.4%）为 B，分别有 17 条（24.3%）和 5 条（7.1%）评为 C 和 D。虽然除了证据质量以外，也有基于其他原因做出的 1 级或 2 级推荐，但总体来说，推荐强度是与证据质量相关的。因此，共有 43 条（62.3%）推荐定为 1 级，26 条（37.7%）定为 2 级。有 9 条（13.0%）推荐评为 1A，23 条（33.3%）为 1B，10 条（14.5%）为 1C，1 条（1.4%）为 1D。有 2 条推荐（2.9%）评为 2A，13 条（18.8%）评为 2B，7 条（10.1%）评为 2C，4 条（5.8%）评为 2D。有 41 条（37.3%）未分级。

　　有人会认为当证据较弱时,不应该做出推荐。但是临床医生仍然需要在他们的日常工作中做出决定,他们经常会问:"专家们在这种情况下会怎么做?"我们选择了给出指导,而不是保持沉默。这些推荐经常被定为低强度的推荐,低质量的证据,或未分级。认识到这点对使用本指南很重要(见公告部分)。在任何时候,这些指南对临床医生都意味着开始、而不是停止对临床实践中每天见到的患者特定治疗问题的探究。

　　感谢工作组的主席,Drs. Adeera Levin 和 Paul Stevens,以及其他所有工作组的成员,他们为制定本指南自愿投入了大量时间。感谢证据回顾小组的成员以及 NKF 的工作人员,他们使这个项目得以实现。最后,我们还要感谢许多KDIGO 理事会成员以及那些自愿花时间来审阅本指南并给出有益建议的人。

Bertram L Kasiske,MD
David C Wheeler,MD,FRCP
KDIGO Co-Chairs

目　录

补充材料表格的其他信息参见 http://www.kdi-go.org/clinical_practice_guidelines/ckd.php

引言　更新及其背景

从国际化视角更新 CKD 定义,评估,分期和分层的正当理由

2002 年,主要来自美国的 KDOQI 工作组发表了一部关于慢性肾脏病定义,分期和评估的指南。指南提出了 CKD 的统一定义及分期体系[1],并描述了以往未被临床了解的有关肾功能测定的问题。这个指南革新了 CKD 的定义和治疗,引发了很多研究和争议,促进了讨论,并影响了公共政策的制定和实验室测定。它所引发的研究产生的新观点与时代交融,成为更新 CKD 的定义,诊断,分期和治疗指南的驱动力,并推动了针对早期 CKD 患者治疗的改进。KDIGO 组织进行了多次国际性研讨会,通过以下工作形成了此次国际化更新的范围:

1. 推动 CKD 定义和分期在全球的实行,确认尚不明确的领域,制定合作研究日程以改进证据,推广其执行。(2004 年 11 月)

2. 从全球公众卫生的视角评价 CKD 的定义和分期。(2006 年 10 月)

3. 基于迄今唯一一个关于患者预后的合作研究的数据,评价 CKD 的定义和分期。(2009 年 10 月)

鉴于国际社会对了解及提高肾脏病患者预后的关注，以及 2002 年以后产生的大量数据，需要对 2002KDOQI 指南进行回顾，修改和更新。

大量已发表的数据指出，白蛋白排泌率（AER）>30mg/24h 和/或肾小球滤过率<60ml/（min·1.73m^2）（GFR 分级 G3a-G5，不论其下降的原因和持续时间）的患者不良预后风险增加。对 GFR，白蛋白尿和预后之间关系的描述显著提高了对不同人群中 CKD 患者的认识[2-5]。目前国际上广泛使用白蛋白肌酐比值（ACR）和试纸条检测法来发现尿白蛋白增高，并且同时报告 eGFR，使得 CKD 患者得以早期诊断。但是，单纯的尿白蛋白升高或 GFR 降低并不一定意味着需要进行专科转诊。临床医生和医疗系统仍在不断调整，改进 CKD 的诊断和风险分级的指南，改良行动计划以利不同亚组患者深入评价，转诊或治疗。

本指南的目的为明确 CKD 定义和分期系统，开发治疗和管理 CKD 患者的最佳指导。此外，我们提出了在今后的 10 年中能够促进深入合作的研究日程的框架，并预告了将来的指南。

肾脏病是世界范围的一个重要问题

肾脏病定义为对个体健康有影响的肾脏结构或功能的异常，可以突然发生，可以好转，也可能转为慢性。CKD 是一个有不同临床表现，由多种原因造成的肾脏结构和功能异常的通称,部分与病因、严重程度和进展速度相关。CKD 的概念是随着认识到肾脏结构和功能异常对个体健康状态可以造成不同程度的影响而逐渐形成的。使用这个概念是因为认识到 CKD 可对个体及其治疗措施带来影响。肾衰竭是传统意义上 CKD 的最严重结果。症状通常来自于肾功能下降的并发症,严重时只能通过透析和移植治疗。早期的肾脏病通常没有症状,是在对其他一些合并症检查时发现的,并且可能可逆。快速进展性疾病可能导致数月之内发生肾衰,但绝大多数疾病会缓慢进展几十年,也有患者在随访的许多年里不进展。

图 1 是 CKD 发生,发展和并发症的模式图。模式包括造成发生 CKD 风险增高的前驱事件,疾病的分级,以及包括死亡在内的并发症[1-6]。发生 CKD 的风险可分为由于社会人口和基因背景造成的肾脏病易感性,和暴露于可引起肾脏病的因素。肾脏结构的异常(损伤)通常早于功能的异常。CKD 的结局可以是进展,用水平箭头表示,也可以是出现并发症,用斜向箭头表示,或两者均有。

虽然需要透析和/或肾移植治疗的 CKD 患者可能只占 1%,但仍是最昂贵的慢性疾病并显著降低患者预期寿命。透析和移植的花费不成比例的消耗医疗保健预算(每年 5% 的预算由不足 1% 的人口消耗掉)。对 CKD 认识不足

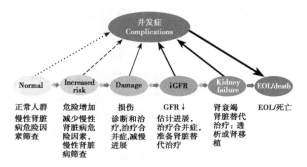

图 1. CKD 模式图。CKD 发生、发展、并发症的连续过程和改善预后的措施。椭圆形之间的水平箭头代表 CKD 的发生、发展和缓解。左向的浅色箭头表示缓解少见,而进展常见。斜向箭头代表 CKD 并发症的出现,包括药物毒性、内分泌及代谢并发症,心血管疾病、感染、认知功能下降、体力下降及其他。并发症也可来自预防或治疗措施的副作用。CKD,慢性肾脏病;EOL,临终关怀或保守治疗;GFR,肾小球滤过率

导致对其后果及并发症的忽视,而晚期 CKD 患者转诊时间过晚则导致肾脏替代治疗效果欠佳。此外,有不断增加的证据显示 CKD 患者发生 AKI 的风险增高,而这也与不良预后相关,并可能加速 CKD 的进展。因此,尽早发现 CKD 早期的患者,给予恰当的治疗,并对那些可能从肾脏专科诊治中获益的患者进行早期转诊,将带来经济和临床的双重获益。

在那些没有透析和移植条件或肾脏替代治疗资源有限的国家,CKD 进展的最终结局是死

亡。因此,不论是否有透析和移植的条件,对所有地区来说早期发现 CKD 患者都很重要,因为与肾脏替代治疗相比,延缓或预防 CKD 进展的费用要少得多,却能更好地延长患者的健康状态,挽救患者的生命。虽然不同国家 CKD 病因的比例和绝对数量不同,但患有重要的 CKD 前驱疾病,如糖尿病的人数正在世界范围内以惊人的速度增长,包括发展中国家和发达国家。

CKD 的并发症可影响所有器官系统。肾衰竭导致常说的尿毒症的症状。不严重的 CKD 已被视为是心血管疾病,以及其他一些影响老年人的常见疾病,如感染,行动能力下降和认知障碍的独立危险因素。此外,CKD 还与药物不良反应,静脉使用放射性造影剂,手术以及其他有创治疗风险增加相关。总之,这些并发症与更高的患病,死亡率和花费相关。如果 CKD 被早期发现,通过恰当的干预,这些相关的并发症和向肾衰竭的进展就能够被延缓或者被预防。对高危人群(如糖尿病,高血压,CVD,肾脏结构异常,系统性红斑狼疮等可能累及肾脏的系统性疾病,有肾衰竭家族史或遗传性肾病、老年,接受潜在肾毒性药物治疗者或者那些偶然被发现有血尿或蛋白尿者)的定期检查能够早期发现肾损伤,从而可以在疾病早期就给予有效干预,并尝试那些可能有潜在价值的新疗法。

CKD 进展及心血管疾病危险因素在很大程度上相互重叠。因此,治疗这些可控的危险因素可同时减少 CKD 患者向 ESRD 进展的风险及 CVD 风险。有很强的证据显示,阻断肾素-血管紧张素-醛固酮系统(RAAS)可以降压,并且有效地减少白蛋白尿患者肾衰和心血管疾病的风险。

指南的开发为医务人员提供改善 CKD 患者治疗的机会。我们希望借此从基础、转化医学、临床和健康预后等角度激发更多研究。

给读者的一般总结:在这部指南中可以找到及找不到的内容

1. 本指南为评价及治疗 CKD 提供最好的基于实践及证据的建议。

a. 本指南的目标人群是所有诊断为 CKD 但尚未接受肾脏替代治疗的患者(未透析或未接受肾移植者)。

b. 目标人群包括成人和儿童。指南涵盖 CKD 所有人群,包括儿童和老人。两者都是非常重要的 CKD 人群,强调对这些年龄特殊的人群,在贯彻指南和 CKD 管理时应尊重证据。当指南的内容不适用于儿童时,会做出相应的说明。阐明所有儿童 CKD 相关的问题超过了本指南的范畴。因为这个人群覆盖了从新生儿到青春期后的广泛人群,每个年龄组都有特殊的生理不同。每章节都对特殊的证据和原理进行了适当的说明。

6

c. 指南针对的是任意病因或病因未明的 CKD。强烈鼓励明确 CKD 的病因，因为治疗可能会因为病因进行调整，同时病因可能影响 CKD 的预后，并且与 CKD 危险因素有重要关联。详细列出可能的病因是不切实际的，而如何对 CKD 特殊病因进行详细检查的指导也超出了此文件的范畴（读者可以去寻找其他相关的资料）。我们描述的是了解个体患者的病因为何对预后及治疗具有重要意义。

d. 此指南的目标听众包括肾脏专科医生，初级保健医生，非肾脏病专科医生（如心血管医生，糖尿病医生等），临床药师和其他一些治疗成人及儿童 CKD 患者的执业者。同时希望本指南适用于公共政策及其他一些医疗保健相关领域。

e. 作为全球性的指南，本指南是为了适用于不同医疗体系而书写的。但不可避免的是，它的实施有赖于医疗保健资源，而这不是普遍可得的。我们在本指南一些讨论章节里明确承认了这一点。

f. 目标医疗保健机构包括初级、二级及三级医疗机构。

2. 本指南将为 CKD 患者自我管理提供信息，建议和教育，帮助医务人员了解 CKD 的诊断和处理。为避免冗赘及落伍，建议读者阅读已有的 KDIGO 关于贫血，代谢性骨病，血压，急性肾损伤，血脂治疗，丙肝，肾小球肾炎和其他一些相关指南。

3. 指南将提供关于 CKD 诊治的国际化蓝图。鉴于指南可能涉及一些有关种族及地域等的敏感问题，预期在特定的医疗体系或背景中将有相应的地区性调整。

4. 对研究的推荐提出了在国际上正在进行的研究日程框架。我们尝试明确亟待解决的重要研究问题。通过认识知识上存在的欠缺，读者将来进行研究设计时能更好地定义方法学，确定研究人群，以及评价预后。

本指南不涵盖的议题

本文件不是为了提供大量的细节以取代肾脏病医师培训和教育，或是作为医学或肾脏病学的教科书。

因此，有一些特定的题目本指南不涵盖。未加讨论的问题包括：

1. 接受肾脏替代治疗（透析或肾移植）患者的评估和治疗。

2. 诊断 AKI 及其他一些急性肾脏病的方法。这一议题在*KDIGO AKI 临床实践指南*中有详尽阐述[7]。

3. 对 CKD 特殊病因，包括肾小球肾炎的诊断或治疗方法[8]。

4. 关于 CKD 患者妊娠或妊娠妇女发生肾脏病的治疗处理。

8

5. 对 CKD 内分泌和代谢并发症的详细处理。这些在 KDIGO 关于 CKD-MBD[9],血压[10] 和贫血治疗[11]的指南中有详尽阐述[8]。

6. 对 CKD 患者 CVD 及其危险因素的详尽处理。这在最近的 KDIGO 出版物中有阐述[12]。

7. CKD 患者用药剂量。这在最近的 KDIGO 出版物中有阐述[13]。

8. 涉及的医疗资源及执行中可能遇到的障碍的细节不在本指南讨论的范畴内。鉴于指南的国际性,这些方面在不同国家、地区及辖区存在极大的差异性。我们寄望于来自不同地区的评论以使该点更明确。

方法学的简要评论

工作组由全球肾脏病专科医师,初级保健医生,糖尿病医生,流行病学家,临床药师,管理者组成,还有一个专业的证据回顾小组(ERT)为工作组提供支持和指导。ERT 使用的方法的细节在指南开发的方法一节中进行了描述,由 ERT 的成员对工作组确认的领域进行系统检索。

由此产生的推荐和陈述将对未来十年的医疗和研究提供指导。重要的是,我们期望更新后的分期系统和危险分层可以指导研究,指导有关提高患者预后的相关治疗的临床试验的患者纳入。

陈述分级和措辞。形成推荐的方法基于改良的推荐等级的评估、制定与评价系统（GRADE），并在证据支持绝大多数患者可能从该推荐的执行中获益时使用"推荐"一词。当证据支持部分患者可能从该推荐的执行中获益，但在应用时应根据患者的个体情况，由医生及保健体系进行必要地考虑时使用"建议"一词。还有一些未分级的陈述，它们中的许多都是临床实践或教育中的关键点（表1）。工作组对是以不同的方式组织它们，还是把它们归入原理阐述章节纠结了很久。最终，它们以目前的指南陈述方式出现在指南中，从而不会被那些希望更好地了解这些信息的人所忽略。

本指南中很大部分的陈述均未分级，因为分级系统最适用于那些与干预有关的陈述。国际体系，GRADE，允许这样的陈述以指导思想和态度，而不是特定的行为。对有关 CKD 诊断、分类以及定义 CKD 状态的描述性陈述进行分级是不可能的。由于鲜有研究比较不同的评价方法或治疗模型，因此对于这些的陈述也很难分级。我们只对有足够证据的干预或替代性诊断检测策略的特定陈述进行了分级。

对健康获益，副作用及风险的考虑。这些在形成推荐时都被考虑过，但由于在许多领域都缺乏相应数据，因此未能做到工作组所希望的那样一致。我们认为这是值得研究的一个领域，而未来的研究会带来内容的更新。

表1. KDIGO推荐等级的术语和描述

等级*	含义		
	病人	医生	政策
等级1 推荐	绝大部分处在该状况的人需要应用推荐的内容,只有小部分不需要	绝大部分病人应接受推荐的内容	指南可供制定政策或工作指标所需
等级2 建议	大部分处在该状况的人需要应用推荐的内容,但是也有不少人不需要	不同病人适用不同的内容。根据个体情况帮助不同的病人定制方案	在决定政策之前,指南可能需要进一步的论证和相关利益人的参与

* 另有"未分级",通常基于一般性的认识,或者该领域还没有充分的证据。最常见的例子包括对于监测间隔、咨询、转诊至其他专科医生的推荐等。这类推荐通常被写为简单的宣告性陈述,但是不能被解释为比等级1和2更强。

审核过程。像所有 KDIGO 的指南一样,审核过程采用两步法进行。这包括指导委员会的审核,然后回馈给工作组主席,进行相应的修改。之后进行包括来自于国际社会,组织及个人利益相关者的公众审核。草稿送给 2320 位外部的评审员,收到 293 份回馈。这些反馈经过仔细的评估,恰当的修改意见被整合到最终版本中。为保证透明性,工作组为每个评审员的意见准备了单独的回答,这些都将发表在 KDIGO 的网站上。

更新计划。目前尚无就整个指南进行更新的官方计划。鉴于目前指南的广度和深度,以及对新的研究结果和一些推荐意见应用的认识,工作组推荐当有新证据出现时,对本指南的个别章节每 3 ~ 5 年进行更新。我们认为这对读者来说更具实用性。

第1章 CKD的定义和分级

1.1:CKD的定义

  1.1.1:CKD是指持续超过3个月,具有"影响健康"意义的肾脏结构或功能的异常。(表2)。(未分级)

原理

    CKD的定义仍保持不变,但是按下文所示明确了CKD的分期及风险分层,增加了"影响健康"的内容,目的是反映这样一个观点:虽然个体可能存在多种肾脏结构或功能异常,但并非所有异常都能影响到个体健康,需要综合分析确定。

    肾损伤是指临床评估中观察到的多种异常,虽然可能对明确病因并不敏感或者不特异,但可早于肾功能降低的发生(表2)。大多数CKD患者都出现排泄、内分泌及代谢功能的降低,GFR被公认为是评价肾功能最佳的指标。我们定义GFR<60ml/(min·1.73m²)为肾功能降低,而GFR<15ml/(min·1.73m²)为肾衰竭。CKD患者可能出现AKI,并促进肾衰竭的

进展[14]。

表 2. CKD 的诊断标准
（下述任何一项指标持续超过 3 个月）

肾损伤指标 （1 项或多项）	白蛋白尿（AER ≥30mg/24 小时； ACR ≥30mg/g[≥3mg/mmol]） 尿沉渣异常 肾小管功能障碍导致的电解质异常及其他异常 组织病理学异常 影像学检查提示的肾脏结构异常 肾移植经历
GFR 降低	GFR<60ml/（min · 1.73m² ）（GFR 分级 G3a-G5）

缩写：CKD：慢性肾脏病；GFR：肾小球滤过率

CKD 的并发症包括药物毒性，代谢和内分泌并发症，CVD 风险增高，以及感染、乏力及认知功能障碍等一系列其他新近知晓的并发症[15-18]。并发症可以发生在疾病的任何阶段，常常在肾衰竭之前导致患者死亡。并发症也可能来自于防治疾病及其相关合并症的干预措施所引发的不良反应。

CKD 的标准

术语的定义：以下部分的目的是定义特定的术语和概念，以确保所有应用者都能清晰地理解。采用这些术语的原理也纳入在内。

表 3 是对 CKD 标准的说明。定义 CKD 的标准是客观的,不需要确定病因而通过简单的实验室检查即可明确,非肾科医生和其他医务人员也能够诊断 CKD。

表 3. CKD 定义标准[19]

标　准	注　释
病程 > 3 个月,基于医疗记录或临床推断	病程对于区别急、慢性肾脏病是必需的。 ● 临床评估经常提供病程的医疗记录或对病程的临床推断 ● 在流行病学研究中病程记录往往并不清楚
GFR < 60ml/(min·1.73m²) (GFR 分级 G3a-G5)	GFR 是评价健康人和病人肾功能的最好综合指标 ● 年轻成年人正常 GFR 大约是 125ml/(min·1.73m²),GFR < 15ml/(min·1.73m²)(GFR 分级 G5)定义为肾衰竭 ● GFR 降低可通过基于血肌酐或胱抑素 C 的 GFR 估算公式(eGFR)来检测,但不能单独根据血肌酐或胱抑素 C 评价 ● 如有需要,eGFR 降低可通过测定 GFR 来确认
肾损伤(指肾脏结构或功能的异常,而并非 GFR 降低)	白蛋白尿是肾损伤的标志之一(肾小球通透性增加,尿 AER ≥30mg/24h,约相当于尿 ACR ≥30mg/g(≥3mg/mmol)* ● 正常年轻成年人尿 ACR<10mg/g(<1mg/mmol)

标　　准	注　　释
	• 尿 ACR30-300mg/g(3～30mg/mmol；分级 A2)大体相当于"微量白蛋白尿",目前定义为"中度增高"
	• 尿 ACR>300mg/g(>30mg/mmol；分级 A3)大体相当于"大量白蛋白尿",目前定义为"重度增高"
	• 尿 ACR>2200mg/g(>220mg/mmol)可能伴随肾病综合征的症状和体征(如低白蛋白血症,水肿和高胆固醇血症)
	• 临界值大致相当于尿试纸测定微量或+,这取决于尿液浓度
	• 尿 ACR 增高可通过检测单位时间内尿白蛋白的排泄(以 AER 表示)来确认
	尿沉渣异常是肾损伤的标志之一
	• 单纯肉眼不可见的(镜下)变形红细胞血尿(红细胞大小不均),常见于 GBM 病变
	• 红细胞管型,常见于增生性肾小球肾炎
	• 白细胞管型,常见于肾盂肾炎或间质性肾炎
	• 椭圆脂肪体和脂质管型,常见于伴有蛋白尿的肾脏病
	• 颗粒管型和肾小管上皮细胞(非特异性),见于多种肾实质疾病
	肾小管异常
	• 肾小管酸中毒
	• 肾性尿崩症

标　　准	注　　释
	● 肾性失钾
	● 肾性失镁
	● 范可尼综合征
	● 非白蛋白的蛋白尿
	● 胱氨酸尿
	组织学证实或推断的病理异常（病因举例）
	● 肾小球疾病（糖尿病,自身免疫性疾病,全身性感染,药物,肿瘤）
	● 血管疾病（动脉粥样硬化,高血压,缺血,血管炎,血栓性微血管病）
	● 肾小管间质病（尿路感染,结石,梗阻,药物毒性）
	● 囊肿和先天性疾病
	影像学证实的结构异常是肾损伤的标志之一（超声,造影剂增强/或不增强的计算机断层扫描和磁共振,同位素扫描,血管造影）
	● 多囊肾
	● 肾发育不良
	● 梗阻导致的肾积水
	● 肾梗死、肾盂肾炎及相关的膀胱输尿管反流引起的皮质疤痕
	● 肾脏肿瘤或浸润性疾病导致的肾脏肿大
	● 肾动脉狭窄
	● 缩小的且强回声的肾脏（常见于肾实质疾病导致的严重的 CKD）

标　准	注　释
	肾移植经历 ● 即使 GFR>60ml/（min · 1.73m²）（GFR 分级 G1-G2）和 ACR < 30mg/g（<3mg/mmol），大多数肾移植受者的肾活检病理仍存在组织学异常 ● 与无肾脏疾病的人群相比，肾移植受者的死亡和肾衰竭的风险增加 ● 肾移植受者定期接受专科护理

缩写：ACR，白蛋白/肌酐比值；AER，白蛋白排泌率；CKD，慢性肾脏病；eGFR，估算肾小球滤过率；GBM，肾小球基底膜；GFR，肾小球滤过率；RBC，红细胞；SCr，血肌酐；WBC，白细胞

病程>3 个月

肾脏疾病可以是急性的，也可以是慢性的。我们明确但又主观地以病程>3 个月（>90 天）来界定"慢性"肾脏病。确定慢性的原因是为了将 CKD 与包括 AKI 在内的急性肾脏病（如急性肾小球肾炎）区别开来，后者可能需要不同的干预措施，其病因和预后也不相同[7]，我们没有定义急性肾脏病（AKD），这是因为还没有精准定义 AKD 的循证依据。

肾脏病的病程可以根据记录或根据临床情况来推断。例如，某患者在急性疾病进程中出现了肾功能减退或肾损伤，既往没有肾脏病的记录，被拟诊为 AKI。经过数天至数周的诊治，

能够明确 AKI 的诊断。而在另一个没有急性疾病的患者中出现相似的症候可能推断患有 CKD，通过一段时间的随诊，可以确诊 CKD。在这两种情况下，推荐应重复检查确认肾功能和肾损伤情况以利正确诊断。评价的时机应根据临床判断，怀疑患有 AKI 的患者要尽早评估，而疑诊 CKD 的患者可稍晚。对 CKD 更为详尽的评估请参阅第 1.4 节。

可逆性　大多数肾脏病直到病程晚期才出现症状或表现，进入慢性期后才被检测到。大多数 CKD 的病因是不可逆的，并持续终生，其治疗目的是延缓肾衰竭的进展。但是慢性并不是不可逆的同义词。某些 CKD 病例可以自发或者经过治疗后完全缓解；另一些 CKD 病例经过治疗，肾损伤能得到部分缓解，肾功能改善（如 GN 的免疫抑制治疗），甚至肾衰竭也可以经肾移植而逆转。由于大多数 CKD 的病程长，患者在 CKD 基础之上会发生一次至数次的 AKI。

GFR 降低

肾脏具有排泄、内分泌及代谢等多种功能。GFR 是排泄功能的一部分，但是普遍认为是评价肾功能最好的综合指标，因为在 CKD 中，GFR 一般在肾脏结构严重毁损后出现下降，并且与大多数其他肾脏功能的降低相平行。

我们以 GFR<60ml/(min · 1.73m^2) 为阈值（GFR 分级为 G3a-G5），时间超过 3 个月以确定

CKD。GFR<60ml/（min·1.73m²）低于年轻成年男性及女性正常值[约 125ml/（min·1.73m²）]的一半。图 2 显示美国和欧洲 40 岁以上"健康"男性和女性的 GFR 检测值[20]。关于年龄相关的 GFR 降低的研究既有横断面的,也有纵向的,但是在人群中个体差异较大[21]。新近来自肾移植供者中的研究数据证实了这些大体趋势[22,23]。非白人的资料（欧美或其他国家）非常有限,现有的数据表明 GFR 正常值范围和年龄相关的 GFR 下降与白种人相似[24-26]。

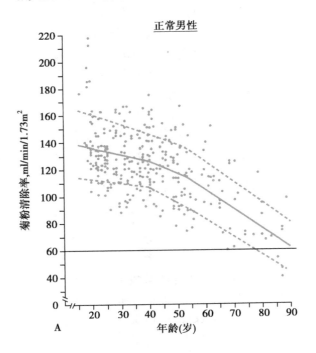

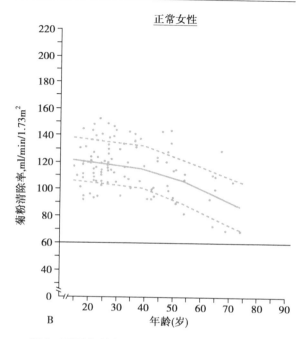

图 2. 不同年龄段 GFR 正常值。GFR 分别按各年龄的男性（图 A）和女性（图 B）显示。GFR 以尿的菊粉清除率测定。水平线提示 GFR 为 $60ml/(min \cdot 1.73m^2)$，即定义 CKD 的阈值。实线代表每十年 GFR 的平均值，虚线代表每十年 GFR 均值的 1 个标准差。CKD，慢性肾脏病；GFR，肾小球滤过率

　　GFR$<60ml/(min \cdot 1.73m^2)$可经实验室常规检查检测。目前基于血清肌酐（SCr，但并非只有 SCr）的 GFR 估算公式（eGFR）能够敏感地检测 GFR$<60ml/(min \cdot 1.73m^2)$[27]。如有必要，可通过另一个滤过功能标志物（胱抑素 C）

估算的 GFR 或直接测定 GFR 来确认 eGFR 降低。

GFR<60ml/(min · 1.73m²) 的 CKD 患者发生并发症的风险比 GFR 正常者高,其因果机制尚未完全明了。我们将与合并 GFR 降低的 CKD 相关的并发症分为三类(不论国家、年龄或病因):

药物毒性　经肾脏排泄的药物的药代动力学改变以及药物相互作用风险增加很常见,许多药物需要调整剂量(见第 4.4 节)[13]。在 GFR 较低的患者中,也可观察到不经肾脏排泄的药物的药代动力学和药效学变化。在 CKD 患者中药物剂量的错误很常见,并可能与肾脏毒性(导致 AKI)或全身毒性有关,因而威胁患者的安全。

代谢及内分泌并发症　随着 GFR 降低,可发生一系列反映肾脏内分泌或外分泌功能下降的并发症,包括贫血、酸中毒、营养不良、骨和矿物代谢紊乱(第 3 章和第 4 章中详述)。

CVD 和死亡风险　CKD 预后协作组的一项荟萃分析显示了在普通人群和 CVD 风险增加的人群中,eGFR<60ml/(min · 1.73m²) 与全因死亡、心血管死亡、肾衰竭、AKI 和 CKD 进展等预后的关系[3-5]。图 3 显示的是一般人群队列中 eGFR 与全因死亡和心血管死亡的关系。eGFR 在 75 ~ 105ml/(min · 1.73m²) 之间时,所有预后指标的风险相对不变,提示总死亡率呈

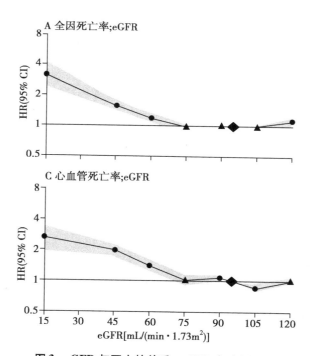

图 3. eGFR 与死亡的关系。eGFR 与全因死亡（A）和心血管死亡（C）的 HR 和 95％CI。HR 和 95％CI（阴影部分）经 ACR、年龄、性别、种族、心血管病史、收缩压、糖尿病、吸烟和总胆固醇校正。参考值为 eGFR 95ml/（min·1.73m²）和 ACR 5mg/g（0.6mg/mmol）（菱形）。圆形代表有显著统计学意义，三角表示无显著统计学意义。ACR，白蛋白/肌酐比值；BP，血压；CI，置信区间；CVD，心血管病；eGFR，估计肾小球滤过率；HR，风险比

"U"形曲线分布。eGFR<60ml/(min·1.73m²)时,所有预后指标的相对危险(RR)均显著增加。

肾损伤

肾损伤可以发生在肾实质、大血管或集合系统。大多数情况下,肾损伤是通过检测标志物而非直接检查肾组织诊断。肾损伤的标志物常提供线索,以判断肾脏损伤的可能部位,并结合其他临床表现,探究肾脏病的病因。

蛋白尿　蛋白尿是表示尿液中蛋白质含量增多的术语。蛋白尿可反映血浆蛋白的异常丢失,原因包括:a)肾小球对大分子蛋白的通透性增加(白蛋白尿或肾小球性蛋白尿),b)肾小管对正常滤过的小分子蛋白重吸收不完全(肾小管性蛋白尿),或 c)血浆中小分子蛋白浓度增加(溢出性蛋白尿,如免疫球蛋白轻链)。蛋白尿也可反映肾脏来源的蛋白质(如肾小管损伤后的肾小管细胞成分)和下尿路来源的蛋白质的异常丢失。白蛋白尿、肾小管性蛋白尿和肾小管细胞成分是肾损伤的特异性指标。此外,实验和临床研究结果表明蛋白尿在 CKD 进展的发病机制起到重要作用[28]。

白蛋白尿　白蛋白尿是指尿液中白蛋白异常丢失。白蛋白是一种血浆蛋白,可以在正常人尿液中发现,在 CKD 患者尿液中含量更大。

目前临床专业术语的焦点正在由蛋白尿转至白蛋白尿,其原因是:a)大多数肾脏疾病中白蛋白都是尿蛋白的最主要成分,新近的对尿蛋白的检测建议均强调白蛋白尿的定量,而非总蛋白;b)世界各地的最新流行病学数据显示尿白蛋白含量与肾脏预后和 CVD 风险存在很强的等级相关;c)最新指南推荐按白蛋白尿水平对肾脏疾病分级。在本指南中,我们讨论一般概念时指的是蛋白尿,在讨论蛋白尿的检测、特征和解释蛋白尿时,分别指的是总蛋白,白蛋白或其他特殊蛋白。

白蛋白尿是 CKD 的常见表现,但并不统一。它是包括糖尿病性肾小球硬化症在内的肾小球疾病最早的标志物,通常在 GFR 降低之前出现。它还是高血压肾损伤的标记物,但可能直到 GFR 降低后也不会出现。它经常与潜在的高血压、肥胖和血管病相关,但其肾脏病理损伤机理尚未明了。

白蛋白尿和蛋白尿的正常值通常以尿丢失率表示。尽管在严格的生理意义上白蛋白和蛋白质不会被排出体外,但其尿丢失率常分别称为 AER 和蛋白排泌率(PER),本文中 AER 和 PER 的概念将被保留。

我们选择尿 AER ≥ 30mg/24h,持续超过 3 个月作为诊断 CKD 的阈值。这个阈值被认为大约相当于随机尿标本的 ACR ≥ 30mg/g 或 ≥ 3mg/mmol。选择这个阈值的理由如下:

- AER ≥ 30mg/24h(ACR ≥ 30mg/g[≥ 3mg/mmol])是年轻成年男性和女性 AER 正常

值(约 10mg/24h(ACR10mg/g 或 1mg/mmol))的 3 倍以上。

- 当 AER ≥30mg/24h(ACR≥30mg/g[≥3mg/mmol])时，有时尿试纸检测可呈"微量"，这取决于尿液浓度，但是在 AER 超过约 300mg/24h(ACR ≥ 300mg/g[≥ 30mg/mmol])之前,结果并不稳定。如后所述,如有必要,试剂条标值/读数微量或阳性可用 ACR 来证实,ACR 增高可用收集定时尿液中 AER 确认。

- AER ≥30mg/24h(ACR ≥ 30mg/g[≥3mg/mmol])与 CKD 并发症的风险增加密切相关。CKD 预后协作组的一项荟萃分析表明了在一般人群和 CVD 风险增加和人群中，ACR≥30mg/g(≥3mg/mmol)或尿试纸蛋白 1+与全因死亡和心血管死亡、肾衰竭、AKI 和 CKD 进展的关系(图 4)[3-5]。

　　尿沉渣异常　在许多肾脏和泌尿系疾病的尿沉渣中,可出现各种有形成分,如细胞、管型、结晶和微生物。但是肾小管细胞,红细胞(RBC)管型,白细胞(WBC)管型,粗颗粒管型,宽管型,和大量的变形红细胞是肾损伤的特异性指标。

　　肾小管损伤所致的电解质紊乱及其他异常情况　电解质和其他溶质的异常可能是由于肾小管重吸收和排泌失调所致。这些综合征是罕见的,却是肾脏病的特异性表现。这些疾病常

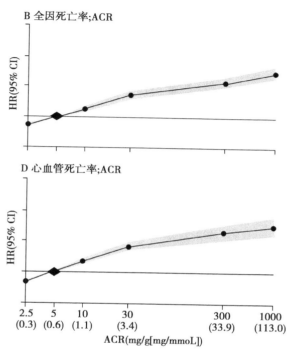

图4. 白蛋白尿与死亡的关系。ACR 与全因死亡
（B）和心血管死亡（D）的 HR 和 95％ CI。HR 和
95％ CI（阴影部分）经年龄、性别、种族、心血管病
史、收缩压、糖尿病、吸烟、总胆固醇和 eGFR 校正。
参考值为 ACR 5mg/g（0.6mg/mmol）和 eGFR
95ml/（min·1.73m²）（菱形）。圆形代表有显著统
计学意义，三角表示无显著统计学意义。ACR 单位
为 mg/g。ACR 从 mg/g 换算为 mg/mmol 时乘以
0.113。近似换算为 mg/mmol 的结果显示在括号
内。ACR，白蛋白/肌酐比值；BP，血压；CI，置信区
间；CVD，心血管病；eGFR，估计肾小球滤过率；HR，
风险比

常是遗传的,没有基础的病理异常。也有一些是获得性的,由药物或毒素所致,通常有明显的肾小管病理损害。

直接观察到的肾活检组织病理学异常　不管 eGFR 或其他肾脏损伤的标志物如何,必须承认,肾活检组织证实的肾实质病变证据是确定肾损伤的一个重要参数。肾实质疾病的病理分类反映了病变的部位,如肾小球、肾血管、肾小管和肾间质、或囊肿。肾穿刺活检仅在少数 CKD 患者中实施。

影像学异常　影像技术用于诊断肾脏结构、血管和/或集合系统的疾病。显著的肾脏结构异常持续超过 3 个月,则可认为患者患有 CKD(请注意这不包括单纯囊肿,并需要结合临床情况协助诊断)。

肾移植经历　不论 GFR 水平或者肾损伤的标记物的存在与否,肾移植受者均被认为患有 CKD。理由是即使肾移植受者没有 GFR 降低或白蛋白尿,肾活检仍显示存在病理学异常。肾移植受者的死亡和肾脏预后的风险高于一般人群,他们需要专业的医疗管理[29]。

对健康的影响

CKD 与众多并发症相关联,导致不良的健康预后。对于一些并发症,肾脏疾病和不良预后之间的因果途径已经众所周知,也已有临床实践指南指导检测和治疗可变因素以预防不良后果的发生。自 2002 年以来,大量的流行病学研究结果已将 GFR 降低和白蛋白尿与以往并未确定为 CKD 并发症的不良健康结局联系在一起。探究 CKD 与这些并发症相关的发病机制成为基础和临床研究中一个快速增长的课题。由于 CKD,特别是肾衰竭的患病率高、预后不良、医疗费用高,一些国家已经开展早期发现和治疗 CKD 及其并发症的公共卫生方案。这些方案的有效性正在评估。

对临床实践和公共政策的影响

CKD 最初的定义最早出现在 2002 年 KDOQI 指南中,此后在 KDIGO 研讨会上被略作修改并被认可[30,31]。本指南推荐的 CKD 的定义是为临床实践、研究和公共健康所用,并未进行改动。因此,更新后的版本并未改变关于公共政策方面的倡议。我们意识到世界各地在临床实践中关于尿白蛋白与总蛋白测定的差异,并且能够预见到,在指南未得到广泛宣传之前,指南的实施将存在差异。关于确切测定尿白蛋白与总蛋白方法的更多讨论请参阅指南 1.4.4(白蛋白尿的评估)。在全科医生进行疾病评估和预后判断时强调白蛋白尿重要性的意义在于可以帮助疾病鉴别和制定医疗计划。然而仍然存在一些对 CKD 定义的疑虑,阐述如下[30,32-36]。

争议和困惑之处、未达成共识的领域和需澄清的问题及关键点

一般问题:

　　a) 不考虑患者的具体情况,单独应用检测阈值

　　不考虑病因、年龄、性别、种族和民族以及临床表现,仅根据界值定义 GFR 降低和 AER 增加,这与定义其他慢性非传染性疾病的方法相一致。这些疾病,如高血压、糖尿病、高胆固醇血症,主要影响老年人,并与心血管死亡风险增加相关。GFR 和 AER 测定时的生物变异性和误差可能会导致错误的分级以及假阴性和假阳性的诊断。此外在大量研究中,无论患者的具体特点,这些单一阈值可以区分患者个体组别和疾病的转归。然而,这些阈值对应的是并发症的相对风险,而不是对绝对风险的预测。此外,和所有诊断试验一样,应根据临床情况结合疾病的发病率应用该结果。但是这不应否定 CKD 标准定义的应用。

特殊问题:

　　b) CKD 标准与年龄的关系

　　流行病学研究表明,老年人 eGFR 降低和 ACR 增高的患病率是增加的。关于老年人 GFR 降低或 ACR 增加是疾病的表现还是“正常的老化”发生了激烈的辩论。大量研究表明,多种病理异常与老龄化有关,包括肾小球硬

化、肾小管萎缩和血管硬化。二者相关联的原
因尚不清楚,但被认为是迥然不同的过程的反
映,如血管疾病或衰老[37-39]。无论何种原因,老
年人 eGFR 降低或 ACR 增高与风险增加有关。
基于上述原因,我们认为持续 GFR 降低或白蛋
白尿增高的所有个体都是 CKD。与年轻人相
比,老年人的风险强度比较复杂。与其他心血
管病的危险因素一样,老年 CKD 的绝对风险比
年轻人要高,但相对风险似乎更低[3-5]。值得注
意的是,健康的老年人不一定出现 GFR 的降
低。因此,当预计个体的 GFR 将出现降低,小
于 60ml/(min·1.73m^2),而不伴有合并症的情
况纯属个例[20]。

c) 单纯 GFR 降低而无肾脏损伤的证据

在一些临床情况下,会出现 GFR<60ml/
(min·1.73m^2)持续超过 3 个月,但缺乏已知
的肾脏结构改变。以下是这些情况的例子以及
认为它们是 CKD 的理由:

- **心力衰竭、肝硬化、甲状腺功能减退**。GFR
降低使原发病的控制更为复杂。伴有 GFR
降低的上述疾病的患者比那些不伴 GFR 降
低的患者预后更差。此外,这些患者的肾活
检可能会发现肾实质病变。

- **肾移植供者**。肾移植后,肾脏供者的 GFR
通常在捐献前水平的 70% 左右,大多数在
60~90ml/(min·1.73m^2)的范围内,少数
<60ml/(min·1.73m^2)。他们与 GFR 较高

供者之间预后的比较尚无仔细研究。然而，和那些与已知肾脏病导致 GFR 降低的患者一样，GFR 降低的供者需要更为密切的随访以调整药物剂量。

- **营养不良**。GFR 水平受蛋白质摄入习惯的影响[40]。蛋白摄入较低的健康成年人者可能有较低的平均 GFR，但通常不会出现 GFR<60ml/($min \cdot 1.73m^2$)。早期在蛋白质-热量营养不良患者和近期在神经性厌食症患者中的研究已经证明这些患者 GFR 降低，在营养状况恢复后可得到改善。但是，肾活检发现在这些情况下可出现肾脏结构异常，GFR 降低使这些疾病的治疗更加复杂。

d）单纯白蛋白尿，不伴 GFR 降低

如后所述，CKD 以外的多种疾病可出现一过性 ACR≥30mg/g(≥3mg/mmol)。与疾病恢复相关的，在 3 个月内得到缓解的白蛋白尿不能诊断为 CKD。持续白蛋白尿的患者应考虑患有 CKD。下面是这些情况的例子以及考虑它们是 CKD 的理由：

- **肥胖和代谢综合征**。白蛋白尿可与肥胖和代谢综合征有关，随体重减轻可得以缓解。此种情况下白蛋白尿的发病机制尚不清楚，但肾活检可能会发现突出的血管病变。肥胖和代谢综合征的患者发生糖尿病和高血压的风险增加。这种情况下持续性白蛋白尿的风险尚未仔细研究。

- **直立(体位性)性蛋白尿**[41]。体位性蛋白尿患者,白蛋白尿仅在直立位时,而不能在卧位观察到。这种情况并不增加长期不良转归的风险,但需要全面评估以排除 CKD 的其他原因。一般可以通过检测夜间卧位休息后的清晨第一次尿(EMU)来排除;总蛋白的丢失>1000mg/24h 不太可能用直立性蛋白尿来解释。

e) **GFR 降低或肾损伤标志的缓解**

如果 GFR 降低和肾损伤的标志经治疗得以缓解,患者可被视为 CKD 被控制。这与高血压、糖尿病、或高胆固醇血症被控制的医学术语相一致,即经药物治疗控制血压、血糖和血胆固醇于正常范围。如果停药后 GFR 降低和肾损伤标志物持续缓解,患者可视为存在 CKD 的既往史。

f) **没有 GFR 降低和肾损伤标志的肾脏病**

GFR $\geqslant$ 60ml/(min · 1.73m^2) 可能是从更高 GFR 降低的结果, AER < 30mg/d (ACR < 30mg/g 或<3mg/mmol)可能是自较低水平增高的结果。即使缺乏肾损伤的其他标志,这两者仍可能与病理过程相关。虽然这样的病人不符合 CKD 的标准,但临床医生高度怀疑 CKD 时,应进行其他的诊断检测试验或密切随访,从而发现 CKD。

儿科注意事项

一般情况下,成人 CKD 的定义适用于儿童(出生至 18 岁),但存在以下例外或需特别考虑的情况:

- 病程>3 个月的标准并不适用于新生儿或年龄≤3 个月的婴幼儿。
- GFR<60ml/(min · 1.73m^2)的标准不适用于 2 岁以下的儿童,这些儿童应使用根据年龄制定的标准。
- 尿总蛋白或白蛋白排泌率超过年龄匹配的正常值可代替白蛋白尿≥30mg/24h。
- 所有电解质紊乱的诊断应根据年龄制定的正常值范围。

肾发育异常占儿童 CKD 或 ESRD 的 30% 至 50%[42]。因此许多出生时血肌酐正常的婴幼儿,尽管表面上 GFR 正常,但是由于存在肾脏结构异常,事实上符合 CKD 的定义,出生后应尽早诊断。

新生儿的正常 GFR 低于 60ml/(min · 1.73m^2),直到大约 2 岁左右,按体表面积(BSA)校正的 GFR 值才会与成年人相近[43,44]。在出生后数月内发生的 GFR 增高是由于平均动脉压(MAP)增加,肾血管阻力降低,和新生儿肾内血液重新分配流向浅表皮质肾单位,以及婴儿肾小球体积和毛细血管通透性增加[45-48]。目前 CKD 定义中的 GFR 界值不适于直接应用于 2 岁以下儿童,因为他们 GFR 正常范围的最大值低于成年人或年龄较大的儿童。因此对大多数新生儿和婴儿 GFR 减低被认为是先天肾脏发育不成熟,而非其 GFR 自较高值下降。

目前已有大量的关于胎儿[49]、新生儿[44,48]、早产儿[46,50,51]、婴幼儿、儿童和青少年[43,44]GFR 值的参考文献。当需要与正常值范围相比较,以估算儿童的肾脏清除率降低时,强烈建议读者参考这些文献。应当指出,在不同年龄组中 GFR 测量的方法常常不同,在新生儿(足月产或早产)或婴儿中大多数测量方法为收集尿液,计算肌酐清除率(CrCl),而较大的儿童和青少年的测定则经常应用外源性标记物,包括菊粉、放射性核素和其他标志物(如碘海醇或碘酞酸盐)。

Schwartz 和 Furth 关于儿科 GFR 测量和评估的综述[52]一文中有基于金标准菊粉清除率的最详细的 GFR 测定情况,以及不同年龄(包括足月儿、早产儿、儿童、一直到年轻成年人)的 GFR 详述。

与之相似,在解释尿蛋白(白蛋白)的排泌以及其他重要的尿和血清检验值时应当使用年龄相关的正常值。在许多儿科肾脏教科书都可以找到这些正常值。Waters[53]一书中有新生儿和婴幼儿的参考值范围。对于新生儿到年轻成年人,更详尽的正常值可以在 Langlois 中查到[54]。

1.2：CKD 的分期

1.2.1：推荐根据病因，GFR 类别及白蛋白尿类别（CGA）进行 CKD 分期。（*1B*）

原理

　　CKD 分期包含了病因和疾病严重程度（以GFR 及白蛋白尿水平表示）。如此定义 CKD 分期的概念是因为 CKD 分期与死亡和肾脏转归等不良预后相关联，这些因素将指导 CKD 的治疗。该分级与其他疾病分级系统相同，都是基于病因、病程及严重程度等一般范畴，从而为疾病预后提供指导。尽管肾脏指标以外的其他因素（如血压水平）也影响 CKD 的预后，但是我们在分期中只纳入了肾脏指标。

　　以往 CKD 指南只按 GFR 水平来分期，本次对于分期的推荐纳入了其他两个范畴的指标。纳入病因是因为它对预测 CKD 转归和选择病因特异性治疗措施是至关重要的。由于在分期中纳入了肾脏病的病因，我们认为没有必要再保留代表肾移植受者的字母"T"。纳入白蛋白尿作为反映疾病严重程度的另外一个指标，不仅是因为它是肾损伤严重程度的标志物，更是因为白蛋白尿本身与肾脏病的进展密切相关。大量研究已经表明，肾功能水平，白蛋白尿都是 CKD 预后不良的影响因素。

　　我们提议这个基于病因、GFR 和白蛋白尿的 CKD 分期被称为 CGA 分期。它可以作为专科转诊或非专科医疗管理的依据以及观察和治疗干预的指征。它也将成为研究 CKD 流行病学、自然病程和预后的工具。

儿科注意事项

本指南中的原理完全适用于儿童。

虽然在儿童中与 CKD 病因、GFR 和白蛋白尿或蛋白尿相关的大规模试验很少,本多元分期的原则(三个指标)可适用于儿童。

儿童慢性肾脏病试验(CKiD)[55]是迄今为止应用外源性 GFR 测定(碘海醇)和尿蛋白排泌,在肾脏病患儿队列中进行的设计严格的唯一大型试验。试验纳入了 600 名年龄 1~16 岁的儿童,研究了 GFR 和蛋白尿相关的神经发育、认知、行为、心血管健康和风险、身体发育等方面的转归。研究还收集了标本,供现在和将来的基因研究所需。虽然与成人研究相比,病例数很少,但这是最大的儿童肾脏病临床试验之一。该研究采用测定 GFR 的方法、数据的质量和完整性,长期纵向的随访为在不久的将来提供儿童 CKD 的最佳循证医学证据奠定基础。最近 Copelovitch 等人的一篇综述总结了该试验迄今为止的主要结果[56]。

1. 2. 2:根据是否存在系统性疾病以及病变在肾脏内的定位(基于看到的或推测的病理-解剖结果)确定病因(未分级)

原理

列入这条声明目的是确保临床医生认识到 CKD 本身不是一个诊断。确定病因对于预后判断和治疗至关重要。

传统上确定 CKD 的病因基于是否存在系统性疾病,以及根据看到或推断的病理-解剖异常而定位。影响肾脏的系统性疾病和原发性肾脏病的区别在于疾病过程的起源和本质。原发性肾脏病的病变过程发生于肾脏并仅限于肾脏,而系统性疾病,例如糖尿病,肾脏只是疾病过程的受害者之一。一些遗传性疾病可以跨越这个界限,影响到不同的组织,例如,成人型多囊肾。根据蛋白尿程度、尿沉渣镜检结果、影像学、肾脏病理学来确定病理-解剖病变的部位。表 4 代表的就是基于这两种方面对肾脏病病因分类的一个例子。

肾脏病的病因有广泛的地域差别。在发达国家,尤其是在中老年人,高血压和糖尿病是最常见的 CKD 病因。在糖尿病和高血压患病率较高的人群中,很难区分是高血压和糖尿病引起的 CKD,还是由于其他疾病引起的 CKD。在其他国家,其他病因与高血压和糖尿病引起的 CKD 一样常见(如,东亚地区的肾小球疾病),或与之共存。一些特殊的诊断检查,如肾活检或介入性的影像检查,只有在必须用于明确诊断,且其获益高于风险和费用时才予使用。可以预料,仍有部分 CKD 患者的病因无法知道。

表 4. 根据是否存在系统疾病和肾内病理-解剖异常部位对 CKD 分类[*]

	影响肾脏的系统性疾病示例	原发性肾脏病(无影响肾脏的系统性疾病)示例
肾小球病	糖尿病、系统性自身免疫性疾病、全身性感染、药物、肿瘤(包括淀粉样变)	弥漫性,局灶性或新月体性肾小球肾炎,局灶节段性肾小球硬化,膜性肾病,微小病变
肾小管间质病	全身性感染,自身免疫性疾病,结节病,药物,尿酸盐,环境毒素(铅,马兜铃酸),肿瘤(多发性骨髓瘤)	尿路感染、结石、梗阻
肾血管病	动脉粥样硬化,高血压,缺血,胆固醇栓塞,系统性血管炎,血栓性微血管病,系统性硬化症	ANCA 相关肾脏局限性血管炎,纤维肌性发育不良
囊肿性肾脏病和先天性肾脏病	多囊肾,Alport 综合征,Fabry 病	肾发育不良,髓质囊肿病,足细胞病

缩写:ANCA,抗中性粒细胞胞浆抗体;CKD,慢性肾脏病;GN,肾小球肾炎

遗传病未单分,因为在各类别中均有些疾病已被确认具有遗传因素。

[*] 请注意,CKD 分类有许多不同的方法。工作组建议的这种区分系统性疾病及原发性肾脏病的方法只是一种帮助理解概念的方法。

儿科注意事项

本指南中的原理完全适用于儿童。

1.2.3：按下表进行 GFR 分级（表 5）（未分 级）：

表 5. CKD 的 GFR 分级

GFR 分期	GFR $[\text{ml}/(\text{min} \cdot 1.73\text{m}^2)]$	说明
G1	≥90	正常或偏高
G2	60～89	轻度下降*
G3A	45～59	轻度至中度下降
G3B	30～44	中度至重度下降
G4	15～29	重度下降
G5	<15	肾衰竭

缩写：CKD，慢性肾脏病；GFR，肾小球滤过率
* 相对于年轻成年人水平
在没有肾损伤证据的情况下，GFR 分期中 G1 和 G2 都不符合 CKD 的标准。

原理

此点声明的目的是确保清晰的沟通。GFR 分级的说明是对其的描述，这些说明需要结合患者的临床情况来考虑，并且以正常的年轻成年人做参照。需要注意的是在没有其他肾损伤标志的情况下，轻度肾功能下降（G2）不认为是 CKD。

较低分级的 GFR 和代谢以及内分泌并发症风险的关系构成了以往 5 个分期的基础。研究数据表明,G3A 和 G3B 的转归及风险状况是不同的(图 5),因此目前的分级进一步强调了

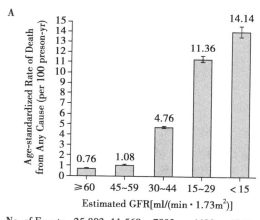

A

No. of Events　25 803　11 569　7802　4408　1842

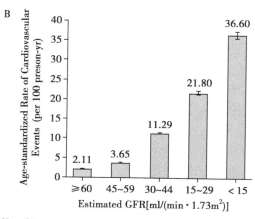

B

No. of Events　73 108　34 690　18 580　8809　3824

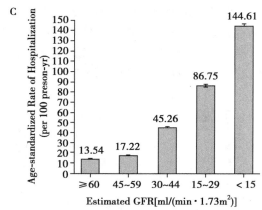

图 5. 1,120,295 名门诊成年患者按 eGFR 计算的年龄标化的全因死亡（A 组）、心血管事件（B 组）和住院率（C 组）。eGFR，估算肾小球滤过率

拆分 3 期的重要性。包括感染、认知和躯体功能损害在内的许多其他同时存在的并发症也与 GFR 分级的下降相关联，并且威胁到患者的安全[57]。

　　图 6 和图 7 详述了 eGFR 降低和 ACR 增加与将来发生死亡和肾脏预后等并发症的相对危险[30]。即使在白蛋白尿最低的组中，eGFR < 60ml/（min · 1.73m²）（eGFR 以连续变量表示），或 eGFR 45 ~ 59ml/（min · 1.73m²）（eGFR 以分类变量表示）时，所有预后的相对危险均显著增加。

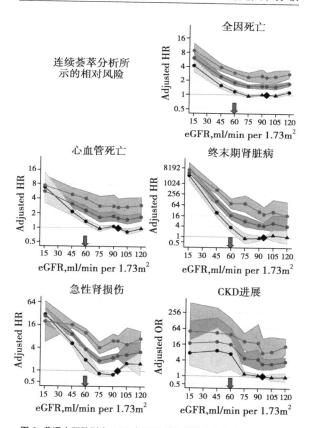

图 6. 普通人群队列中 ACR 与预后的关系的连续荟萃分析（校正后的 RR）。普通人群队列中白蛋白尿（以尿 ACR 表示）与死亡的关系。普通人群队列中白蛋白尿（以尿 ACR 或试纸条结果表示）与肾脏预后的关系。eGFR 以连续变量表示。三条代线代表尿 ACR <30，30-299 和 ≥300mg/g（分别 <3，3-29，和 ≥30mg/mmol）或试纸条结果阴性和微量，1+，≥2+。所有结果均以协变量校正，比较的参考值为：eGFR95ml/（min·1.73m²）和 ACR <30mg/g（<3mg/mol）或试剂条结果阴性（菱形）。每个点代表荟萃分析的合计 RR。实心圆圈代表与参考值相比统计有显著性差异（P<0.05）；三角形代表无显著性差异。红色箭头代表 eGFR60ml/（min·1.73m²），即目前 CKD 定义中的 eGFR 的界值。ACR，白蛋白/肌酐比值；CKD，慢性肾脏疾病；eGFR，估算肾小球滤过率；HR，风险比；OR，比值比；RR，相对危险度

等级荟萃分析所示的相对风险(包括试纸条-, ±, +, ≥++)

全因死亡

	ACR < 10	ACR 10~29	ACR 30~299	ACR ≥300
eGFR > 105	1.1	1.5	2.2	5.0
eGFR 90~105	Ref	1.4	1.5	3.1
eGFR 75~90	1.0	1.3	1.7	2.3
eGFR 60~75	1.0	1.4	1.8	2.7
eGFR 45~60	1.3	1.7	2.2	3.6
eGFR 30~45	1.9	2.3	3.3	4.9
eGFR 15~30	5.3	3.6	4.7	6.6

心血管死亡

	ACR < 10	ACR 10~29	ACR 30~299	ACR ≥300
eGFR > 105	0.9	1.3	2.3	2.1
eGFR 90~105	Ref	1.5	1.7	3.7
eGFR 75~90	1.0	1.3	1.6	3.7
eGFR 60~75	1.1	1.4	2.0	4.1
eGFR 45~60	1.5	2.2	2.8	4.3
eGFR 30~45	2.2	2.7	3.4	5.2
eGFR 15~30	14	7.9	4.8	8.1

肾衰竭(终末期肾脏病)

	ACR < 10	ACR 10~29	ACR 30~299	ACR ≥300
eGFR > 105	Ref	Ref	7.8	18
eGFR 90~105	Ref	Ref	11	20
eGFR 75~90	Ref	Ref	3.8	48
eGFR 60~75	Ref	Ref	7.4	67
eGFR 45~60	5.2	22	40	147
eGFR 30~45	56	74	294	763
eGFR 15~30	433	1044	1056	2286

急性肾损伤(AKI)

	ACR < 10	ACR 10~29	ACR 30~299	ACR ≥300
eGFR > 105	Ref	Ref	2.7	8.4
eGFR 90~105	Ref	Ref	2.4	5.8
eGFR 75~90	Ref	Ref	2.5	4.1
eGFR 60~75	Ref	Ref	3.3	6.4
eGFR 45~60	2.2	4.9	6.4	5.9
eGFR 30~45	7.3	10	12	20
eGFR 15~30	17	17	21	29

CKD进展

	ACR < 10	ACR 10~29	ACR 30~299	ACR ≥300
eGFR > 105	Ref	Ref	0.4	3.0
eGFR 90~105	Ref	Ref	0.9	3.3
eGFR 75~90	Ref	Ref	1.9	5.0
eGFR 60~75	Ref	Ref	3.2	8.1
eGFR 45~60	3.1	4.0	9.4	57
eGFR 30~45	3.0	19	15	22
eGFR 15~30	4.0	12	21	7.7

图 7. 普通人群队列中 ACR 与预后的关系的等级荟萃分析（校正后的 RR）。普通人群队列中白蛋白尿（以尿 ACR 表示）与死亡的关系。普通人群队列中白蛋白尿（以尿 ACR 或试纸条结果表示）与肾脏预后的关系。eGFR 与白蛋白尿以等级变量表示。所有结果均以协变量校正，并与参考单元格（Ref）比较。每格代表荟萃分析的一个合计 RR。每个单元格代表荟萃分析的合计 RR。粗体数字代表与参考单元格相比统计有显著性差异（$P<0.05$）。参考单元格中每 1000 人肾年全因死亡的 RR 为 7.0，CVD 死亡率为 4.5，肾衰竭为 0.04，AKI 为 0.98，CKD 进展为 2.02。颜色反映了校正后的 RR 的排序。每个单元格的点估计值从 1 到 28 排序（最低 RR 排序为 1 号，最高 RR 为 28 号）。排序 1-8 号单元格是绿色，排序 9-14 号是黄色，排序 15-21 号是橙色，排序 22-28 是红色的。（对于 CKD 进展的结果，两个 RR< 1.0 的单元格也是绿色的，余下更少的单元格是黄色，橙色和红色）。ACR，白蛋白/肌酐比值；AKI，急性肾损伤，CKD，慢性肾脏病；CVD，心血管疾病；eGFR，估算肾小球滤过率；ESRD，终末期肾病；RR，相对危险度

儿科注意事项

表 5 中依照成人的 GFR 分类不适用于年龄<2 岁的 CKD 患儿,这些儿童应按年龄校正后的 GFR 分类为正常,中度降低,或严重降低。

目前还没有在 1~2 岁以下儿童 GFR 的正常值或分期系统上达成国际性共识。然而,国际儿科肾脏病学会依照 Hogg 等人[43]的建议,已经接受了在 2 岁以上儿童应用 2002 年 KDOQI 指南中成年人 CKD 的分期系统。

如在指南 1.1 中儿童注意事项所指出的那样,由于年龄和测量方法的缘故,2 岁以下儿童 GFR 的标准值变动范围较大。更重要的是这些值在出生后的 2 年内将以非线性的方式增加,特别是出生后的最初几个月发生显著变化。目前还没有证据表明此人群中,任何给定的测量或估算 GFR 具有并发症。因此,本指南中建议的 G1-5 的分级如果应用到 2 岁以下的儿童,似乎没有任何价值,还可能会产生误导。

考虑到这一点,我们建议,根据所选择的 GFR 测量方法或比较方法(如 CrCl,放射性或非放射性的外源性血清标志物,或估算公式),基于该方法的标准值和标准差,在 2 岁以下的儿童中尝试对肾功能按 GFR 正常、中度降低或重度降低进行分期。目前尚无此建议的证据,但低于均值 1 个 SD 以下的 GFR 值应该引起临床医生的关注,有更密切监测病情的必要性。为了调整药物剂量,我们建议把 GFR 低于该方法的均值超过 1 个标准差,但小于 2 个标准差的儿童分类为 GFR 中度降低,而那些低于均值超过 2 个标准差者归类为 GFR 重度降低。

1. 2. 4:按下表进行白蛋白尿*的分级[表 6] (未分级):

> *请注意,不能够测量白蛋白尿时,可以用尿试纸条检测代替(表 7)

表 6. CKD 的白蛋白尿分级

类别	AER (mg/24 小时)	ACR 近似等同于		说明
		(mg/mmol)	(mg/g)	
A1	<30	<3	<30	正常至轻度增加
A2	30～300	3～30	30～300	中度增加*
A3	>300	>30	>300	重度增加**

缩写:AER,白蛋白排泌率;ACR,白蛋白/肌酐比值;CKD,慢性肾脏病

*相对于年轻成年人水平

*包括肾病综合征(白蛋白排泄通常>2200mg/24h[ACR>2220mg/g;>220mg/mmol])

表 7. 白蛋白尿和蛋白尿分级之间的关系

测定方法	分 级		
	正常至轻度增加（A1）	中度增加（A2）	重度增加（A3）
AER（mg/24h）	<30	30~300	>300
PER（mg/24h）	<150	150~500	>500
ACR			
（mg/mmol）	<3	3~30	>30
（mg/g）	<30	30~300	>300
PCR			
（mg/mmol）	<15	15~50	>50
（mg/g）	<150	150~500	n>500
尿蛋白试纸条	阴性至微量	微量至+	+或更高

缩写：ACR，白蛋白/肌酐比值；AER，尿白蛋白排泄率；PCR，蛋白/肌酐比值；PER，尿蛋白排泄率

白蛋白尿和蛋白尿的测定以单位时间内尿排泄率、随机尿标本中与肌酐浓度的比值、或随机尿标本中的尿试纸条来测定。同一个级别中各种测量方法之间的换算关系并不精确。例如，AER 和 ACR、PER 和 PCR 的换算是假定肌酐清除率均值约 1.0g/d 或 10mmol/d 的前提下进行的；出于实用性的原因按四舍五入换算。（mg/g 肌酐精确换算为 mg/mmol 肌酐时乘以 0.113）。肌酐排泄因年龄、性别、种族和饮食而变动；因此这些分级只是近似的。ACR<10mg/g（<1mg/mmol）视为正常；ACR 10~30mg/g（1~3mg/mmol）视为"正常高值"。ACR>2200mg/g（220mg/mmol）视为"肾病范围"。尿试纸条结果和其他方法之间的对应关系取决于尿液的浓度。

原理

此点声明的目的是确保沟通,并反映白蛋白尿分级是预测预后的重要指标。众所周知,高水平的蛋白尿与肾病综合征的症状和体征相关联。但检测及评估较低程度的蛋白尿也已获得更多的临床意义,因为众多研究证明了蛋白尿在疾病诊断、发病机制及预后判断中的重要性。白蛋白尿与预后的风险呈连续性相关,但我们选择使用一个简单的分类方法可以简化概念以便用于临床实践。数个研究组曾建议根据白蛋白尿的分级将 GFR 的某个或多个分期进一步细分。

一些指南建议,考虑到肌酐排泄的不同,检测糖尿病肾病时不同性别采用不同的 ACR 界值:男性($>25\text{mg/g}$ [2.5mg/mmol]),女性(35mg/g [3.5mg/mmol])。目前在北美应用统一的界值(30mg/g 或 3.4mg/mmol)。由于性别特定的界值更复杂,化验精度的不确定性,以及民族、种族、饮食和身体体积测量对肌酐有影响,此前 KDIGO 指南未采用性别特定的界值。这一立场仍然不变。为简单起见,也为体现目前指南中的 ACR 界值是一个近似值,将 ACR 界值由 3.4mg/mmol 调整为 3.0mg/mmol 。

在任何 GFR 分期中,疾病风险随白蛋白尿等级增高而逐渐增加,并没有任何明确的界值。

即使对于 GFR>60ml/(min·1.73m^2)的患者，ACR≥30mg/g(≥3mg/mol)者死亡和肾脏预后的相对风险显著增加(图 6 和图 7)。在所有GFR 分期中白蛋白尿对预后均有预测能力，支持在各个 GFR 分期中加入白蛋白尿分期的建议。由于白蛋白尿与预后的关系是连续的，ACR 分级和界值的选择是人为的。出于临床实际的考虑，工作组建议白蛋白尿只分为 3级;但是也认识到在 AER<30mg/24h(ACR<30mg/g或<3mg/mol)的级别中进一步细分可能有助于疾病的危险分层,在 AER>300mg/24h(ACR>300mg/g 或>30mg/mol)的级别中进一步细分可能有助于疾病的诊断和管理,特别是认识到肾病范围蛋白尿(AER>2200mg/24h[ACR>2200mg/g;>220mg/mmol];PER>3000mg/24h[>3000mg/g;>300mg/mmol])对疾病有独特的附加风险,并经常与特定疾病(如肾小球肾炎)相关。上述情形在常规的医生执业中较为少见,因此简单的 AER 分级成为首选。表 7显示了 AER 分级与白蛋白尿和蛋白尿的其他测定结果之间的大致关系。

对临床实践和公共政策的影响

来自世界各地的数据表明,CKD 的患病率是 10%～16%,但在人群中,根据 GFR 和ACR 分级的 CKD 患病率的资料很少。图 8 显示了美国成年人按 GFR 和白蛋白尿分级的比

按eGFR和白蛋白尿分级，美国人患CKD的比例：KDIGO 2012和NHANES 1999~2006			持续白蛋白尿分级 描述和范围			
			A1	A2	A3	
			正常至轻度增加	中度增加	重度增加	
			<30mg/g <3mg/mmol	30~300mg/g 3~30mg/mmol	>300mg/g >30mg/mmol	
GFR分期(ml/min·1.73m²) 描述和范围	G1	正常或偏高 ≥90	55.6	1.9	0.4	57.9
	G2	轻度下降 60~89	32.9	2.2	0.3	35.4
	G3A	轻度至中度下降 45~59	3.6	0.8	0.2	4.6
	G3B	中度至重度下降 30~44	1.0	0.4	0.2	1.6
	G4	重度下降 15~29	0.2	0.1	0.1	0.4
	G5	肾衰竭 <15	0.0	0.0	0.1	0.1
			93.2	5.4	1.3	100.0

图 8. 根据 GFR 和白蛋白尿分级的美国 CKD 患病率。单元格显示美国成年人口的比例。数据来自 NHANES1999 ~ 2006，样本量 = 18 026。GFR 按 CKD-EPI 公式和标准化血肌酐估算[19]。白蛋白尿根据一次 ACR 的检测结果，持续性估计如同其他地方所描述[59]。因四舍五入的原因，单元格数值的总和不完全等于边缘格的数值。等级极高的白蛋白尿包括肾病范围蛋白尿。绿色，低度风险(如果没有其他肾脏病的标志物，无 CKD)；黄色，中度增高风险；橙色，高度风险；红色，极高风险。ACR，白蛋白/肌酐比值；CKD，慢性肾脏疾病；CKD-EPI，慢性肾脏病流行病学协作研究；GFR，肾小球滤过率；NHANES，国家健康和营养调查报告。修改已经麦克米伦出版有限公司的国际肾脏杂志许可

51

例[19]。虽然CKD是常见的疾病,但是出现GFR严重降低或肾衰竭,或大量白蛋白尿的人数很少。

肾脏病按病因、GFR分级和白蛋白尿分级的分类方法与世界卫生组织(WHO)的国际疾病分类(ICD)并不一致。目前WHO正在制定更新版本的ICD11。与ICD11肾脏病亚组的沟通和协调将是非常重要的。但是,本指南推荐的分期系统满足以多角度多变量评估患者个体的临床实践需要。表8给出了应用CGA分期的实例。

GFR的分级是根据"真实"GFR的概念来谨慎定义的,而临床实践和研究主要应用基于肌酐的估算GFR。工作组确信,由于肌酐不是GFR的决定因素,基于肌酐估算GFR的不精确性,因此GFR>60ml/(min·1.73m^2)的患者中eGFR与临床转归之间没有强烈的数值依赖性相关。工作组相信,如果eGFR能准确估算GFR,GFR≥90ml/(min·1.73m^2)组将比GFR 60~89ml/(min·1.73m^2)组预后更好。因此,尽管根据肌酐估算GFR的有限资料未能显示G1[≥90ml/(min·1.73m^2)]和G2[60~89ml/(min·1.73m^2)]这两个分级的预后不同,GFR分级系统中仍包括独立的G1和G2的命名。但是也必须承认,一些测量方法的精确度可能无法可靠地区分这2个分级。如后所述,应用

表 8. CKD 的 CGA 分期系统：命名和注释示例

病　因	GFR 分级	白蛋白尿分级	CKD 标准	注释
糖尿病肾病	G5	A3	GFR 降低，白蛋白尿	透析前门诊最常见的病人
特发性局灶硬化	G2	A3	白蛋白尿	儿童肾病综合征常见病因
肾移植受者	G2	A1	肾移植经历	肾移植后的最佳结果
多囊肾	G2	A1	影像学异常	最常见单基因突变所致疾病
膀胱输尿管反流	G1	A1	影像学异常	儿童常见情况
远端肾小管性酸中毒	G1	A1	电解质紊乱	罕见的遗传病
高血压性肾脏病	G4	A2	GFR 降低和白蛋白尿	常因长期血压控制不佳，这可能包括具有遗传倾向的患者——多见于黑人，因 GFR 重度降低，应转诊至肾科医生

续表

病　因	GFR 分级	白蛋白尿分级	CKD 标准	注释
推测是糖尿病和高血压所致 CKD	G4	A1	GFR 降低	GFR 重度降低,应转诊至肾科医师
推测是糖尿病和高血压所致 CKD	G2	A3	白蛋白尿	白蛋白尿,应转诊至肾科医师
推测是糖尿病和高血压所致 CKD	G3a	A1	GFR 降低	非常常见,但可能不需要转诊至肾科医师
病因不明的 CKD	G3a	A1	GFR 降低	可能与上述患者相同

缩写:CGA,病因,GFR 分级和蛋白尿分级系统;CKD,慢性肾脏病;GFR,肾小球滤过率;
注意:粗水平线以上的患者可能会在肾脏病专科中遇到。粗水平线以下的患者可能会在初级保健和肾脏病专科中遇到。

胱抑素 C 的研究发现 eGFR 水平大于 60ml/（min·1.73m²）的患者预后有差别，这也支持工作委员会关于 CKD 分期中区分这两个 GFR 级别是恰当的。

白蛋白尿分级对于疾病风险而言是"宽泛的"，每个级别内的预后也有显著差异。白蛋白尿只有 3 个级别是出于临床实践中简化认识的需要。在肾脏病专科，A3（>300mg/mmol 或 >3mg/mmol）者通常进行更为精确的评估，并分为更多的级别。例如，肾病范围蛋白尿被定义为 PER>3500mg/24h 或 PCR（蛋白/肌酐比值）>3500mg/g（>350mg/mmol），这大至相当于 AER>2200mg/24h 或 ACR>2200mg/g（220mg/mmol）。我们可以清楚地认识到，在同一级别的患者中，蛋白尿水平特别高者与较低者相比风险不同。量化和评估后的进一步详细区分将指导个体患者的治疗决策。这些分级可以作为初始评估和预测的工具，但在特殊情况下进一步分级更为适合，而不必局限于初始的 3 个级别。

请注意，在这个分级系统中并未使用，亦未主张使用"微量白蛋白尿"的概念。这需要一个正规的教育方案，并对其他学科的现行指南进行评述，以保证术语命名的统一性以及对术语变更的认可（见建议 1.4.4.2.1）。

儿科注意事项

儿科临床实践中遇到以下情况,使用该声明时需要有所变化。在 CKD 儿童中,不管有否标志物,在表达尿蛋白排泄的异常时:

- 必须考虑到受年龄、性别、青春期或体型(身高、体重、身体质量指数[BMI])的影响,其测量是不同的。
- 应根据基础疾病,说明蛋白尿是以肾小管或肾小球性蛋白尿为主。
- 可应用蛋白尿替代白蛋白尿。

目前还没有能够包含所有儿童在内的尿蛋白(白蛋白)排泄的正常值标准。蛋白尿随年龄、性别、种族、青春期状态、肥胖(高 BMI)而不同,并可受运动、发热和体位而影响[60-63]。

在一般情况下,由于新生儿和婴幼儿/儿童的近端肾小管重吸收蛋白的功能尚未发育成熟,其尿中可以出现较多的肾小球和肾小管性蛋白尿丢失。儿科文献中将 ACR 和 PCR 视为大致等同,但成人文献则不然。儿童的正常值范围有所不同,但至少有一篇文献建议,在年龄 <6 个月的儿童中尿蛋白高达 6 ~ 8mg/(m² · h) 或 >240mg/(m² · d) 是可以接受的[64]。这个年龄段尿白蛋白丢失的正常值范围尚不清楚。

文献报道,年龄 6 ~ 24 个月的儿童 24 小时尿蛋白排泄率的正常值范围 <4mg/m^2·h[<150mg/(m^2·d)],晨起第一次尿中蛋白 <500mg/g(<50mg/mmol)是正常的。大于 24 个月的儿童中,24 小时尿蛋白排泄率正常值 <4mg/(m^2·h)(<150mg/m^2·d),晨起第一次尿样本的 PCR<200mg/g 肌酐(<20mg/mmol)或 ACR<30mg/g(<3mg/mmol)[43,65]。

在所有年龄段,总的尿蛋白排泄 >40mg/(m^2·h)(>3g/1.73m^2·d)被认为是代表"肾病范围"的蛋白丢失。而中间值即 4~40mg/(m^2·h)或等量尿蛋白代表异常的蛋白丢失,但未达肾病范围蛋白[43,65]。

年龄超过 24 个月的儿童预期可达到正常("成人")尿蛋白量。附加说明一点,在 2%~5% 的青少年人群中可以常常看到体位变换引起的肾小球性蛋白(白蛋白)丢失增加(即体位性蛋白尿)[62]。

来自第三次国民健康和营养调查(NHANES III)的数据显示,在近 6000 例 6~19 岁的健康儿童中,应用免疫比浊法或放射免疫法测定,尿白蛋白排泄率被定义为 30~300mg/24h;过夜尿 20~200μg/min;晨尿 30~300mg/g;肌酐 3~30mg/mmol。[66]

值得注意的是,到目前为止,大部分观察尿蛋白丢失或治疗干预影响的研究都集中在所谓的总蛋白排泄或随机尿或晨尿的 PCR。

而白蛋白尿的检测,特别是更微量的定量检测如<30mg/g(<3mg/mmol),则目前仅在大型儿科研究中。因此应当认识到在儿童中,与白蛋白尿相比,由于尿总蛋白定量与尿蛋白丢失的关系,测定尿总蛋白定量是评估风险的更好方法。

总之,在年龄超过 2 岁的儿童中评估蛋白尿分级可以参照成年人的指南;但是考虑到上述因素,修改界值的上限可能是必要的。虽然有文献更倾向于报告白蛋白尿,目前许多医生仍然在按尿总蛋白进行分级。在 2 岁以下的孩子或具有明显的体位性蛋白尿的青少年中,当前的蛋白尿分级不适用。

1.3:预测 CKD 的预后

1.3.1:在预测 CKD 预后的风险时,需明确以下变量:1) CKD 的病因;2) GFR 分级;3) 白蛋白尿分级;4) 其他危险因素和合并症。(未分级)

1.3.2:对 CKD 患者,对伴随的合并症和预后进行风险评估,以指导 CKD 并发症检测和治疗(图 9)。(未分级)

1.3.3:将 CKD 人群,将具有相似 CKD 预后相对风险的 GFR 和白蛋白尿的类别归类,以进行风险分级(图 9)。(未分级)

按GFR和白蛋白尿类别评估CKD预后：KDIGO 2012			持续白蛋白尿分级 描述和范围		
			A1	**A2**	**A3**
			正常至轻度增加	中度增加	重度增加
			<30mg/g <3mg/mmol	30~300mg/g 3~30mg/mmol	>300mg/g >30mg/mmol
GFR分级(ml/min·1.73m²) 描述和范围	G1	正常或偏高 ≥90			
	G2	轻度下降 60~89			
	G3A	轻度至中度下降 45~59			
	G3B	中度至重度下降 30~44			
	G4	重度下降 15~29			
	G5	肾衰竭 <15			

图 9. 根据 GFR 和白蛋白尿分级的 CKD 预后。
绿色, 低度危险(如果没有肾脏病的其他标记物, 无 CKD); 黄色, 中度增加的风险; 橙色, 高度危险; 红色, 极高危。**CKD**, 慢性肾脏病; **GFR**, 肾小球滤过率; **KDIGO**, 肾脏病: 改善全球预后

原理

该声明以此种方式书写, 是因为对于所有 CKD 并发症, 转归取决于: 1) 病因; 2) GFR; 3) 白蛋白尿程度; 4) 其他合并疾病。以上因素的相对强度会因不同并发症或所关心转归不同而有所不同。肾脏病终点, 如肾衰竭和急性肾损伤, 其风险主要受个体病人的临床诊断、GFR 和白蛋白尿水平或肾损伤的其他标志物所影响。对于 CVD, 风险由 CVD 病史、传统和非传

统的心血管病危险因素来决定。对于其他情况,风险由这些情况的特异性危险因素来决定。对于所有情况,CKD 病因、GFR 分级、白蛋白尿分级都是"风险系数",对预后具有重要的影响;但其总影响低于特异性危险因素对预后的影响。所有这些情况影响预期寿命和生活质量(QOL),并对预测 CKD 的预后有极大影响。CKD 与许多并发症相关,这些并发症直接或间接地与 CKD 病因、GFR 下降、或白蛋白尿有关(表 9)。

GFR 和蛋白尿分级与疾病风险的关系看上去是相互独立的。因此,无论是单独的 GFR 分级还是白蛋白尿分级都不能充分判断 CKD 患者的预后。

对每个特定的不良事件而言,不同级别 GFR 和白蛋白尿的风险幅度和梯度可能会有所不同。由于 GFR 和 ACR 分级对不同转归的相对风险具有非均一性,建立一个简单、统一的 GFR 和 ACR 分级网格图,用于预测疾病预后的做法也是不实际的。因此,CGA 分期是描述性的,但是 GFR 和 ACR 分级是有序的(图 9)。

在本指南中提出的 CGA 分级系统为今后的 CKD 临床管理指南提供建议框架。目前,大部分 CKD 临床决策制定的证据完全基于 GFR。本建议有助于强调 CKD 的多维特征,以确保对疾病复杂性的恰当考虑。

表 9.　CKD 的预后：病因（C）、GFR（G）、白蛋白尿（A）与预后的关系和相关强度以及其他标志物 *[67,68]

疾病转归	肾脏指标			其他指标
	病因	GFR	白蛋白尿	
肾脏预后				
GFR 降低	+++	+	+++	高血压、男性、黑人、年轻人
白蛋白尿增高	+++	+	+++	高血压、糖尿病
AKI	+	+++	+	老年人
慢性肾衰竭［GFR<15ml/(min·1.73m²)；G5]	+++	+++	+	年轻人
并发症（目前和将来）				
药物毒性	+	+++	+	药物接触史、肝病

续表

疾病转归	肾脏指标			其他指标
	病因	GFR	白蛋白尿	
内分泌和代谢	+	+++	+	多种
CVD 和死亡	++	+++	+++	老年人,CVD 病史,CVD 危险因素
其他(感染、认知功能障碍、体力下降等)	++	++	++	老年人,合并疾病

缩写:AKI,急性肾损伤;BP,血压;CVD,心血管病;GFR,肾小球滤过率

加号表示 CKD 特征和疾病预后相关的风险强度:+,低度相关;++,中度相关;+++,高度相关;+号是指相关联强度,而并非证据支持的强度,是基于工作组成员的共识。

* 请注意,+号表示相关联强度,而并非证据支持的强度,是基于工作组成员的共识。

证据基础

这些声明的证据基础包括来自不同人群的大型观察性队列研究。荟萃分析总结了一些转归的相关风险，如死亡率、CVD、肾脏病进展等。对于主要发生在老年人中的转归（如老年痴呆症、骨折），证据主要来自老年人队列。

CKD 预后协作组的大量工作阐明了不同的 GFR 和白蛋白尿分级对全因死亡、CVD、肾衰竭等重要预后指标的相对危险（图 6 和图 7）。风险在 GFR 级别降低和白蛋白尿级别增加两个方向上逐渐增高。我们可以确定风险的水平并可分成不同级别，但是每种预后的风险级别可能有所不同。目前仍需要更多的研究以探究 GFR 分级、白蛋白尿分级、肾脏病病因对其他 CKD 重要预后的影响（表 9）。

国际适用性

上述声明在北美、欧洲和亚洲应用时看起来都是有力的[30]。因此，不论种族或地域，无论 GFR 和白蛋白尿的检测方法，3 个参数（病因、GFR 分级和白蛋白尿分级）都可影响疾病预后。

对临床实践和公共政策的影响

医生必须结合肾脏病病因、GFR 分级和白蛋白尿分级，以便更好地对病人 CKD 相关预后作出精确评估。为了更好获得和理解当地尿白蛋白和 eGFR 的检测方法,许多非肾脏病专科医师可能需要一些指导。建议应用风险评分系统,该系统正在制定和完善中。

公共政策和对疾病总体负担的评估需要考虑到特定疾病(如糖尿病和充血性心衰)的发病率和患病率。此外,对 eGFR 和 ACR 分布情况的了解对规划医疗资源可能是有价值的。基于社区或卫生系统、用于减少人群中肾衰竭发病率的干预措施,应优先针对这 3 个指标。

对临床实践的主要影响与 CKD 患者肾脏特异性并发症和转诊模式有关,后者有助于前者的防治。应按照 CGA 系统报告筛查和监测 CKD 的结果。目前尚缺乏以该种方式组织和进行 CKD 管理(如贫血、CKD 骨及矿物质紊乱、酸碱失衡等)的证据。

筛查和转诊制度对医疗保健成本和质量有重大影响。该修订的分类系统的价值在于,它将按不同的 CGA 分级评估不同的转诊模式和治疗策略的影响。利用这种方式,我们将开发更多证据以设计临床实践模式。这些必然要在本地开发,将反映卫生保健系统的价值和经济意义。

存在争议、困惑或未达共识领域,需要澄清的问题和关键点

目前的临床实践尚未明确将这 3 个变量纳入到所有的决策活动中。这个系统的效能需要经转诊和接诊医生的进一步检验。在病因、

GFR 和白蛋白尿分级等 3 个维度上对肾脏病诊断和分期的公开说明,有助于在大规模人群中建立通知转诊和治疗模式。特定事件的风险评估工具正在开发中。

- CGA 分级系统对量化 CKD 的预后风险是有用的,但还没有在临床实践和研究中充分的评估。
- 在最终颁布筛查、监测和转诊模式前需要更多的证据。

儿科注意事项

　　虽然没有数据支持,但指南 1.3.1 的基本原理和原则适用于儿科。

　　与成年人不同,关于儿童 CKD 的进展或转归风险的信息并不十分有力,大部分的信息是从注册数据登记系统或纵向试验中得到的。2008 年报告了的一组特定患者的登记数据。这组病人来自参加北美儿科肾脏试验和协作研究(NAPRTCS)的多个北美儿童肾脏病中心。在登记期间,约 7100 例患者中的 46% 到达最后的"终点",其中 86% 进展至终末期肾病[69]。来自前瞻性、以人群为基础的意大利儿童慢性肾衰竭(ItalKid)登记系统研究的数据表明,患者在 20 岁之前进展至终末期肾病的风险[70]约为 68%。

　　CKD 的病因　　关于所有病因的儿童 CKD 进展的危险速度的信息不容易得到。但是前瞻性纵向 CKiD 试验的数据证明,CKD 基础病因为肾小球疾病的患儿的肾功能降低更为快速,其碘海醇法测定的 GFR 年变化率为-10.5%,而非肾小球病患儿的肾功能年变化率为-3.9%[71]。如果以 GFR 变化的绝对值表示,则该组资料中,肾小球病组和非肾小球病组的 GFR(碘海醇法测定)变化中位数分别为$-4.3ml/(min \cdot 1.73m^2)$和$-1.5ml/(min \cdot 1.73m^2)$[72]。本文还提供了儿童人群中目前唯一一个不同疾病的 GFR 年下降率。

表 10. 不同类别的肾脏病 GFR 年变化率

疾 病 种 类	年变化百分比 [患者人数]
局灶节段性肾小球硬化	-13.3%[N=34]
溶血性尿毒症综合征	-1.3%[N=27]
其他肾小球病	-15.5%[N=51]
梗阻性肾病	-4.6%[N=109]
肾发育不良	-3.3%[N=96]
反流性肾病	-3.8%[N=82]
常染色体隐性遗传多囊肾	-4.4%[N=18]
其他非肾小球病	-2.5%[N=119]

缩写:GFR,肾小球滤过率

同样,来自欧洲的一个随机对照试验[73]观察了饮食对疾病进展速度的影响。经 2 年的随访发现在肾小球病和非肾小球病队列之间,CrCl 存在显著的统计学差异,肾小球组患者的 GFR 下降的均值[标准差]为-10.7[11.3]ml/

（min · 1.73m²），非肾小球组患者为 - 8.4 [13.5] ml/（min · 1.73m²）（P=0.048）。

GFR 分级　我们已经认识到,肾功能水平和肾脏病进展速率之间呈反比关系,在起始 GFR 水平较低的患者中肾功能下降速率更快。Staples 等人[74]对 NAPRTCS CKD 数据库注册的近 4200 名 G2-G4 期的 CKD 儿童进行了回顾性研究[GFR 15 ~ 89ml/（min · 1.73m²）],以进展至 G5 期[GFR<15ml/（min · 1.73m²）]、开始透析或肾移植为终点,发现与入组时 GFR 分级为 G2（GFR 60 ~ 89ml/min · 1.73m²）的 CKD 患儿相比,GFR 分级为 G3a-G4[GFR 15 ~ 59ml/（min · 1.73m²）]的患儿肾功能进展速度更快:以 GFR 分级 G2 期的风险比 = 1.00 作为参照,GFR 分级 3a-3b 的风险比为 2.00,95% 可信区间 1.64 ~ 2.42,P<0.0001;GFR 分级 4 期的风险比为 6.68,95% 可信区间 5.46 ~ 8.18,P<0.0001。

白蛋白尿（蛋白尿）　一些研究已表明了蛋白尿对儿童 CKD 进展速率的影响。利用登记系统的数据,ItalKids 试验[75]显示,在非肾小球病患者中,与 PCR>900mg/g（>90mg/mmol）的患者相比,基线 PCR<200mg/g（20mg/mmol）和 200 ~ 900mg/g（20 ~ 90mg/mmol）的患者,CrCl 的下降明显缓慢:斜率分别为 0.16 ± 3.64、-0.54±3.67 和 -3.61±5.47（P<0.0001）。从肾脏生存的角度,尿蛋白较低组的患者 5 年肾脏生存率更高,三组肾脏生存率分别是

96.7%、94.1% 和 44.9%（$P<0.01$）。多变量分析证实，在任何基线肾功能水平上，基线 PCR 均与更快的肾功能降低相关。

Wingen 等人在一项前瞻性多中心随机试验中，观察了年龄 2～18 岁的儿童蛋白质摄入与 CKD 进展速率的关系，并应用 Schwartz 公式估算 CrCl。多因素分析表明，基线蛋白尿是 CrCl 变化的最重要的独立预测因子。作者报道，随访 2 年时的偏相关 R^2 为 0.259，研究延长到三年也得到类似结果[73]。本研究中生存表分析的结果也提示，蛋白尿 50mg/（kg·d）对于 CrCl>10ml/（min·1.73m^2）患者的肾功能降低是一个强有力的时间预测因子，其风险比为 4.01（95% CI 2.23～7.25，$P<0.001$）。

最后，Wong 等人[76]应用前瞻性纵向 CKiD 试验的横截面数据说明，即使校正了年龄、种族、体重指数、CKD 病因和应用 RAAS 拮抗剂后，尿 PCR 每增加 14%，测量 GFR 平均下降 10%（95% CI 10%～18%）。

其他危险因素和合并疾病　许多其他的危险因素和共存疾病与成人 CKD 进展风险有关；但由于缺乏儿科的前瞻性试验，所以只有少数情况在患儿中得到令人信服的验证。

迄今为止在儿童中，高血压是研究最好的危险因素。来自多个研究的明确证据表明积极的血压控制对延缓 CKD 进展速度的重要性。Wingen 等人[73]在单变量和多变量模型中均证明了收缩压对于 CKD 进展速度的重要性。在这项研究中，Cox 比例风险分析显示，收缩压>120mmHg 是 CrCl 降低>10ml/（min·1.73m^2）的独立的危险因素，风险比为 3.1（95% CI 1.74～5.53，P<0.001）。

到目前为止，儿科最重要的前瞻性血压试验，即严格控制血压和 ACE 抑制剂对儿童慢性肾衰竭进展（ESCAPE）的研究，应用动态血压监测（ABPM）和固定剂量的雷米普利加上不针对 RAAS 的其他降压药以评估主要终点事件——即 GFR 下降 50% 的时间或终末期肾病的发生。研究结果表明，更为严格的血压控制能够使到达主要终点的风险减少 35%：HR 0.65，95% CI 0.44～0.94，P＝0.02。如 KDIGO 血压指南所述[10]，进一步亚组分析显示，收缩压<同年龄第 90 百分位的患者肾脏 5 年存活率为 66.1%，而未降至此水平的患者仅为 41%（P＝0.0002）；如果以舒张压为指标，也得到类似的结果。

最近 ItalKids 研究者分析了青春期的问题及其对进展速度的影响[77]。虽然他们的分析方法并不理想，没有确定队列中大多数患儿的真实 Tanner 分期，使用的是估算 GFR 而不是测量的 GFR，但是研究表明 CKD 女患儿大约在 10.9 岁，男患儿大约在 11.6 岁肾存活率开始下降。值得注意的是，尽管从提供的数据中不能进行更为精确的分析，但是根据图表显示，应用这些年龄点作为"界值"或折点,无论男女肾存活率下降的速度都呈大幅增加。

和成年人一样,谈及 CKD 进展风险时,在儿童中需要考虑和监测的其他因素包括肥胖、代谢性酸中毒、贫血、钙磷代谢异常、慢性炎症、糖尿病、高尿酸血症、血脂异常和吸烟等。

对儿童 CKD 危险因素最全面的系统回顾来自 NAPRTCS CKD 数据库的一项回顾性研究。Staples 等人[74]研究表明,经多变量分析,注册的近 4200 名 GFR 分级 G2-G4 [GFR 15 ~ 89ml/(min·1.73m²)] 的 CKD 儿童中,以下因素与 CKD 进展的风险(定义为进展至 GFR 分级 G5 [GFR<15ml/(min·1.73m²)] 或开始透析或移植)显著相关:年龄,原发病,CKD 分级,注册年限,高血压,校正血钙,血磷,血白蛋白,红细胞压积以及作为替代的治疗贫血的药物,和身材矮小。因为本研究的回顾性特征和自愿注册的数据收集方式,用以证明治疗这些疾病与延缓 CKD 进展的因果关系的价值有限。

我们可以乐观地期待,目前的大型前瞻性儿童试验,如 CKiD[55]和欧洲 CKD 儿童心血管合并症(4C)试验[78],将有助于更好地了解危险因素是如何影响儿童 CKD 进展速度的。

对于指南 1.3.2,虽然没有数据支持,但支持本声明的基本原理和原则将适用于儿科。在儿童中,目前还没有足够的证据证明常见的危险因素对制定 CKD 并发症的检测或治疗决策的预测价值。

我们希望有高效力的、前瞻性、随访时间足够长的试验,如CKiD[55]和欧洲4C[78]试验,能够收集足够数量的患者、有足够多的合并症和终点事件,从而在儿童CKD中建立预测模型。此模型将包括传统和非传统的心血管危险因素,如血脂异常、高血压、蛋白尿(白蛋白尿),特定疾病相关的问题(如糖尿病,肾小管疾病)、早产和出生体重。

对于指南1.3.3,虽然没有数据支持,但本声明的基本原理和原则也适用于儿科。由于目前的证据和数据有限,基于单独GFR和白蛋白尿或蛋白尿的相对危险分级与CKD转归未达到统计学相关。CKiD[55]和欧洲4C[78]试验可能会弥补这些缺陷。

1.4:慢性肾脏病的评估

1.4.1:慢性的评估

1.4.1.1:对于GFR<60ml/(min·1.73m²)(GFR分级3a-G5)或存在肾损伤指标者,应回顾既往病史及检查以判断罹患肾脏疾病的持续时间。(未分级)

- 如果持续时间>3月,可确诊CKD。遵循针对CKD的指南推荐。

- 如持续时间不足3个月或时间不详,则不能确认为CKD,患

71

者可能存在 **CKD** 或急性肾脏
病(包括急性肾损伤),或两者
兼有,应重复进行相应的检查。

原理

首次确认 CKD 时,慢性化的证据包括:

(i) 回顾既往 GFR 的检测结果;

(ii) 回顾既往白蛋白尿或蛋白尿以及其他尿检结果;

(iii) 影像学证据,如肾脏缩小及皮质变薄;

(iv) 纤维化或萎缩的病理学证据;

(v) 既往病史,特别是可导致 CKD 的疾病的病程;

(vi) 3 个月是或 3 个月以上进行重复检测。

AKI 可也表现为类似的异常,所以不能先入为主地认为是慢性。

儿科注意事项

参考下一章儿科注意事项。

1.4.2:对病因的评估

1.4.2.1:评估临床的整体情况,包括个人史和家族史,社会和环境因素,用药史,体格检查,实验室检查,影像学检查,以及病理检查以确定肾脏病病因。(未分级)

原理

一旦证明存在 CKD,明确其病因非常重要,以便给予特异性的治疗及去除危险因素。在了解 CKD 常见病因及其临床表现的基础上,通过标准的临床方法(如病史采集)和特殊的检查,可以明确诊断。应该结合临床实际情况及临床资源情况选择相应的诊断手段,而不是所有的患者都需要采取所有的诊断手段。以下几点是大多数患者均应进行的:

- 试纸条法检测血尿、白细胞尿。如有阳性结果,进一步通过显微镜检测红白细胞管型。
- 结合临床,通过超声评估肾脏结构(如肾脏的外形、大小、对称性以及是否存在梗阻)。
- 结合临床,通过血和尿电解质评估肾小管功能异常。

许多 CKD 的患者没有原发性肾脏病,而是因为糖尿病、血管疾病以及高血压导致的肾损害。临床医生应该确认上述疾病是否能够解释患者的临床表现,如不能完全解释,应进一步查找病因。各种病因的患病率依地区、年龄和其他因素的不同而有所不同。

本指南不对特定疾病的诊断流程进行详述,非肾脏专科医生首先应认真回顾患者的家族史、用药史以及系统疾病的全身症状和体征。应进行尿液分析,如怀疑尿路梗阻或囊肿性肾脏病,应进行肾脏影像学检查。

儿科注意事项

指南1.4.1.1和1.4.2.1应用于儿童患者应进行如下调整。

$GFR<60ml/min/1.73m^2$（或比相应性别年龄段儿童的GFR降低1个标准差以上），或有肾损伤表现的患儿,应对其病史、既往的检测结果或肾功能的评估进行完整回顾,并应充分考虑患者的临床背景,包括是否早产,胎儿时期或母亲的药物暴露史,基因学异常,是否同时合并其他器官异常,体格检查,胎儿时期或出生后的实验室检查（包括羊水检测,出生前后的影像学检查,以及包含胎儿和胎盘在内的病理学检查）。应结合这些指标对肾脏病病因进行诊断。

根据指南1.1.1中对儿童的建议,肾脏发育异常占儿童CKD的30%~50%[42]。应认真回顾胎儿和母体的异常接触史,基因方面的危险因素,以及怀孕期间子宫内环境的相关信息。无论出生前还是出生时,这些因素都有可能与CKD的出现相关。有的婴儿一出生即存在CKD,从而可立即用CGA系统分期——包括透析依赖者。

1.4.3:GFR的评估

本节描述了评估GFR的不同方法。我们描述了满足结果报告需要的实验室检测技术,并比较了不同eGFR评估公式的准确性。另外,还强调了公式应该建立在肌酐标准化检测的基础上,也讨论了近来一些基于标准化血cystatin C(SCysC)开发的公式,这些新的公式已经进入临床应用。我们建议执业人员充分了解这两种滤过标记物的价值和局限性,标准化检测的重要性,并理解在需要准确了解肾功能时,应进行肾小球滤过率的直接检测。

1.4.3.1:推荐使用血清肌酐和 **GFR** 估计公式进行初始评价。(**1A**)

1.4.3.2:在某些特殊情况,当基于血肌酐的 **eGFR** 不够准确时,建议进行其他检测以确定肾功能(如 **cystatin C** 或清除率检测)。(*2B*)

原理

本文特别强调将 GFR 估计公式纳入临床常规工作中,临床医生需知道在必要时应该采取进一步的手段评估肾功能。

GFR 通过对内源性或外源性可滤过标记物的清除来检测[27]。检测清除率的方法比较复杂,所以在临床实践中通过内源性标记物——肌酐的血清浓度推算 GFR。Cystatin C 是另一种内源性可滤过标记物,其他的可滤过标记物还在评估中。在推荐的原理中,讨论了利用血肌酐进行 GFR 估算的原则,该原则也适用于其他内源性可滤过标记物。此外,本文还对通过 Cystatin C 估算 GFR 专门进行了讨论。

多数情况下,利用肌酐估算的 GFR 适合于对 CKD 进行诊断、分期和疾病进展的追踪。但像其他诊断工具一样,结果的解释受到试验的特点、不同临床情况、疾病的先验概率等影响。特别是相对于有肾脏病危险因素或有肾损伤表现的患者,各方面均正常的健康人出现单纯 eGFR 降低更有可能是假阳性。在某些情况下,当基于血肌酐的 GFR 估测可能不准确或有必要获得更精确的 GFR 数值时(例如 CKD 的确诊,确认肾移植供者是否合格,或调整经肾脏排泄的药物的剂量),有必要通过检测其他内源性滤过标记物(例如 Cystatin C)或检测滤过率来确认是否存在 eGFR 的降低[79]。应该根据临床情况和患者所就诊医院的条件来决定选择何种确诊实验。

儿科注意事项

对于推荐 1.4.3.1,儿科患者应进行如下调整:对儿童肾功能的初始评价,最近发表的纳入了身高变量[80]的基于肌酐的儿童 GFR 评估公式,优于单纯使用肌酐。

推荐 1.4.3.2 完全适用于儿童。

1.4.3.3:推荐临床医生(1B)

- 应用 GFR 估测公式通过肌酐得到 GFR(eGFRcreat),而非单纯依赖血肌酐水平。
- 了解在哪些临床情况下 eG-FRcreat 不够准确。

原理

单纯通过肌酐浓度估计 GFR,是将肌酐倒数转换后结合考虑其他影响因素(如非 GFR 决定因素),最后转化成 GFR 的等级,这种推算方法不够直接,临床中使用不方便。使用估算公式可以更直接地估测 GFR。血肌酐浓度受到 GFR 和其他生理过程的影响(统称为非 GFR 决定因素),包括肌肉产生和食物摄取的肌酐,肾小管的肌酐分泌,以及经胃肠道的肌酐排泄(图 10)。

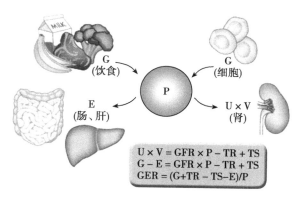

图 10. 血清内源性滤过标志物水平的决定因素。血浆(P)中内源性滤过标记物的水平由以下因素决定:饮食和细胞产生(G),肠道和肝脏的肾外排泄(E),以及经肾脏的尿排泄(UV)。尿排泄是滤过负荷(GFR×P)、肾小管排泌(TS)和重吸收(TR)的总和。稳定状态下,肾脏排泄与产生和肾外排泄的总和相等。经过数学运算推导,GFR 可表示为非 GFR 决定因素(G、TS、TR 和 E)与血浆水平的比值。GFR 指肾小球滤过率

GFR 估计公式是通过建立测定 GFR 与稳态的血肌酐浓度、人口学指标、代表非 GFR 决定因素的其他临床指标的回归公式得到的。在公式开发人群中,通过肌酐估算的 GFR 比单用肌酐更准确地反映测量 GFR。通过肌酐估算 GFR 的误差来源包括,非 GFR 决定因素,较高 GFR 时的测定误差,以及肌酐检测方法的干扰(表 11)。GFR 水平较高时估计 GFR 的准确性降低。

临床医生应该了解导致公式在不同患者中应用时准确性降低的影响因素。

在开发估算公式时,由于生理因素和统计学的影响,GFR 水平较高时的准确性较低。理论上来说,由于去除了来自于非 GFR 影响因素的误差,基于多种内源性滤过物质的公式可以克服 GFR 在较高水平估算不准确的缺点。

儿科注意事项

该指南完全适用于儿科

1.4.3.4:推荐临床实验室应该(1B)

- 血清肌酐的检测应使用可溯源至国际标准参照物质校正,使其与同位素稀释质谱法(IDMS)偏差达到最小。

- 对成人,除报告血清肌酐浓度之外报告 eGFRcreat,并注明 eGFRcreat 所使用的公式。

表 11. 使用肌酐估计 GFR 的误差来源

误差来源	举 例
非稳定状态	• 急性肾损伤
肌酐的非 GFR 决定因素——与公式开发人群的差异	• 美国和欧洲的黑人与白种人以外的人种或种族 • 肌肉容积过多或过少 • 体型过大或过小 • 饮食营养状态
影响肌酐产生的因素	• 高蛋白饮食 • 含肌酐添加剂的食品 • 肌肉消耗性疾病 • 检测前食用烹调过的肉类

续表

误差来源	举　例
影响肾小管肌酐排泄的因素	• 药物抑制导致排泄减少 　• 甲氧苄啶 　• 甲氰咪胍 　• 非诺贝特
影响肌酐肾外排泄的因素	• 透析 • 抗生素抑制肠道肌酐水解酶导致肌酐排泄降低 • 细胞外液大量丢失导致肌酐排泄增多
GFR 较高	• 与 GFR 相比,非 GFR 决定因素的生物变异度相对较高 • 血肌酐和 GFR 的测量误差更高
肌酐检测的干扰因素	• 光谱干扰(例如胆红素、某些药物) • 化学干扰(例如葡萄糖、酮体、胆红素、某些药物)

- 使用 2009 CKD-EPI 肌酐公式报告成人的 eGFRcreat。如有其他公式被证实其对 GFR 评估的准确度优于 2009 年 CKD-EPI 公式,也可以使用。

当报告血肌酐时:

- 推荐报告血清肌酐浓度时,如以 μmol/L 为单位,按照四舍五入原则报告整数位。如以 mg/dl 为单位,按照四舍五入原则报告至小数点后 2 位。

当报告 eGFRcreat 时:

- 推荐按照四舍五入原则报告整数位,并以体表面积校正,使用 $ml/(min \cdot 1.73m^2)$ 作为单位。
- 推荐 eGFRcreat $< 60ml/(min \cdot 1.73m^2)$ 时,应标明"降低"。

原理

书写此段内容是强调检测方法的校正对于肾功能检测结果的解读至关重要。本指南对校正方法和特定公式的使用进行详细阐述,以充分保证国际标准化。

临床中有多种肌酐检测方法。血肌酐浓度较低时,即 GFR 水平较高时,其变异度较大,从而导致 GFR 水平较高时,估算结果的准确性也较差。

目前已有的检测方法分为 2 大类,碱性苦味酸法和酶法。通常酶法的检测结果所受干扰较小,相对于标准品的偏倚较小。两种方法都可以在多种仪器上使用。

我们建议实验室所使用的肌酐检测方法经有效的校正体系溯源到肌酐标准纯品,从而使检测结果与 IDMS 参考方法结果相比特异性高、误差最小。检测结果应溯源至标准物质和检验医学溯源性联合委员会(JCTLM)数据库所列出的检测方法。实验室最好使用酶法检测肌酐,最起码以 IDMS 校对苦味酸法代替传统的动力苦味酸法或终点苦味酸法。

根据患者的年龄、性别,临床实验室报告系统可以报告基于年龄、性别、血肌酐的 eGFR,这也是推荐的方式。美国目前有超过 75% 的临床实验室可以在报告血肌酐的同时报告 eGFR[82]。英国有 93% 的 NHS 实验室可以做到同时报告两者[83]。澳大利亚、加拿大和很多欧洲国家也是如此。

应该基于公式的准确性及在临床医疗和公共卫生的实用性,选择一个合适的 eGFR 估算公式,以便于检验报告提供方、患者、研究人员和公共卫生工作人员相互沟通。

应对照正常值来解释实际测定的 GFR 和估算的 eGFR。这些指标均应通过体表面积进行校正,因为 GFR 与肾脏大小匹配,而后者与体表面积相关。$1.73m^2$ 反映的是 1927 年美国25 岁男性与女性体表面积的平均值[84]。虽然现代人的体表面积正常值可能有所变化,但仍沿用 $1.73m^2$ 以起到校正的目的。

调整药物剂量应该基于未使用体表面积校正的 GFR。目前还缺乏较好的研究来观察使用或不使用体表面积校正 GFR 对于药物剂量调整的影响有何不同,所以还没有此问题的更准确推荐。

如能标明 eGFR 下降则可以提醒临床医生考虑到可能存在急性或者慢性肾脏病,提示进一步的检查、治疗,以及调整经肾排泄的药物剂量。但需要注意的是,对于年轻人来说,eGFR 在 60 到 89ml/(min·1.73m^2)之间也已经属于轻度降低,所以临床医生应该知道当 eGFR > 60ml/(min·1.73m^2)而未标明异常时,并不意味着患者肾功能完全正常。

证据基础

目前已开发出多个应用于成年人的 eGFR 和肌酐清除率估算公式。通常基于肌酐的 GFR 估算公式使用年龄、性别、种族和体型作为肌肉产生肌酐的替代指标。在我们回顾的 GFR 估算公式中,仅包含其开发方法已溯源至标准方法,研究人群的血肌酐浓度使用的是可溯源的方法的公式(附表 1)[85]。

在已经发表的公式中,只有 MDRD 公式、CKD-EPI 公式以及这些公式的修正公式使用了可溯源至国际参考物质的肌酐检测方法(表 12)[86,87]。Cockcroft-Gault 公式和其他公式均出现于肌酐标准化之前,不能用标化后的肌酐检测结果重新表达(附表 2)。

表 12. 基于可溯源至标准参考物质检测的肌酐的成人公式

研究	公式名称	公式	开发及内部验证人群、例数	GFR 测定方法	血肌酐检测方法
北美、欧洲和澳大利亚					
Levey 等[86]	MDRD 公式	175×血肌酐$^{-1.154}$×年龄$^{-0.203}$×0.742(如为女性)×1.212(如为黑人)	MDRD 研究纳入的 1628 名患者(平均年龄 50.6 岁)	^{125}I-碘肽葡胺(尿)GFR 单位 ml/(min·1.73m²);平均年 GFR 39.8ml/(min·1.73m²)(标准差,21.2)	样本来自 1988 至 1994 年的 MDRD 研究,采用 BECKMAN CX3 全自动生化仪,苦味酸法检测(Global Medical Instrumentation, Inc., Ramsey, Minnesota)。2004 年使用同型号的仪器进行了 BECKMAN 试剂(Global Medical Instrumentation, Inc., Ramsey, Minnesota)与罗氏酶法(Roche Diagnostics, Basel, Switzerland)的校正,后者可溯源至 NIST 的 IDMS 法
	不包含种族变量的 MDRD 公式	175×血肌酐$^{-1.154}$×年龄$^{-0.203}$×0.742(如为女性)			

续表

研　究	公式名称	公　式	开发及内部验证人群,例数	GFR 测定方法	血肌酐检测方法
Levey 等[87]	CKD-EPI 公式	$141\times\min($血肌酐$/\kappa,1)^{\alpha}\times\max($血肌酐$/\kappa,1)^{-1.209}\times0.993^{年龄}\times1.018$(如为女性)$\times1.159$(如为黑人),女性$\kappa$为0.7,男性为0.9,女性$\alpha$为$-0.329$,男性$\alpha$为$-0.411$,min 指血肌酐$/\kappa$或 1 中的最小值,max 指血肌酐$/\kappa$或 1 中的最大值	来自于 6 个研究人群和 4 个临床人群的 8254 名参加者(平均年龄 47 岁)	^{125}I-碘肽酸葡胺(尿);GFR 单位 mL/(min·1.73m²);平均 GFR,68mL/(min·1.73m²)(标准差,40)	血肌酐与克利夫兰诊所的标准化肌酐进行校正,后者采用罗氏酶法(罗氏-日立 P 模块仪,肌酐水解酶分析法 Hoffman-La Roche,Basel,瑞士)
北美 欧洲和澳大利亚以外地区					
Horio 等[88]	加入日本系数的 MDRD 公式	$0.808\times175\times SCr^{-1.154}\times$年龄$^{-0.203}\times0.742$(如为女性)	80 个医疗中心的 413 名日本患者(平均年龄 51.4 岁)	菊粉尿清除的 GFR 测定,单位 mL/(min·1.73m²)(设有关于开发或内部验证的数据)	使用日立酶法进行肌酐检测,与克利夫兰诊所的检测结果进行了对比

续表

研究	公式名称	公式	开发及内部验证人群,例数	GFR 测定方法	血肌酐检测方法
Imai 等[89]	日本人修正的 MDRD 公式	$0.741 \times 175 \times$ 血肌酐$^{-1.154} \times$ 年龄$^{-0.203} \times 0.742$(如为女性)	评估 MDRD 公式在日本人中应用情况(并确定系数)的研究中的 248 名 CKD 患者	菊粉尿清除测定 GFR,单位 mL/(min·1.73m²)(没有关于开发或内部验证的数据)	在菊粉临床研究中使用酶法和非补偿苦味酸法对 116 名患者进行了血肌酐检测。2003 至 2004 年期间同东京科大学的 132 名住院患者以及 1988—1994 年期间同 Tsukuba 大学医院 168 名 CKD 患者使用酶法进行了血肌酐检测。2001—2002 年期间东京妇女医科大学的 101 名住院患者的样本使用补偿苦味酸法进行了血肌酐检测。菊粉研究中,血肌酐在全国标准化组织认证的中心实验室同时使用酶法和非补偿苦味酸法进行了检测,经与 IDMS 的酸法进行校正,在全部检测范围内,非补偿苦味酸法的测定结果比酶法测定结果高 0.207

续表

研究	公式名称	公式	开发及内部验证人群,例数	GFR测定方法	血肌酐检测方法
Praditpornsilpa等[90]	加入泰国系数的MDRD公式	$175 \times$ 年龄$^{-1.154} \times$ 年龄$^{-0.203} \times 0.742$(如为女性)$\times 1.129$(如为泰国人)	稳定状态的250名泰国CKD患者(平均年龄,59.5岁)	^{99m}Tc-DTPA(血浆率);GFR单位:ml/(min·1.73m²)(没有关于开发或内部验证的数据)	使用罗氏酶法(Roche Diagnostics,Indianapolis,IN)检测了空腹肌酐,经与NIST的IDMS参考的肌酐(标准品967)校正,也使用罗氏苦味酸法(Roche Diagnostics,Indianapolis,IN)进行了检测,未经IDMS参考校正。酶法和苦味酸法测定的肌酐分别用于各自对应的公式

续表

研究	公式名称	公式	开发及内部验证人群、例数	GFR 测定方法	血肌酐检测方法
Horio 等[88]	加入日本系数的 CKD-EPI 公式	$0.813 \times 141 \times \min($血肌酐$/\kappa,1)^{\alpha} \times \max($血肌酐$/\kappa,1)^{-1.209} \times 0.993^{年龄} \times 1.018$(如为女性)$\times 1.159$(如为黑人),女性 κ 为 0.7,男性 κ 为 0.9,女性 α 为 -0.329,男性为 -0.411,min 指血肌酐$/\kappa$ 中的最小值,max 指血肌酐$/\kappa$ 或 1 中的最大值	80 个医疗中心的 413 名日本患者(平均年龄 51.4 岁)	菊粉尿清除进行 GFR 测定。单位:mL/(min·1.73m²)(没有关于开发或内部验证的数据)	使用日立酶法进行肌酐检测,与克利夫兰诊所的检测结果进行丁对比

续表

研究	公式名称	公式	开发及内部验证人群，例数	GFR 测定方法	血肌酐检测方法
Matsuo 等[91]	JSN-CKDI 公式（公式2）	$171 \times$ 血肌酐$^{-1.004} \times$ 年龄$^{-0.287} \times 0.782$（如为女性）	2006 年 12 月 1 日至 2007 年 4 月 20 日收集 80 个医疗中心的 413 名日本患者，（平均年龄 51.4 岁）	菊粉尿清除进行 GFR 测定，单位：ml/(min·1.73m²)。平均 GFR 59.1ml/(min·1.73m²)，标准差，35.4	使用日立酶法进行肌酐检测（日立，东京，日本），与克利夫兰诊所的检测结果进行了对比
Levey 等[92]	校正至克利夫兰诊所肌酐测定值的原始 MDRD 公式（研究公式2）†	$186 \times$ 血肌酐$^{-1.154} \times$ 年龄$^{-0.203} \times 0.742$（如为女性）	MDRD 研究中的部分患者，1628 例（平均年龄 50.6 岁）	¹²⁵I-碘肽葡胺（尿）进行 GFR 测定，单位：ml/(min·1.73m²)。平均 GFR 39.8ml/(min·1.73m²)，标准差，21.2	血和尿肌酐均使用苦味酸法

续表

研究	公式名称	公式	开发及内部验证人群，例数	GFR 测定方法	血肌酐检测方法
马迎春等[93]	加入中国人系数，校正至克利夫兰所测定值的原始 MDRD 公式(研究公式4)†；中国人 MDRD 公式(研究公式6)‡	$186×血肌酐^{-1.154}×年龄^{-0.203}×0.742$(如为女性)$×1.227$(如为中国人，血肌酐校正至克利夫兰所测定)值	来自于中国9个不同地区的9家医院肾内科的454名患者(平均年龄,49.9岁)	$^{99m}Tc\text{-}DTPA$(血浆)进行 GFR 测定，单位: $mL/(min·1.73m^2)$。没有关于开发和内部验证的数据	血肌酐使用日立苦味酸法检测，校准至克利夫兰所测定值

续表

研究	公式名称	公式	开发及内部验证人群、例数	GFR 测定方法	血肌酐检测方法
Praditpom-silpa 等[90]	泰国人 GFR 估算公式	$375.5 \times$ 血肌酐$^{-0.848} \times$ 年龄$^{-0.364} \times 0.712$（如为女性）；$r^2=0.869$	稳定状态的 250 名泰国 CKD 患者（平均年龄,59.5 岁）	^{99m}Tc-DTPA（血浆）进行 GFR 测定,单位: ml/(min·1.73m²)。没有关于开发和内部验证的数据	使用罗氏酶法（Roche Diagnostics, Indianapolis,IN）检测了空腹血肌酐,经 NIST 的 IDMS 参考血肌酐值校正（标准品 967）,也使用罗氏苦味酸法（Roche Diagnostics, Indianapolis,IN）进行了血肌酐检测,未经 IDMS 参考值校正。酶法和苦味酸法测定的肌酐分别用于各自对应的公式

缩写：CKD,慢性肾脏病；CKD-EPI,慢性肾脏病流行病学合作研究；GFR,肾小球滤过率；JSN-CKDI,日本肾脏病学会-慢性肾脏病倡议；MDRD,慢性肾脏病饮食改良研究；ND,未提及；SCr,血清肌酐；SRM,标准参考物质；Tc-DTPA,锝-二乙基三胺五乙酸

* 非洲裔美国人的 MDRD 公式系数

† 来自美国人 186 的原始 MDRD 公式,如使用可溯源至标准品的血肌酐计算 eGFR,应将公式系数改写为 175

‡ 来自于系数为 186 的原始 MDRD 公式,如使用可溯源至标准品的血肌酐计算 eGFR,应血肌酐应乘以 0.95,代表的是校正至克利夫兰临床实验室的校正系数

MDRD 公式开发于 1999 年,目前被美国国家肾脏病教育计划(NKDEP)和英国卫生部推荐作为成人 eGFR 的估算公式。该公式使用标化的肌酐、年龄、性别和种族(黑人、白人或其他)来估算经体表面积矫正的 GFR[86,94]。由于 GFR 较高时其准确性下降,NKDEP 推荐 eGFR ≥60ml/(min·1.73m²)时不报告数值,而英国卫生部推荐 eGFR>90ml/(min·1.73m²)时不报告数值。

CKD-EPI 公式开发于 2009 年,使用与 MDRD 公式同样的 4 个变量[87]。与 MDRD 公式相比 CKD-EPI 公式偏倚较小,特别是 GFR ≥ 60ml/(min·1.73m²)时,精确度和准确度都有所提高(图 11)。绝大多数北美、欧洲和澳大利亚的研究显示 CKD-EPI 公式比 MDRD 公式更准确,特别是 GFR 较高时(表 13)[85],从而可在全范围内报告 GFR 数值。美国的大型商业临床实验室把 MDRD 公式换成 CKD-EPI 公式,用于 eGFR 的报告。

由于 CKD-EPI 公式比 MDRD 公式偏倚更小,在各个年龄阶段和肌酐范围通过该公式计算的 eGFR 均较 MDRD 公式计算结果有所增高,特别是年轻人、女性和白人。所以这些人群中 CKD 的患病率有所下降(图 12),使 eGFR 降低与不良预后的风险关系更加准确(图 13)[107]。

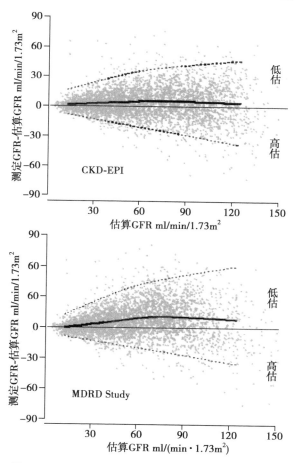

图 11. CKD-EPI 公式和 MDRD 公式估计测量 GFR 的外部验证表现。两图显示的是估计 GFR 与测量 GFR 的差值。经分位回归，排除估算 GFR 最高和最低值的 2.5% 后，绘制出平滑回归曲线及其 95% 置信区间（使用 R 软件的最低光滑函数功能）。GFR 单位从 ml/(min·1.73m²) 转换成 ml/(min·m²) 是乘以 0.0167。CKD-EPI，慢性肾脏病流行病学合作研究；CI，置信区间；GFR，肾小球滤过率；MDRD，慢性肾脏病饮食改良研究

93

表 13. 北美、欧洲和澳大利亚基于肌酐的 GFR 估计公式的对比

研究	国家	人群	患者数量	测量的 GFR		GFR 估算			结果	
				参考标准	数值(标准差) mL/(min·1.73m²)	血肌酐正与校准方法	公式	偏倚(95% CI) mL/(min·1.73m²)*	准确性(95% CI)†	P30(95% CI),%‡
Murata 等[95]	美国	明尼苏达梅奥诊所行碘肽葡胺清除率检测的门诊患者(45%为女性,2%为非洲裔美国人,平均年龄 56 岁,13%为肾移植供者或可能肾移植供者,26%为肾移植受者)	5238	125I-碘肽葡胺(尿)	55.9 (29.7)	经 IDMS 校准的罗氏苦味酸法(罗氏 P 或 D 模块仪器或罗氏 C501 检测仪,加肌酐水解酶法,罗氏诊断公司,Indianapolis,IN)	MDRD	-4.1	ND	77.6
							CKD-EPI	-0.7	ND	78.4

续表

研究	国家	人群	患者数量	测量的 GFR		血肌酐校正方法	GFR 估算		结果	
				参考标准	数值(标准差) ml/(min·1.73m²)		公式	偏倚(95%CI) ml/(min·1.73m²)*	准确性(95% CI)†	P30 (95%CI), %‡
Levey 等87	美国	包含 16 个研究的外部验证人群(45% 为女性,87% 为白人或其他,10% 为黑人,2% 西班牙裔,2% 亚裔,平均年龄 50 岁,28% 为糖尿病患者,16% 为肾移植供者,29% 为肾移植受者)	3896	125I-碘肽葡胺(尿)及其他	68(36)	罗氏酶法(罗氏-日立 P 模块仪器,加肌酐水解酶法,Hoffman-La Roche, Basel, 瑞士),校正至克兰诊所的标准血肌酐值	MDRD CKD-EPI	-5.5(-5.0 至-5.9) -2.5(-2.1 至-2.9)	0.274(0.265 至 0.283)§ 0.250(0.241 至 0.259)§	80.6(79.5 至 82.0) 84.1(83.0 至 85.3)

续表

研究	国家	人群	患者数量	测量的 GFR			GFR 估算		结果	
				参考标准	数值(标准差) mL/(min·1.73m²)	血肌酐校正方法	公式	偏倚(95%CI) mL/(min·1.73m²)*	准确性(95% CI)†	P30 (95% CI), %‡
Lane 等[96]	美国	病人自克利夫兰诊所肾移植供肾者,肾脏切除前的数据(93%女性,91%白人,7%黑人,平均年龄58岁)	425	125I-碘肽葡胺(尿)	50(四分位数间距,29至69)	克利夫兰诊所经NIST标准化的检测方法检测	MDRD CKD-EPI	-1.0 -1.7	15.0‖ 13.8‖	75 80

续表

研究	国家	人群	患者数量	测量的 GFR		GFR 估计			结果	
				参考标准	数值(标准差) ml/(min·1.73m²)	血肌酐校正方法	公式	偏倚(95%CI) ml/(min·1.73m²)*	准确性(95% CI)†	P30 (95% CI), %‡
Michels 等[97]	荷兰	阿姆斯特丹学院医学中心因各种原因进行 GFR 测定者及潜在活体供肾者(56%为女性,12%为黑人,平均年龄44岁)	271	¹²⁵I-碘肽葡胺(尿)	78.2ml/min (33.4)	日立 H911;Boehringer Mannheim, Mannheim,德国),经 IDMS 验证	MDRD	14.6ml/min	19.9¶	81.2
							CKD-EPI	12.3ml/min	12.1¶	84.5

续表

研究	国家	人群	患者数量	测量的GFR			GFR估算		结果	
				参考标准	数值(标准差) ml/(min·1.73m²)	血肌酐校正方法	公式	偏倚(95%CI) ml/(min·1.73m²)*	准确性 (95% CI)†	P30 % ‡ (95% CI)
Tent 等[98]	荷兰	仍然健在的1996—2007年的肾移植供者(57%为女性,100%白人,平均年龄50岁)	供肾前253人	125I-碘肽	115ml/min(20)	罗氏酶法测定或MEGA分析仪苦味酸法测定(Merck KGaA, Darmstadt, Germany);两种方法均校正至克利夫兰诊所的参考标准	MDRD	-22(20至25)	20(14至26)[‖]	73(68至79)
							CKD-EPI	-14(11至16)	18(14至22)[‖]	89(85至93)
			供肾后253人	葡胺(尿)	73ml/min(13)		MDRD	-15(14至16)	12(9至15)[‖]	71(65至76)
							CKD-EPI	-11(9至11)	12(10至16)[‖]	89(85至93)

续表

研究	国家	人群	患者数量	测量的 GFR		GFR 估算		结果		
				参考标准	数值(标准差) mL/(min·1.73m²)	血肌酐校正 正与归一	公式	偏倚(95%CI)· mL/(min·1.73m²)*	准确性(95% CI)†	P30 (95% CI), %‡
Kukla 等[99]	美国	接受免疫抑制治疗的肾移植受体(40%为女性,86%为白人,平均年龄49岁,100%服用甲氧苄啶)	107 名早期肾移植后患者,免疫抑制治疗方案中不含激素	^{125}I-碘酞酸盐(尿)	55.5 (17.0)	先由 SYNCHRON CX 生化分析系统苦味酸法测定血肌酐值,之后改用可溯源至 IDMS 的方法。将苦味酸法检测值转换至 IDMS 值	MDRD	8.23	17.9§	71.7
							CKD-EPI	13.3	21.1§	58.5
			81 名肾移植后1年的患者,免疫抑制治疗方案中不含激素		56.8 (17.7)		MDRD	2.4	15.8§	75
							CKD-EPI	6.91	17.3§	66.7

续表

研究	国家	患者数量	测量的 GFR		GFR 估算		结果		
			参考标准	数值(标准差) ml/(min·1.73m²)	血肌酐校正正与方法	公式	偏倚(95%CI) ml/(min·1.73m²)*	准确性(95%CI)†	P30(95%CI),%‡
White 等[100]	加拿大	207	^{99m}Tc-DTPA(血浆)	58(22)	为重新表达 MDRD 和 CKD-EPI 公式,血肌酐校正正至 IDMS 标准	MDRD	-7.4	14.4‖	79(73 至 84)
						CKD-EPI	-5.2	15.7‖	84(78 至 88)
Poge 等[101]	德国	170	^{99m}Tc-DTPA(血浆)	39.6(四分位数间距,11.8 至 82.9)	Dimension RxLTM 分析仪苦味酸法测定(Dade Behring, Marburg, Germany);校正至 IDMS 方法	MDRD	4.49	10.0¶	71.8
						CKD-EPI	8.07	10.9¶	64.1

续表

研究	国家	人群	患者数量	测量的 GFR 参考标准	数值(标准差) mL/(min·1.73m²)	GFR 估算 血肌酐检测方法 正与法证	公式	偏倚(95% CI) mL/(min·1.73m²)*	结果 准确性(95% CI)†	P30(95% CI),%‡
Jones 与 Imam[102] 及 Jones[103]	澳大利亚	澳大利亚常规行 GFR 测定的患者(43% 为女性，平均年龄 61 岁)	169	^{99m}Tc-DTPA(血浆)	75(四分位数间距,5 至 150)	罗氏苦味酸法(Roche, Australia)，经 IDMS 验证	MDRD	−3**	无数据	81
							CKD-EPI	−1.5**	无数据	86
Cirillo 等[104]	意大利	有或无肾脏病的白人成人(49% 有肾脏病,41% 为女性,平均年龄 47 岁,糖尿病 26 例,肾病病 26 例,肾小球肾炎 40 例,多囊肾 15 例)	356	菊粉(血浆)	71.5(36.3)	苦味酸法(Bayer Express Plus; Siemens, Munich, Germany),经 NIST 标化	MDRD	−5.2	14.9¶	87.4
							CKD-EPI	−0.9	13.2¶	88.2

续表

研究	国家	人群	患者数量	测量的 GFR		血肌酐校正正与与方法	GFR 估算		结果	
				参考标准	数值(标准差) ml/(min·1.73m²)		公式	偏倚(95%CI) ml/(min·1.73m²)*	准确性(95% CI)†	P30 (95%CI) %‡
Eriksen 等[105]	挪威	第六次 Tromsø 人群调查的参加者,既往无心梗、心绞痛、中风、糖尿病或肾脏病,51% 为女性,平均年龄 57 岁	1621	碘海醇(血浆)	91.7 (14.4)	日立酶法测定(CREA Plus;罗氏诊断公司,Mannheim,德国),经 IDMS 标化	MDRD CKD-EPI	1.3 (0.4 至 2.1) 2.9 (2.2 至 3.5)	18.2 (17.2 至 19.5)‖ 15.4 (14.5 至 16.3)‖	93(91 至 94) 95(94 至 96)

续表

研究	国家	人群	测量的 GFR			GFR 估算		结果		
			患者数量	参考标准	数值(标准差) ml/(min·1.73m²)	血肌酐校正与方法	公式	偏倚(95%CI) ml/(min·1.73m²)*	准确性(95% CI)†	P30 (95%CI), %‡
Redal-Baigorri 等[106]	丹麦	化疗前行 GFR 测定的肿瘤患者(57%为女性;平均年龄 62 岁)	185	⁵¹Cr-EDTA(血浆)	85.1 (20.3)	苦味酸法(雅培 Architect C systems 8000,试剂 7D64; Abbott Park, Illinois)标化至 IDMS	MDRD CKD-EPI	0.81(四分位间距 −1.56 至 3.19) 1.16(四分位间距 −0.76 至 3.09)	16.49¶ 13.37¶	88.6 89.7

缩写:CKD-EPI,慢性肾脏病流行病学合作研究;CI,置信区间;Cr-EDTA,铬-乙二胺四乙酸;Cr-DTPA,铬-二乙烯三胺五乙酸;GFR,肾小球滤过率;IDMS,同位素稀释质谱法;MDRD,慢性肾脏病饮食改良研究;NIST,国家标准与技术委员会;P30,估算 GFR 减去测量 GFR,正数表示高估,负数表示低估,绝对值越小偏倚越小

*计算方法为估算 GFR 减去测量 GFR,正数表示高估,负数表示低估,绝对值越小偏倚越小
†数值越高准确度越高
‡数值越高准确度越高,P30 值在文献 99,101 和 104 这 3 个报告的准确度的研究中一致的;这个研究还报告了 P20
§以估算 GFR 与测量 GFR 做回归的均方根差来评估
¶以估算 GFR 与测量 GFR 的差值的四分位间距来评估
‖以估算 GFR 与测量 GFR 的差值的标准差来评估
***通过乘以测定 GFR 偏倚的百分比转化为评分

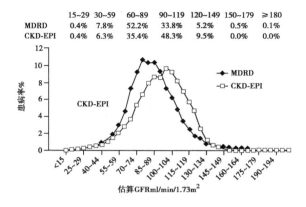

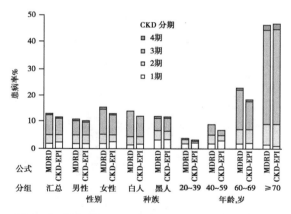

图 12. 不同年龄 GFR 分布及 CKD 患病率的比较（数据来自 NHANES1999 ~ 2004）。GFR 根据 NKF-KDOQI 的分期方法进行分组。上图,估算 GFR 的分布（每 4ml/min per 1.73m² 为一组,以中点值作图）;下图,不同年龄组 CKD 患病率分布。CKD,慢性肾脏病;GFR,肾小球滤过率;NKF-KDOQI,美国肾脏病基金会-肾脏病预后质量倡议;NHANES,国家健康与营养调查

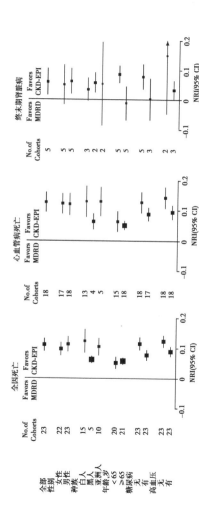

图 13. 对于全因死亡、心血管死亡及终末期肾脏病的 NRI 荟萃分析。NRI 总结以 CKD-EPI 公式计算的估计 GFR 进行的分期,其临床预后的风险与使用 MDRD 公式计算以 CKD-EPI 公式算的估计 GFR 的比较。NRI 大于零说明 CKD-EPI 公式为优,NRI 小于零则 MDRD 公式为优。图中数据标记的大小与 NRI 变异度成反比。CKD-EPI,慢性肾脏病流行病学合作研究;CVD,心血管疾病;ESRD,终末期肾脏病;GFR,肾小球滤过率;MDRD,肾脏病饮食改良研究;NRI,重新分期改善指数

105

为了反映由于人种、种族和地域不同导致的肌肉容积和饮食的差异,CKD-EPI 公式和 MDRD 公式用于不同种族和国家时进行了相应的修正。一些修正使公式的准确性提高(表14),应优先使用。经验证,CKD-EPI 公式及其修正公式均比 MDRD 公式及其修正公式更加准确。在缺乏相应的人种、种族和地域修正的情况下,使用 CKD-EPI 公式计算 eGFR 更合理。单纯使用肌酐不可取,因为非 GFR 相关的影响因素对肌酐影响存在不确定性,难以准确反映 GFR。需要在更大范围内对 GFR 估算公式进行验证,从而使公式更好的适用于不同的人种、种族和地区[108]。

儿科注意事项

对于儿科患者应进行如下调整。

- 婴儿和儿童患者的肌酐检测均应与国际标准进行校正以减小误差。
- 实验室在知道患儿身高的情况下方可报告 eGFRcreat。
- 报告 eGFRcreat 应使用最新、最准确的基于人口学和实验室指标的儿童 GFR 估算公式。
- 婴幼儿的血肌酐水平常低于成人正常水平的下限,因此实验室应保证用于质控的样本涵盖预期肌酐范围的最低值。

表 14. 北美、欧洲和澳大利亚以外地区基于血肌酐的 GFR 估计公式的比较

研究名称	国家	人群	病例数	测量的 GFR		估算 GFR		结果		
				参考标准	数值(标准差) ml/(min·1.73m²)	血肌酐校正方法	公式	偏倚(95%CI), ml/(min·1.73m²)*	精确性(95% CI)†	P30 (95%CI), %‡
Stevens 等[109]	中国、日本和南非	来自于中国、日本和南非 3 个研究的人群(48% 为女性,90% 为亚洲人,10% 为黑人,平均年龄 49 岁,6% 为糖尿病,无肾移植受体)	99 名黑人	125I-碘肽葡胺(尿)及其他过碘过标记物	61(32)	校正至克利夫兰诊所使用罗氏酶法测定的标准肌酐(加肌酐水解酶)	使用 2 个水平人和或种族系数的 CKD-EPI 公式	12.4 (7.6 至 18.3)	0.326 (0.292 至 0.361)‖	55.6(46.5 至 64.6)
						罗氏日立 P 模块仪器, Hoffman-La Roche, Basel, 瑞士	使用 4 个水平人和或种族系数的 CKD-EPI 公式	12.5 (7.6 至 18.4)	0.327 (0.292 至 0.362)‖	55.6(46.5 至 64.6)

续表

研究名称	国家	人群	测量的 GFR		估算 GFR		结果		
			参考标准	数值(标准差) ml/(min·1.73m²)	血肌酐校正与方法	公式	偏倚(95%CI) ml/(min·1.73m²)*	精确性(95% CI)†	P30 (95%CI), %‡
		248 名亚洲患者(日本)		55(35)	正与方法	使用 2 个水平人种或种族系数的 CKD-EPI 公式	17.8(14.7 至 20.1)	0.469 (0.424 至 0.515)‖	29.4(23.8 至 35.1)
						使用 4 个水平人种或种族系数的 CKD-EPI 公式	21.4(18.2 至 23.3)	0.507 (0.463 至 0.553)‖	36.3(30.6 至 42.3)

续表

研究名称	人群		测量的 GFR			估算 GFR		结果	
	国家	病例数	参考标准	数值(标准差) ml/(min·1.73m²)	血肌酐校正与方法	公式	偏倚(95%CI) ml/(min·1.73m²)*	精确性(95%CI)†	P30(95%CI),%‡
		675 名亚洲患者(中国)		53(31)		使用 2 个人种或族系数的 CKD-EPI 公式	-2.7(-3.7至-1.9)	0.325(0.302至0.348)‖	73.2(69.9至76.6)
						使用 4 个人种或族系数的 CKD-EPI 公式	-1.3(-2.2至-0.6)	0.318(0.295至0.343)‖	72.1(68.7至75.7)

109

续表

研究名称	国家	人群	病例数	测量的 GFR			估算 GFR	结果		
				参考标准	数值(标准差) mL/(min·1.73m²)	血肌酐校正方法	公式	偏倚(95%CI), mL/(min·1.73m²)[*]	精确性(95% CI)[†]	P30(95%CI), %[‡]
Matsuo 等[90]	日本	日本住院患者;外部验证人群(42%为女性;平均年龄 54 岁;44 名糖尿病患者;10 名肾移植供者;2 名肾移植受体;176 名肾小球肾炎;0 例多囊肾;2 例狼疮)	350	菊粉(尿)	57.2(34.7) (41%的 GFR ≥60,59%的 GFR<60)	日立酶法测定(日立,东京,日本),与克利夫兰诊所的检测结果具有良好一致性	MDRD	12.0	25.2[‖]	59(54 至 64)
							日本修正 MDRD 公式(公式1)	-5.9	19.9[‖]	72(67 至 76)
							JSN-CKDI 公式(公式2)	-7.9	20.3[‖]	73(69 至 78)
							加入日本系数的 MDRD 公式(公式3)	-1.3	19.4[‖]	73(59 至 78)
							3 变量日本公式(公式4)	-2.1	19.1[‖]	75(70 至 79)

续表

研究名称	国家	人群	病例数	测量的 GFR		估算 GFR			结果		
				参考标准	数值(标准差) mL/(min·1.73m²)	血肌酐校正与方法	公式	偏倚(95% CI) mL/(min·1.73m²) *	精确性 (95% CI) †	P30 (95% CI), % ‡
Horio 等[88]	日本	日本患者 (42% 为女性, 平均年龄 54 岁,22% 为糖尿病,3% 为肾移植供者,1% 为肾移植受体,58% 为高血压)	350	菊粉(尿)	45(25)	酶法测定,经与克利夫兰诊所进行校正	加入日本系数的 MDRD 公式	-1.3	19.4‖	73 (69 至 78)
							加入日本系数的 CKD-EPI 公式	-0.4	17.8‖	75 (70 至 79)

续表

研究名称	国家	人群	病例数	测量的 GFR			估算 GFR	结果		
				参考标准	数值(标准差) mL/(min·1.73m²)	血肌酐校正与方法	公式	偏倚(95%CI), mL/(min·1.73m²)*	精确性(95% CI)†	P30 (95%CI), %‡
Yoo等[110]	韩国	韩国的肾移植受者,在术后早期(43% 为女性,平均年龄 42 岁,16% 为糖尿病)	102	51Cr-ED-TA(血浆清除率)	76.8 (17.0)	速率空白东芝酶朴酸法(东芝医疗系统,东京,日本),使用可溯源至 IDMS 的罗氏校准品	MDRD 日本修正 MDRD 公式	-0.33 17.95	12.57¶ 11.06¶	941 68.6

续表

研究名称	国家	人群	病例数	测量的 GFR		估算 GFR		结果		
				参考标准	数值(标准差) mL/(min·1.73m²)	血肌酐校正与方法	公式	偏倚(95%CI) mL/(min·1.73m²)*	精确性(95% CI)†	P30 (95% CI), %‡
van De-venter 等[111]	南非	南非黑人(49%为女性,平均年龄47岁,25%为糖尿病,7%为肾移植供者,20%感染HIV,36%为高血压)	100	⁵¹Cr-ED-TA(血浆清除率)	61.5 (49.6)	速率空白东芝补偿苦味酸法(罗氏模块化分析仪;罗氏诊断公司,Indianap-olis,Indiana),与可溯源至IDMS的值校准,通过回归至罗克利兰诊断的罗氏诊断法(加州酸法;In-dianapolis,Indiana)对比	加入人种或种族系数的 MDRD 公式**	13.1(5.5 至18.3)	28.5[II]	52
							未加入人种或种族系数的 MDRD 公式**	1.9(-0.8 至4.5)	16.6[II]	74

续表

研究名称	国家	人群	病例数	测量的 GFR		估算 GFR		结果		
				参考标准	数值(标准差) mL/(min·1.73m²)	血肌酐校正方法	公式	偏倚(95%CI) mL/(min·1.73m²)*	精确性(95% CI)†	P30 (95%CI), %‡
Teo 等[112]	新加坡	新加坡国立大学附属医院的肾脏病门诊患者(48%为女性,41%为华人,31%为马来人,28%为印度人或其他,年龄中位数58岁,23%患糖尿病,50%患高血压)	232	⁹⁹ᵐTc-DTPA(血浆清除率)	51.7(27.5)(GFR≥60,69%;GFR<60,31%)	西门子酶法检测(西门子 Advia 2400; Siemens, Munich, Germany),经厂家提供的可测源至 IDMS(NIST SRM 967)标准品校正	MDRD	-3.0(-4.2 至-1.7)	12.2(10.0 至14.4)§	79.7(74.6 至 84.9)
							CKD-EPI	-1.2(-2.7 至 0.3)	12.1(9.0 至15.1)§	82.8(77.9 至 87.6)

续表

研究名称	国家	人群	病例数	测量的 GFR		估算 GFR		结果		
				参考标准	数值(标准差) ml/(min·1.73m²)	血肌酐校正与方法	公式	偏倚(95%CI), ml/(min·1.73m²)*	精确性 (95% CI)†	P30 (95%CI), %‡
马迎春等[93]	中国	来自于中国9个地区的9家医院肾内科的患者	230	99mTc-DTPA(血浆)清除率	无数据	使用日立苦味酸法检测，通过回归校正至校准至克利夫兰诊所 Beckman CX3 (Beckman Coulter, Fullerton, California) 检测的肌酐值	校正至克利夫兰诊所肌酐检测值的原始 MDRD 公式(研究公式2)††	-7.8(-21.5 至-1.8)	无数据	66.1
							加入中国人系数的校正至克利夫兰诊所肌酐检测值的原始 MDRD 公式(研究公式4)††	-0.9(-9.6 至7.4)	无数据	77.8
							中国人公式(研究公式6)‡‡	-0.8(-9.7 至7.4)	无数据	79.6

续表

研究名称	国家	人群	病例数	测量的 GFR		估算 GFR		结果		
				参考标准	数值(标准差) ml/(min·1.73m²)	血肌酐校正与方法	公式	偏倚(95%CI) ml/(min·1.73m²)*	精确性(95% CI)†	P30 (95%CI),% ‡
Pradinpornsilpa 等[90]	泰国	处于稳定状态的泰国 CKD 患者	100	99mTc-DT-PA(血浆清除率)	51.1 (28.4)	使用罗氏酶法分析(罗氏诊断公司,Indianapolis,IN),检测值校正到 IDMS SRM967 值	MDRD	-11.9	8.8[¶]	62.7
							CKD-EPI	-10.9	7.8[¶]	68
							加入泰国种族系数的 MDRD 公式	-10.3	8.5[¶]	73.3
							泰国公式	-7.2	6.3[¶]	90

缩写:CKD,慢性肾脏病;CKD-EPI,慢性肾脏病流行病学合作研究;CI,置信区间;Cr-EDTA,铬-乙二胺四乙酸;GFR,肾小球滤过率;IDMS,同位素稀释质谱法;JSN-CKDI,日本肾脏病学会-慢性肾脏病倡议;MDRD,肾脏病膳食改良研究;NIST,国家标准与技术委员会;P30,估算 GFR 相对与标准 GFR 相差小于 30%;SRM,标准参考物质;Tc-DTPA,锝-二乙基三胺五乙酸

*计算速度低精度越高;绝对值越小偏倚越小

†数值速度高精确度越高

报告了 P15,2 个研究 93,112 这 5 个报告的准确度的研究中,3 个与 P30 一致;Pradinpornsilpa 等报告了 P10 和 P15,Yeo 等报告了 P10,Matsuo 等

§以估算 GFR 与测量 GFR 的差值的四分位数间距来评估

¶以估算 GFR 与测量 GFR 做回归后的方根差来评估

‖以估算 GFR 的差值的标准差来评估

**MDRD 公式的非洲裔美国人系数

§值自手系数为 186 的原始 MDRD 公式,如使用可溯源至标准参考物质的血肌酐检测,应使用 175 作为系数

¶值自手系数为 186 的原始 MDRD 公式,如使用可溯源至标准参考物质的血肌酐检测,应测快为加因肌酐×0.95,代表的是校正至贫肌酐临床实验室标准品的校正系数

　　由于大多数最准确的儿童 eGFRcreat 估算公式均需要身高,实验室检测血肌酐时常规报告 eGFRcreat 可行性较低,因此不作为常规推荐。在一个儿科 CKD 患者的研究中,使用碘海醇血浆清除率作为 GFR 检测金标准。Schwartz 等人开发了多个 GFR 预测公式[80]。他们的研究显示,身高与血肌酐的比值与碘海醇肾小球滤过率具有很高的相关性($R^2 = 65\%$)。简化公式仅包含身高,血肌酐,和常数 41.3(身高单位为米)或 0.413(身高单位为厘米)。与碘海醇血浆清除率偏差在 30% 范围内的比例为 79%,与碘海醇血浆清除率偏差在 10% 范围内的比例为 37%。

　　eGFRcreat 估算公式最好能在相应年龄与肾功能的人群中进行验证,实验室的检测方法也应与公式开发所在实验室进行校正。目前最好的儿童 eGFRcreat 估算公式来自于 CKiDs 研究。该研究以碘海醇血浆清除率为金标准,采用了中心检测及国际标准校正的血肌酐检测方法[80]。

　　临床最常用的 2 个基于肌酐的儿童 eGFRcreat 估算公式如下

　　"床旁"Schwartz 公式最新版:

　　$eGFR[ml/(min \cdot 1.73m^2)] = 41.3 \times ($身高/血肌酐$)$,身高单位为米,血肌酐单位为 mg/dl。

"1B"公式(使用血尿素氮而非 cystatin C):

eGFR[ml/(min · 1.73m^2)] = 40.7 × (身高/血肌酐)$^{0.64}$ × (30/血尿素氮)$^{0.202}$,身高单位为米,血肌酐、尿素氮单位为 mg/dl。

其他关于实验室报告血肌酐的推荐完全适用于儿童。

当临床医生掌握患儿最近的身高并使用了合适的 eGFRcreat 估算公式时,推荐对于 2 岁以上的患儿,如果 eGFRcreat < 60ml/(min · 1.73m^2)则报告"肾功能下降"。

1.4.3.5:建议对于 eGFRcreat 45~59ml/(min · 1.73m^2)而不伴有其他肾损伤指标的成人进一步检测 Cystatin C 以明确是否存在 CKD。(2C)

原理

本指南制定的基础是:CKD 的分类和分期主要基于临床预后的差异。正如将在下文中显示的,大量证据表明基于 Cystatin C 估算的 GFR 比基于血肌酐估算的 GFR 对于临床预后的预测能力更强,特别是对于死亡和 CVD 事件。对于 GFR>45ml/(min · 1.73m^2)者其优势更加明显。此外,新近研究发现联合使用 Cystatin C 和血肌酐可以改善 GFR 估计公式和 CKD 分期的准确性。工作组据此做出了使用

Cystatin C 估算 GFR 的新推荐。

证据基础

有证据支持在 eGFRcreat 45 ~ 59ml/（min · 1.73m²）（G3a）而不合并蛋白尿（A1）或其他肾损伤表现者使用基于 Cystatin C 的 eGFR。这组人群占美国普通人群的 3.6%，占基于 eGFRcreat 和尿蛋白诊断为 CKD 的美国人群的 41%（图8）。对于这类患者是否患有 CKD 存在很大的争议。以下数据表明在此类人群中使用 Cystatin C 对于 GFR 估算和预后的预测更加准确。

多个研究在 eGFRcreat < 60ml/（min · 1.73m²）或 ≥ 60ml/（min · 1.73m²）的人群中检测 Cystatin C，并将受试者分成 eGFRcys < 60ml/（min · 1.73m²）及 eGFRcys ≥ 60ml/（min · 1.73m²）两组（图14）。与 eGFRcreat < 60ml/（min · 1.73m²）的患者相比，eGFRcys 及 eGFRcreat 均 < 60ml/（min · 1.73m²）的患者，约占 eGFRcreat < 60ml/（min · 1.73m²）患者的 2/3，其发生死亡、CVD 和 ESRD 终点事件的危险显著增加。因此工作组认为这组人群"确认存在 CKD"。与此相反，约 1/3 的 eGFRcreat < 60ml/（min · 1.73m²）的患者其 eGFRcys > 60ml/（min · 1.73m²），该组患者发生终点事件的危险与 eGFRcreat > 60ml/（min · 1.73m²）的患者近似。

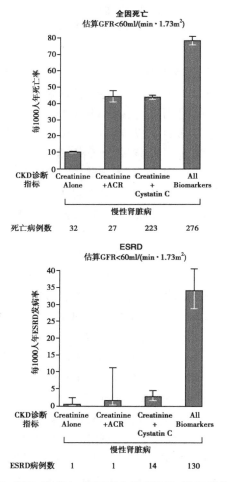

图 14. CKD 定义与全因死亡及 ESRD 的相关性
CKD,慢性肾脏病;ESRD,终末期肾脏病

来自于 CKD-EPI 的新证据表明,联合使用肌酐和 Cystatin C(eGFRcreat-cys)可以更加准确地估算 GFR。在 eGFRcreat 45~59ml/(min·1.73m^2)的亚组中,有 16.8% 的患者其测量 GFR 结果为 ≥60ml/(min·1.73m^2),使用肌酐和 Cystatin C 联合的 eGFR 公式可以将这些患者鉴别出来[113]。

工作组共识认为,很多 eGFRcreat 45~59ml/(min·1.73m^2)而缺乏肾损伤指标者,如 eGFRcys/eGFRcreat-cys>60ml/(min·1.73m^2),则认为不存在 CKD。摘掉 CKD 的标签可以消除这类患者的顾虑,同时使临床医生更加关注于 CKD 高危患者。

指南认为使用 eGFRcys/eGFRcreat-cys 时存在几个限制条件。首先,临床医生可能并不需要对 eGFRcreat 45~59ml/(min·1.73m^2)者进行是否 CKD 的确认。这可能是由于病人存在 CKD 危险因素或并发症,其 CKD 可能性很高。其次,由于 Cystatin C 不是常规检测项目,临床医生在临床工作中不能申请检测 Cystatin C。第三,在某些情况下,Cystatin C 的检测费用过高(1-5 美元)。因此,指南 1.4.3.5 被定位为"建议"而非"推荐"。

除以上适用人群,在 eGFRcreat 不准确或存在偏倚时,或因临床需要,需要使用 2 种检测方法时(推荐 1.4.3.2),可使用 eGFRcys 来进行确诊试验。这种些情况下,使用外源性可滤过标记物进行清除率检测是最佳方案。eGFR-cys/eGFRcreat-cys 费用相对较低,在没有条件进行 GFR 检测时是一个可行的选择。工作组认为,作为确证的方法,GFR 检测或联合肌酐和 Cystatin C 估算 GFR 优于尿肌酐清除率(CrCl)。

在申请 Cystatin C 检测时,临床医生理解 Cystatin C 估算 GFR 的原理很重要。如同血肌酐一样,应该根据临床情况选择恰当的估算公式(推荐 1.4.3.6),检测方法应该溯源至国际标准参考物质(推荐 1.4.3.7)。

儿科注意事项

GFR 显著下降(低于 60ml/(min·$1.73m^2$))的儿童,多数存在肾脏结构异常,或血或尿检发现肾损伤指标。因此上述建议在儿科的适用性还不清楚。在老年人中发生的单纯 GFR 下降的情况在儿科不太可能发生,因此通常不会单独通过 GFR 下降确认 CKD。

1.4.3.6:如果测定了胱抑素 C,建议医务人员(*2C*):

- 使用基于 Cystatin C 的估算公式对 GFR 进行估算,而不是仅仅依赖 Cystatin C 浓度。
- 应了解在何种临床情况下 eGFRcys 不够准确。

原理

Cystatin C 在欧洲某些国家和被美国 FDA 批准作为肾功能检测指标已经 10 年。在某些地区,例如瑞典和中国的某些地方,常规使用血肌酐和 Cystatin C 估算 eGFR。与肌酐一样,使用基于 Cystatin C 的公式比单纯通过 Cystatin C 水平评价 GFR 更加准确,其误差也主要来自于患者处于非稳定状态、Cystatin C 的非 GFR 影响因素、较高 GFR 时的测量误差以及 Cystatin C 检测方法的干扰等(表 15)。

表 15. 使用 Cystatin C 估计 GFR 的误差来源

误差来源	举例
非稳定状态	• 急性肾损伤
Cystatin C 的非 GFR 影响因素:与公式开发人群存在差异	
影响 Cystatin C 产生的因素	• 美国和欧洲的黑人与白种人以外的人种/种族 • 甲状腺功能异常 • 使用激素 • 流行病学研究发现的其他的可能因素(如糖尿病、肥胖)
影响 Cystatin C 肾小管重吸收的因素	尚未确定

续表

误差来源	举例
影响肌酐肾外排泄的因素	GFR 重度下降
GFR 较高	<ul><li>相对于 GFR,非 GFR 影响因素的生物变异度较高</li><li>血 Cystatin C 和 GFR 的测量误差更大</li></ul>
Cystatin C 检测干扰	<ul><li>异嗜性抗体</li></ul>

缩写:AKI,急性肾损伤;GFR,肾小球滤过率;SCysC,血清胱抑素 C

儿科注意事项

推荐 1.4.3.6 完全适用于儿童。细节参见推荐 1.4.3.7。

在某些情况下,eGFRcys 可能准确性较差。应注意 Schwartz 等人发现(无论是单变量还是多变量公式)唯一可以解释估算 GFR 值奇异值的变量是体重过重,而其他变量如种族、血压、白蛋白水平和使用激素均不能解释。

1.4.3.7:推荐,临床实验室测定胱抑素 C (Cystatin C)时(*1B*):

  - **使用可溯源至国际标准物质对 Cystatin C 检测方法进行校正。**

- 成人除了报告血清胱抑素 C 的浓度外,还要报告经 Cystatin C 计算的 eGFR,并注明 eGFRcys 或 eGFRcreat-cys 使用的公式。
- 使用 2012 CKD-EPI Cystatin C 公式或 2012 CKD-EPI 肌酐-Cystatin C 公式报告 eGFRcys 和 eGFRcreat-cys。如有其他基于 Cystatin C 的 GFR 公式被证明对 GFR 评估的准确度优于以上 2 公式,也可使用。

当报告血清胱抑素 C 时:

- 当以传统单位(mg/l)表示血清胱抑素 C 的浓度时,推荐按照四舍五入原则报告至小数点后 2 位。

当报告 eGFRcys 和 eGFRcreat-cys 时:

- 推荐成人 eGFRcys 和 eGFRcreat-cys 应按照四舍五入原则至整数位,并以体表面积校正,单位为 ml/(min · $1.73m^2$)。
- 推荐当 eGFRcys 和 eGFRcre-

at-cys 小 于 60ml/（min · 1.73m² ）时，报告为"降低"。

原理

如同血肌酐一样，在报告 Cystatin C 水平时同时报告通过 Cystatin C 估算的 GFR 有助于临床医生更方便使用公式。需要意识到检测方法的校正对于肾功能的评估非常重要。

Cystatin C 可经多种免疫分析方法检测，如血肌酐一样，不同检测方法之间会存在变异，但变异相对肌酐为小。2010 年 6 月，参考物质与测量研究所（IRMM）发布了 Cystatin C 检测的参考物质（ERMDA471/IFCC）。试剂制造商正在使用该参考物质对试剂进行重新校正，从而使 Cystatin C 和血肌酐的报告标准化。本推荐指导实验室阐明校正的细节以及使用公式的细节，以便国际标准化的实施。

证据基础

目前已开发出多个公式进行 GFR 的估算。某些公式仅包含 Cystatin C 作为唯一变量，其他公式包含年龄、性别或种族，但这些变量的参数量级小于基于肌酐的公式，可能反映了肌肉容积对于 Cystatin C 的影响小于肌酐。公式中不包含种族显示了基于 Cystatin C 的 GFR 估算公式可在白人与黑人以外的种族中应用的优势。

在对 GFR 公式的回顾中，我们仅纳入了那些使用溯源至新参照方法的、其研究人群采用经溯源的 Cystatin C 方法检测的研究。满足该条件的仅有 CKD-EPI 公式（表 16），包括 2008 年在 CKD 人群中开发的公式[116,117]，2011 年使用标化的 Cystatin C 重新表达的公式，以及 2012 年在不同人群中开发出的公式[113]。Cystatin C 检测方法未经参考标准溯源的公式列于补充表 3。

2012 年肌酐-Cystatin C 公式比分别单独使用肌酐和 Cystatin C 的公式更准确（图 15），也比 2008 年肌酐-Cystatin C 公式准确（表 17）。分别使用肌酐和 Cystatin C 估算的 GFR 的平均值与使用肌酐-Cystatin C 公式估算的 GFR 的平均值近似。2012 年 Cystatin C 公式准确性与 2009 年基于肌酐的公式近似，但无需种族变量，可能在白人和黑人以外的种族中应用时准确性更高，在非 GFR 的肌酐影响因素存在变异的临床情况下准确性也更高。希望将来能够使用 Cystatin C 开发出其他的公式，并与 2012 年 CKD-EPI 肌酐-Cystatin C 公式以及 2009 年基于肌酐的公式进行对比。

A　偏倚

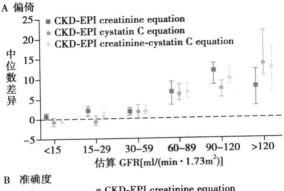

B　准确度

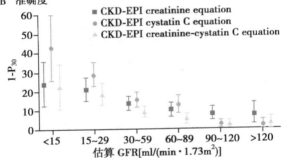

图 15. 三个估计 GFR 公式的表现。图 A 显示估算
GFR 与测定 GFR 的差异的中位数,单独使用肌酐、
单独使用 Cystatin C 及联合肌酐与 Cystatin C 的估
算公式三者的偏倚近似。图 B 显示三个公式的准
确度,以估算 GFR 与测定 GFR 相差超过 30%(1-
P30)这个指标来反映。箱须图的"须"代表 95% 置
信区间。GFR,肾小球滤过率;P30,估算 GFR 与测
定 GFR 相差不超过 30% 的比例

表 16. 基于可溯源至 IDMS 的肌酐与可溯源至 IFCC 的 Cystatin C 的公式

公式名	公式	样本量、开发与内部验证人群	GFR 测定方法	血肌酐和或 Cystatin C 检测方法	参考文献
Cystatin C 公式					
2011 年重新表达的（仅包含 Cystatin C 的）2008 年 CKD-EPI 公式	$76.7 \times (-0.105 + 1.13 \times$ 标化的血 CysC$)^{-1.19}$	2980 例来自 MDRD 研究.非洲裔美国人肾脏病研究 (AASK) 及联合研究 (CSG) 的参与者的个体水平的数据汇总	125I-碘酞葡胺（尿清除率）；平均 GFR 51±26ml/min·1.73m²	血肌酐检测校正至克利夫兰临床实验室 (CCRL,Cleveland,OH) 的标准肌酐。此前曾溯源对于 MDRD 研究.非洲裔美国人肾脏病研究.及联合研究组 (CSG) 的肌酐校正过度。所有研究的标本存于 -70℃，直至 2005-2006 年手 CCRL 使用颗粒增强免疫比浊法 (N Latex Cystatin C;Dade Behring, Deerfield, IL) 测定血 Cystatin C。在 Cystatin C 平均浓度为 0.97 和 1.90mg/l (72.7 和 142.3mmol/l) 时的测定变异系数为 5.05% 和 4.87%。血肌酐单位为 mg/dl,血 Cystatin C 单位为 mg/L	Stevens IA 等[117], Inker IA 等[116]
2011 年重新表达的基于 Cystatin C 的 2008 年 CKD-EPI 公式	$127.7 \times (-0.105 + 1.13 \times$ 标化的血 CysC$)^{-1.17} \times$ 年龄$^{-0.13} \times 0.91$ [如为女性] $\times 1.06$ [如为黑人]				
2011 年重新表达的基于 Cystatin C 和血肌酐的 2008 年 CKD-EPI 公式	$177.6 \times SCr^{-0.65} \times (-0.105 + 1.13 \times$ 标化的血 CysC$)^{-0.57} \times$ 年龄$^{-0.20} \times 0.82$ [如为女性] $\times 1.11$ [如为黑人]				

续表

公式名	公式	样本量、开发与内部验证人群	GFR 测定方法	血肌酐和或 Cystatin C 检测方法	参考文献
2012 年基于 Cystatin C 的 CKD-EPI 公式	133 x min（血 CysC/0.8,1）−0.499 x max（血 CysC/0.8,1）−1.328 x0.996年龄 x0.932[如为女性], min 指血 CysC/0.8 或 1 的最小值, max 指血 CysC/0.8 或 1 的最大值	来自 13 个研究的 5352 名参与者（7 个研究人群,6 个为研究人群,6 个为临床人群）	^{125}I-碘肽葡胺（尿清除率；平均 GFR 为 68(39)ml/min·1.73m², 51% 的 GFR ≥60ml/min·1.73m²; 49% 的 GFR <60ml/min·1.73m²	所有检测均在克利夫兰临床实验室（CCRL, OH）进行。使用罗氏-日立 P 模块,罗氏酶法（加肌酐水解酶, Hoffman-La Roche, Ltd, Basel,瑞士）对血肌酐检测进行校正或直接测量血肌酐,后者可溯源至国家标准技术研究所的肌酐标准品 967。使用西门子 Dade Behring 浊度计对血 Cystatin C 检测进行校正或直接测定。最近报告了这种检测方法的新标准化,采用的是 IF-CC 的 Cystatin C 标准化工作组和明尼苏达大学 IRMM 亚朔颁布的可用的 Cystatin C 标准物质血肌酐单位为 mg/dl, 血 Cystatin C 单位为 mg/l	Inker LA 等[113]

续表

公式名	公式	样本量,开发与内部验证人群	GFR测定方法	血肌酐和或 Cystatin C 检测方法	参考文献
2012年基于 Cystatin C 和血肌酐的 CKD-EPI 公式	$135 \times \min(血肌酐/\kappa,1)^{\alpha} \times \max(血肌酐/\kappa,1)^{-0.601} \times \min(血 CysC/0.8,1)^{-0.375} \times \max(血 CysC/0.8,1)^{-0.711} \times 0.995^{年龄} \times 0.969$(如为女性)$\times 1.08$(如为黑人),女性 κ 为 0.7,男性为 0.9,α 女性为 -0.248,男性为 -0.207,$\min(血肌酐/\kappa,1)$ 指血肌酐/κ 或 1 的最小值,$\max(血肌酐/\kappa,1)$ 指血肌酐/κ 或 1 的最大值,$\min(血 CysC/0.8,1)$ 指血 CysC/0.8 或 1 的最小值,$\max(血 CysC/0.8,1)$ 指血 CysC/0.8 或 1 的最大值				

AASK,非洲裔美国人肾脏病及高血压研究;CKD-EPI,慢性肾脏病流行病学协作研究;GFR,肾小球滤过率;IDMS,同位素稀释质谱法;IPCC,国际临床化学联合会;IRMM,参考物质与测量研究所;MDRD,肾脏病饮食改良研究;NIST,国家标准化技术研究所

表 17. 北美和欧洲基于 Cystatin C 的 GFR 估计公式的比较

作者	研究描述		测量 GFR		GFR 估计			结果		
	人群(亚族)	病例数	参考方法	平均值(标准差)	血肌酐校正(检验方法)	Cystatin C 校正(检验方法)	公式	偏倚 (ml/min/1.73m²*)	精确度†	准确度‡
Inker LA 等[113]	RS/CP:5 个研究 (2 RS,3 CP) 使用开发自 CKD 人群的公式[3% 为黑人,平均年龄 50 岁,53% 为糖尿病]	1119	外源性滤过标记物和尿碘酸盐(U)	70(41)	是（IFCC SRM 967）	是（IRMM）	2011 年重新表达的 MDRD 公式	-6.3 (-7.8,-5.4)	19.4 (17.4, 21.1)	83%
							2011 年基于 cystatin C 的 CKD-EPI 公式	-6.0 (-7.1,-4.9)	18.7 (17.5, 20.0)	84%
							2011 年基于肌酐-cystatin C 的 CKD-EPI 公式	-4.9 (-5.9,-4.2)	15.3 (14.0, 16.3)	92%

续表

作者	研究描述 人群（亚族）	病例数	测量 GFR 参考方法	平均值（标准差）	GFR 估计 血肌酐校正（检验方法）	Cystatin C 校正（检验方法）	公式	结果 偏倚 [mL/(min·1.73m²)*]	精确度†	准确度‡
	RS/CP.5 个研究 (2RS,3CP) 使用开发自不同数据库的公式[3% 为黑人，平均年龄 50 岁，53% 为糖尿病]						2009 年基于肌酐的 CKD-EPI 公式	-3.7 (-4.6, -2.8)	15.4 (14.3, 16.5)	87%
							2012 年基于 cystatin C 的 CKD-EPI 公式	-3.4 (-4.4, -2.3)	16.4 (14.8, 17.8)	86%
							2012 年基于肌酐 cystatin C 的 CKD-EPI 公式	-3.9 (-4.5, -3.2)	13.4 (12.3, 14.5)	92%
							2009 年基于 CKD-EPI 公式和 2012 年基于 cystatin C 的 CKD-EPI 公式的均值	-3.5 (-4.1, -2.8)	13.9 (12.9, 14.7)	92%

续表

作者	研究描述		测量 GFR		GFR 估计			结果		
	人群（亚族）	病例数	参考方法	平均值（标准差）	血肌酐校正（标准方法）	Cystatin C 校正（检验方法）	公式	偏倚 [ml/(min·1.73m²)*]	精确度†	准确度‡
Stevens, LA 等 117 法国	CP:法国巴黎的病人（29% 为女性，79% 为白人，8% 为黑人，13% 为其他人种。平均年龄 59 岁 22% 患糖尿病）	438	^{51}Cr-EDTA	34(17)	是（IFCC SRM 967)	是（IRMM)	重新表达的 MDRD 公式	-2(-3,-1)	0.229 (0.210, 0.247)	84% (83,85)
							2011 年仅含 cystatin C 的 CKD-EPI 公式	3(2,3)	0.264 (0.239, 0.289)	73% (72,74)
							2011 年基于 cystatin C 的 CKD-EPI 公式	2(1,2)	0.248 (0.223, 0.271)	79% (78,80)

续表

作者	研究描述		测量 GFR		GFR 估计			结果		
	人群（亚族）	病例数	参考方法	平均值（标准差）	血肌酐校正（检验方法）	Cystatin C 校正（检验方法）	公式	偏倚 [ml/(min·1.73m²)*]	精确度†	准确度‡
							2011年基于肌酐和cystatin C的CKD-EPI公式	0(0,1)	0.193 (0.174, 0.211)	90% (89,91)

缩写：CKD，慢性肾脏病；CKD-EPI，慢性肾脏病流行病学联合研究；IRMM，参考物质与测量研究所；CP，临床病人；Cr-EDTA，铬-乙二胺四乙酸；DM，糖尿病；GFR，肾小球滤过率；IFCC，国际临床化学联合会；IQR，四分位区间；MDRD，肾脏病饮食改良研究；mGFR，测量肾小球滤过率；RMSE，均方根误差；RS，研究人群；SCr，血清肌酐；SRM，标准参考物质；U，尿；Y，是

* 偏倚以估算 GFR 减去测量 GFR 计算，正数表示高估，负数表示低估。绝对值越小偏倚越小。括号内数值为 95% 置信区间

‡ P30 数值越高则准确度越高。括号内数值为估算 GFR 与测量 GFR 的四分位数间距评估

† 精确度以估算 GFR 与测量 GFR 差值的四分位距评估

儿科注意事项

推荐 1. 4. 3. 7 在儿科应用时应进行如下调整

- Cystatin C 检测使用免疫比浊法,并经国际标准参考物质溯源与校正。
- 对于儿童,除报告 Cystatin C 浓度外,还应报告 eGFRcys。
- 报告儿童 eGFRcys 时应标明所使用的公式。

Schwartz 等人最近在 GFR 显著下降(中位数约为 45ml/(min・1.73m²))的儿科患者中比较了颗粒增强浊度分析与免疫比浊法检测 Cystatin C 的准确度,发现前者偏倚较小,用该方法检测的 Cystatin C 的倒数与碘海醇肾小球滤过率的相关性获得显著改善(0.87 : 0.74)[115]。本研究证明了使用国际标准参考物质溯源与校正的重要性。

目前已发表了数个适用于儿科的 eGFRcys 估算公式。最新的公式由 Schwartz 等人开发,他们在公式中加入了经 CKiD 验证得到的最新变量,并与 Zapitelli[118],Filler 和 Lepage[119] 和 Hoek[120] 等人的公式进行了对比。研究结果表明,来自于 CKiD 队列的仅包含 cystatin C 的公式准确性很好,82.6% 的 eGFRcys 与碘海醇检测的 GFR 差异小于 30% ,37.6% 的 eGFRcys 与碘海醇检测的 GFR 差异小于 10% 。其 0.3% 的偏倚和 0.85 的相关系数是目前所有公式中最好的。该公式为:$70.69 \times (cystatin\ C)^{-0.931}$。

值得注意的是,在验证样本中,加入其他变量的公式,包括身高/血肌酐,比浊法测定的 Cystatin C,尿素氮,性别和校正的身高,准确性是目前儿科研究中最高的,91% 的 eGFRcys 与碘海醇检测的 GFR 差异小于 30% ,45% 的 eGFRcys 与碘海醇检测的 GFR 差异小于 10% ,偏倚-0.2% ,相关系数 0.92。

1.4.3.8:当 GFR 估算的准确性影响治疗决策时,建议使用外源性可滤过标记物检测 GFR。(*2B*)

原理

在某些临床情况下,需要对于 GFR 进行更加准确的估测(如测定供肾者 GFR 或调整毒性药物剂量)。本条指南认为肾脏专科(通常是三级医院)应该具备以外源性可滤过标记物检测 GFR 的条件。目前这虽然还不是肾脏专科的必备条件,但肾脏专科应具备相应资源以保证能够准确测量 GFR。与实验室校对的意义类似,测量 GFR 也有较严格的要求和较高的可重复性,肾脏专科是配置相应条件的合适地点。

证据基础

GFR 通过外源性可滤过标记物的清除来测量。"金标准"是持续静脉输注菊粉检测其尿清除率。为了简化检测程序,有数个可替代的外源性滤过标记物和清除率检测方法,其间差异较小[79]。报告测量所得 GFR 结果时遵循与报告 eGFR 一样的原则。

　　表 18 总结了检测清除率所使用的滤过标记物和检测方法的优势与不足。测量 GFR 也会存在误差,GFR 测量的随机误差是 GFR 估算公式不准确的原因之一[27,121]。理论上来说,测量 GFR 的误差幅度小于使用肌酐和 Cystatin C 进行 GFR 估算的误差幅度,其原因列于表 11 和表 15。

表 18. GFR 测量方法及标记物的优势与不足

项目	优势	不足
检测方法		
尿清除		
留置导尿管并持续静脉输注标记物	• 金标准	• 有创
自主排空膀胱	• 患者更舒适	• 可能存在膀胱排空不净
	• 创伤小	• GFR 较低者尿产生率较低
间断输注标记物	• 持续时间较短	• GFR 较高时血浓度迅速降低
		• 细胞外液量扩张时平衡时间较长
收集 24 小时尿		• 过程繁琐
		• 易于出现误差
血浆清除	• 无需收集尿液	• 细胞外液量扩张时高估 GFR
	• 准确性增加	• 单一样本检测准确性不高,特别是 GFR 水平较低时
		• GFR 较低时采血时间延长

项目	优势	不足
● 核素显像	● 无需收集尿液和重复采血 ● 持续时间较短	● 准确性较低
标记物		
菊粉	● 金标准 ● 无副作用	● 较昂贵 ● 可溶性差 ● 货源少
肌酐	● 内源性标记物，无需注射 ● 所有实验室均可检测	● 存在个体内与个体间的排泄差异
碘酞酸盐	● 便宜 ● 半衰期长	● 可能有肾小管分泌 ● 当使用^{125}碘作为示踪剂时需要对放射性物质进行特殊的储存、给药及废弃物处理 ● 使用非放射性的碘酞酸盐价格较昂贵 ● 不能用于对碘过敏者
碘海醇	● 无放射性 ● 便宜 ● 低剂量时检测敏感度也较高	● 可能有肾小管重吸收或蛋白结合 ● 低剂量时较昂贵 ● 不能用于对碘过敏者 ● 肾毒性以及高剂量时可能发生过敏反应

续表

项目	优势	不足
乙二胺四乙酸（EDTA）	• 在欧洲容易获得	• 可能经肾小管分泌 • 当使用铬[51]作为示踪剂时需要对放射性物质进行特殊的储存、给药及废弃物处理
二乙基三胺五乙酸（DTPA）	• 美国使用较广 • 具有敏感性好，操作简便的锝标记方法	• 当使用锝[99m]作为示踪剂时需要对放射性物质进行特殊的储存、给药及废弃物处理 • 需对锝[99m]进行标化 • 锝[99m]的分解及与蛋白结合的特点 • 当使用钆作为示踪剂时可能发生肾源性系统性纤维化

国际适用性

　　eGFR 的计算通常需要计算机程序和质量控制。尽管如此，本指南仍作为"最实用"的推荐，对于那些还不具备实施条件的地区，这些推荐可作为未来的发展方向。

　　工作组了解并不是所有实验室均具备检测 cystatin C 的条件。不同的国家与地区测定 GFR 的可行性不同，关于测量 GFR 的推荐适用于已具备较高级医疗服务（如肾移植和肿瘤科)的国家。

对临床实践与公共政策的影响

对于临床医生来说,理解不同的 GFR 测量和估算方法,以及在何种情况下需使用哪种公式对于制定临床决策非常重要。

标化的测定方法和准确的估算公式使 CKD 的评估更加准确,对于流行病学和公共卫生决策非常重要。

世界不同地区使用的检验方法和 GFR 估算公式不同。对于在不同国家或地区旅行的患者以及跨国合作的研究,充分评价与理解当地的标准非常重要。

当临床医生需要测定而非估算 GFR 时,知道不同方法之间的差别以及可行性非常重要。通常需要直接测定 GFR 的情况较少。当进行肾移植供肾者评估和使用治疗窗较窄的肾毒性药物时,可能需要直接测量 GFR。在药物开发和临床观察性研究中定义 GFR 阈值时,无需要求比 eGFRcreat 更高的精度。药物开发研究中对于肾功能评估的指南[13]仍在制定中。目前尚无测量 GFR 的指南对公共卫生政策的直接影响。

存在争议、混淆和未达共识领域

工作组认为没有任何一个基于肌酐的 GFR 估算公式适用于所有临床情况。在不同地区和时期,公式的适用性也有所不同。但是,一个国家或地区内部应该固定选择一个公式来报告 eGFR。本指南制定过程中,由于在 GFR 较高时,CKD-EPI 公式比 MDRD 公式表现更好,因而在北美、欧洲和澳大利亚等地区,CKD-EPI 公式对于常规临床工作和公共卫生领域的适用性更强。

虽然在估算 GFR 公式的比较中,cystatin C 优于血肌酐,但检测费用较贵,实验室间缺乏标准化,目前还不能作为最佳推荐,甚至不推荐作为血肌酐以后的最佳验证方法。我们认识到由此导致的使用中的不统一。指南中推荐当需要准确确定 GFR 时,进行确认检测或再次检测的意见非常重要。因为越来越多的研究数据支持在此情况下使用其他可滤过的标记物(如 cystatin C),我们列举了一些,特别提到了 cystatin C。

需澄清的问题及关键点

临床医生了解实验室报告 eGFR 的检测方法和所使用公式的标准化非常重要。实验室改变检测方法或变更使用的公式需通知临床医生,以免在随访患者时发生误解。因为 eGFR 的变化常被认为是肾功能的恶化或好转。但在此情况下,这种变化可能是由于实验室检测方法或计算方法的变化导致的,而非真正的肾功能变化。

儿科注意事项

指南 1.4.3.8 完全适用于儿童。

1.4.4：白蛋白尿的评价

　1.4.4.1：建议使用以下检测方法作为蛋白尿的初始检测(按照优先次序降序排列,晨尿标本为佳)(*2B*)：

　　1) 尿白蛋白/肌酐比值(ACR)；

　　2) 尿蛋白/肌酐比值(PCR)；

　　3) 采用自动读数的试纸条尿液分析方法检测总蛋白；

　　4) 采用人工读数的试纸条尿液分析方法检测总蛋白。

　1.4.4.2：推荐临床实验室对随机尿标本,除报告尿白蛋白和尿蛋白浓度外,还报告 ACR 和 PCR。(*1B*)

　　1.4.4.2.1：实验室不再继续使用微量白蛋白尿这一术语。(*未分级*)

　1.4.4.3：临床医生应了解可能对白蛋白尿检测结果的解读造成影响的因素,并在有指征时要求进行确证试验(*未分级*)：

- 试纸条法阳性的白蛋白尿和蛋白尿的结果,采用定量的方法进行确证,并尽可能表示为与肌酐的比值。

- 对随机非定时尿 ACR ≥ 30mg/g(≥3mg/mmol)者,采

　　　　　　　　用清晨尿标本进行确定。
- 如需更准确评价白蛋白尿或蛋白尿,采用收集定时尿以测定白蛋白的排泌率或总蛋白的排泌率。

原理

　　我们推荐测定尿白蛋白是由于其测定方法相对标准化,并且是多数慢性肾脏病尿液丢失的最重要的蛋白。首选使用尿白蛋白测定作为发现蛋白尿的方法,可以提高肾脏病早期诊断和治疗的敏感性、质量与一致性。

　　与此相对的是,实验室测定尿总蛋白存在弊端,通常不能标准化且主要是对白蛋白敏感。尿总蛋白的测定在低浓度时精确性差,不同的实验室间一致性较差,且不敏感、不特异、易出现一定范围内假阳性和假阴性。对于医生来说,偶尔会由于临床原因使用 PCR 代替 ACR进行定量并监测较大量的蛋白尿(例如,存在单克隆丙种球蛋白病的患者)。

　　使用试纸条方法测定总蛋白来发现尿蛋白不够敏感,没有经过尿液浓度的校正,并且只是一种半定量方法。此外,不同的制造商之间没有进行标准化。不鼓励使用试纸条的方法,应以定量测定白蛋白尿和蛋白尿代替。如果使用试纸条的方法,需要经过进一步实验室检测确定(图16)。

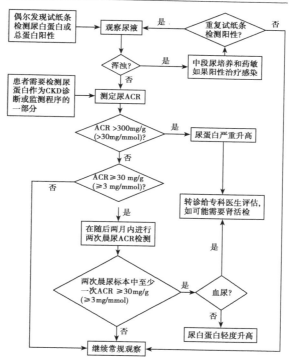

图 16. 白蛋白尿/蛋白尿试纸条阳性,或者白蛋白尿/蛋白尿定量检测阳性的进一步评价建议流程。试纸条结果需要通过实验室至少两次 ACR 检测才能确定。如间隔 1~2 周的清晨尿标本检测均为阳性(≥ 30mg/g or ≥3mg/mmol),则应该诊断为存在持续白蛋白尿。应该通过检测清晨尿标本除外体位性蛋白尿的可能。PCR 可以替代 ACR,但是 PCR 对于发现中度升高的白蛋白尿/蛋白尿不够敏感。PCR 结果 50mg/mmol 与 ACR 结果 30mg/mmol 大体相当。ACR,白蛋白肌酐比值;PCR,蛋白肌酐比值。[a] 考虑其他引起 ACR 升高的因素(如,月经污染,未控制的高血压,有症状的尿路感染,心衰,其他一过性疾病,剧烈运动),尤其是 1 型糖尿病发病不足 5 年。血尿的存在通常提示非糖尿病肾病

试纸条和自动读数机的结合可以减少操作者间的变异度。近来投放市场的试纸条法仪器可以提供白蛋白或者总蛋白与尿液肌酐的比值,需要进一步验证其与实验室检测方法间的敏感性和特异性差异,以及评估且是否具有经济学上的优势。

虽然大家都承认留取 24 小时尿的过程可控性差,且由于标本收集的不准确可能导致评价尿蛋白丢失的误差,但是目前各种方法的参考标准仍然是由 24 小时尿定量判定的。实践中,非定时的尿标本是第一步确认白蛋白尿的合理的检查。EMU(清晨第一次尿)标本应该作为首选,因为其与 24 小时尿蛋白排泌率相关性较好、个体内变异较低,但需要除外直立性(体位性)蛋白尿。如果不能获得清晨尿液标本,随机尿液标本也是可以接受的。

尿液标本中蛋白或白蛋白的浓度受到机体水化因素的影响(即尿标本可能被稀释或者浓缩)。全天内机体肌酐的排出通常是恒定的,因此通常用于校正尿液的浓度,表示方法为同一份尿液标本中蛋白或者白蛋白浓度与肌酐浓度的比值。

可以收集定时尿用于诊断尿蛋白,但不是必需的,除非是在非定时尿液 ACR 准确性较低的情况下。需要注意的是,尿白蛋白和蛋白的排出表现出一定程度的生物学变异性,在多种病理和非病理的因素下都可以上升。因此,推荐对尿蛋白排泌率增加应进行确认。

证据基础

为什么推荐测定白蛋白以代替总蛋白测定？

测定尿白蛋白比尿总蛋白更特异和敏感地反映肾小球通透性的变化[123-125]。有大量的证据表明白蛋白尿与 CKD 的终点相关[4,30]（例如，CKD 预后协作组[2-5a]，Nord-Trøndelag 健康研究[HUNT2][125a]，P 预防肾脏和血管终末期疾病研究[PREVEND][125b]）。同样有证据表明，对于发现一些系统性疾病，如糖尿病、高血压和系统性硬化所造成的肾小球病变，尿白蛋白也是一项敏感的检测方法[126-129]。

在健康人群中，尿液中可以丢失少量的白蛋白（<30mg/24h）。在低浓度时，检测总蛋白准确性和敏感性都比较差，即使出现尿白蛋白排出相对较大增加的情况也可能不会引起尿总蛋白检测的明显上升[125]。

尿液中总蛋白检测的问题在于：标本之间蛋白的数量和成分的巨大差异；多种非蛋白类干扰物质；大量的无机离子成分。所有这些因素都会影响各种检测方法的精确性和准确性。与尿试纸法分析相似，目前多数实验室采用的比浊法或者比色法[130]检测总蛋白，并不能对于所有蛋白的检测具有相同的特异性和敏感性，这可能是导致各临床研究的蛋白尿发生率存在差异的原因[131,132]。多数方法与白蛋白反应的强度高于与球蛋白或其他非白蛋白类蛋白的反应[34,133-135]。很多的干扰会导致检测结果假性升高[136-138]。目前 JCTLM 没有列出检测尿液总蛋白的参考检测方法或标准参考物质。不同的检测方法和校准品不可避免地造成不同实验室之间的明显差异[139-141]。由于测定的是不同蛋白的混合物,因此难以定义一种标准参考物质。

如何测定和报告白蛋白尿?

尿白蛋白的测定应该采用免疫学的方法,能够在低浓度时特异和精确地对白蛋白进行定量,并且可以在临床关心的范围内报告定量的结果。目前临床检验实验室多采用比浊法测定尿白蛋白[130]。JCTLM 没有列出用于检测尿白蛋白的参考方法或标准参考物质,但 NKDEP 和国际临床化学及实验室医学联盟为了解决该问题已经成立了共同委员会[142,143]。目前,多数检测方法都使用欧洲委员会 IRMM 提供的基于血清的标准品(CRM 470)进行标准化,该方法同样被 KDIGO 推荐[31]。

实验室应该报告白蛋白浓度与尿液肌酐浓度的比值(mg/mmol 或 mg/g)。ACR 的结果应该精确到小数点后一位(mg/mmol)或者整位数(mg/g)。酶法或者苦味酸法都适用于测定尿肌酐。我们建议不再使用“微白蛋白尿”的名词,因为容易让人误以为尿中的白蛋白很小或者有其他的不同之处。白蛋白尿的分类方法 A1-3,通过对连续的尿白蛋白排出进行分级,更具有临床意义。

　　试纸检测的方法可以测定低浓度的白蛋白,并提供半定量和定量的 ACR 结果。已经证实目前的检测方法具有合理的分析解释[144-147]和诊断的作用[148-150]。虽然针对这些方法的研究的样本量较小,但是在可疑的 CKD 患者的诊疗过程已经表现出潜在的重要意义。

为什么采用试纸条检测尿蛋白的准确性低于实验室测定?

　　应用试纸条检测尿蛋白的方法已经超过 50 年。前文曾提及,试纸条结果阳性与 CKD 患者预后相关。虽然并没有证据支持将该检查用于非选择性人群进行筛查[154],此类方法在一些国家中用于筛查项目[151-153]。

　　虽然是用于测定总蛋白,但是反应物仍然只是对白蛋白最敏感[155-157]。有证据提示,不同生产商制造的试纸条在诊断界值浓度 300mg/l('+')时检测结果并不一致,(+)的检测结果在相同尿蛋白浓度时也不总是有一致结果[124]。尿液浓缩可能使正常范围内的尿蛋白也产生试纸条阳性的颜色变化,反之亦然。当尿液碱化(例如泌尿系感染),或者尿液中存在季铵复合物改变尿液 pH 值的时候,会出现检测结果假阳性的可能。试纸条结果的判定与操作者有关[158],并且受到尿液中存在的有色复合物如胆红素或者特殊药物(例如环丙沙星,奎宁和氯喹)的影响[159]。试纸条方法不能可靠地对尿蛋白进行分级[124,157]而且诊断尿蛋白的准确性较差[160,161]。在澳大利亚糖尿病、肥胖和生活方式(AusDiab)研究中,试纸条为+或以上的读数对于发现 ACR ≥30mg/g(≥3mg/mmol)和≥300mg/g(≥30mg/mmol)的敏感性分别为 58% 和 99%。试纸条为+或以上的读数的参加者中有 47% 经过实验室检测确定为 ACR ≥30mg/g(≥3mg/mmol)[162]。

目前有通过反射光谱学原理读取试纸条颜色变化的自动读数仪器。该仪器可以减少操作者间变异性并且提高诊断准确性[150,158,163]。一些试纸条检测系统加入了肌酐的检测模块,因此可以报告 PCR 的结果从而减少了随机尿液标本的个体内变异。研究发现该仪器可用于排除诊室患者的显著蛋白尿(>300mg/24h)[149]。

校正尿液稀释因素　由于人体全天 24 小时内肌酐的排泄是恒定的,因此使用 ACR(或 PCR)可以校正尿液浓度的变化[164,165]。ACR 是替代收集定时尿液来检测白蛋白丢失的适宜方法[143,166-170]。在随机或者清晨非定时尿标本中检测 PCR,具有较好的诊断价值并且与 24 小时尿结果相关[160,163,171-177]。

使用白蛋白肌酐比值的方法可以减少个体内变异:与其他非定时尿液标本或定时标本相比,用清晨尿液标本检测 ACR 具有最小的变异度[142,178]。在一项研究中发现,与尿白蛋白浓度相比,ACR 将尿白蛋白变异度由 80% 减少至 52%[179]。晨尿标本 ACR 的个体间生物学变异度为 31%,而尿白蛋白浓度测定的变异度则为 36%[180]。同一个研究还报告了在随机尿液本和 24 小时尿标本中检测 ACR 的变异性分别为 103% 和 85%[180]。与报告尿蛋白浓度相比,报告 PCR 对于全天随机尿液标本同样可以显著地降低个体内差异(平均由 97% 下降至 39%)[179]。

为什么需要并如何确证白蛋白尿?

　　由于白蛋白尿具有高度的生物学变异性且受到多种病理和生理学因素的影响(表 19)[143],因此推荐重复检测确认白蛋白尿的存在,推荐最好使用清晨尿标本,使用实验室检测方法(图 16)。

表 19　影响尿 ACR 的因素

因素	影响结果举例
分析前因素	
尿白蛋白一过性升高	月经污染
	症状性泌尿系感染[181]
	运动[182]
	直立姿势(直立性蛋白尿)[41,183]
	其他增加血管通透性的因素(例如,菌血症)

续表

因素	影响结果举例
个体内变异	内在生物学差异性[180] 基因差异性[184]
分析前储存原因	分析前白蛋白降解[a]
非肾脏原因导致 肌酐排泄变异	年龄(小孩或老人较低) 种族(高加索人比黑人低) 肌肉容积(如截肢、瘫痪、肌肉萎缩等情况下较低) 性别(女性较低)
肌酐排泄出现变化 分析因素	肌酐不稳定状态(AKI)
抗原过多(前带) 效应	对于非常高浓度白蛋白的尿液标本,某些方法可能会误报为低或正常[124]

简称:ACR:白蛋白肌酐比值;AKI:急性肾损伤
[a] 用于检测尿液白蛋白(或总蛋白)的标本可以是新鲜尿标本,保存于 4°C 不超过一周的标本,或者在-70°C 保存更长时间。不推荐保存于-20°C,因为可能造成可测定白蛋白的丢失。当分析保存的标本时,应该预先使尿液标本达到室温并且充分混匀[142]

对于使用何种尿液标本检测尿蛋白更好,在文献中仍然存在广泛的争议。通常认为 24 小时尿液标本是确定存在尿蛋白的方法。然而,夜间的,清晨第一次尿(EMU),清晨第二次尿或者随机尿液标本都可以用于检测。一项系统综述提示,随机尿液本检测 PCR 可以较好地除外显著的蛋白尿,而不是确认蛋白尿的存在。作者建议,PCR 检测结果阳性仍然需要通过 24

小时尿液标本进行确定[185]。如果不能获得清晨第一次尿标本,检测下一次的标本也能够可靠地提示 24 小时尿蛋白的丢失[174]。

国际适用性

目前大多数[1,31,130,186,187],但并不是所有[188,189]国家和国际的指南推荐使用尿白蛋白替代总蛋白作为检测尿蛋白的方法。费用的问题可能影响该指南的执行,使之在世界各地不同。

多数国际指南不鼓励使用试纸条作为检测尿蛋白的方法[186,189-191]。不过,本指南认为试纸条方法存在一定的价值,尤其是在实验室检测条件受限的情况下。

北美报告 ACRs 时倾向于采用 mg/g,而在其他世界各地多采用 mg/mmol。在一段时间内,这种差异不太可能消除。当发表文章的时候,作者需要提供两种单位的数值或者提供换算方法。

越来越多的国际和国家实验室以及一些临床组织采用"白蛋白尿"代替"微白蛋白尿"的名称。

对临床实践和公共政策的影响

检测总蛋白产生的直接的试剂费用低于测定白蛋白的费用,因为后者需要抗体为基础的检测方法。通常认为试纸条是一项比较经济的检测方法。因此许多卫生保健系统可能在选择本指南的推荐时存在犹豫。

诊断性检测的费用在各地并不一致,这取决于当地医院和供应商的价格协议。在英国,NICE 随机选择了少量实验室并估测 ACR 的平均费用为￡2.16,而 PCR 为￡1.42[186]。随着 ACR 使用的增加,可以在规模经济层面减少单次费用。在加拿大,试纸条法的实验室费用为 2.81 加元,PCR 为 11.67 加元,ACR 为 29.23 加元[192]。对于白蛋白特异性的试纸条,Micral test Ⅱ(罗氏诊断)费用为 $4,而实验室检测 ACR 费用为 $2[193]。

考虑到费用和有效性的问题,是采用试纸条作为初始方法,继而进行实验室测定,还是直接将标本提交给实验室(进行白蛋白或者总蛋白测定),目前正在使用健康经济学模型进行评估[186]。该模型倾向于放弃使用试纸条的方法鉴定尿蛋白。

争议和困惑之处、未达成共识的领域

一些数据表明,与 PCR 相比,ACR 预估 24 小时尿总蛋白丢失的效果较差[194],而且对于预测 CKD 患者肾脏预后和死亡没有优势[195,196]。对于预测未来的移植排斥,虽然有一项研究发现 ACR 是更好的指标[197],但是也有报告 PCR 与 ACR 作用相当[192]。

先兆子痫时,蛋白尿通常被定义为 ≥300mg/d 或者 PCR ≥300mg/g(≥30mg/mmol)[175]。目前尚无充分的证据证明在这种情况下可以用尿白蛋白代替总蛋白测定[172]。

肌酐的排出受到多种非肾脏因素的影响（表19），因此在不同的个体中可能需要不同的ACR（和 PCR）的诊断阈值[194,198]。由于年龄相关的诊断阈值在临床实践中还没有广泛应用，医生应该谨慎解读ACR，因为对于老人或者极低体重患者，尿肌酐排泄受到影响。

多数指南同意对于糖尿病而言，ACR 大于3mg/mmol（30mg/g）是病理性的改变，而在非糖尿病人群中，常用更高一些的蛋白尿的定义阈值。英国和威尔士的 NICE 指南中，非糖尿病个体蛋白尿定义为≥30mg/mmol（≥300mg/g），更高水平的蛋白尿定义为>70mg/mmol（>700mg/g）[186]。推荐在尿蛋白水平在 30 至 70mg/mmol（300～700mg/g）之间时进行进一步确认[186]。本指南在糖尿病和非糖尿病个体中，均采用相对较低的白蛋白尿的诊断阈值。

一项来自意大利、针对 2 型糖尿病的研究报告，虽然白蛋白尿的个体内生物学差异较大，但是单次的尿液标本（ACR 或者定时尿）可以准确地将患者划分为不同的白蛋白尿分类，而不需要多次留尿检验[178]。

一些数据提示尿液中的白蛋白有很高比例具有不发生免疫反应的特点[199-202]，但是这些结果受到质疑[203,204]。

目前有许多文献使用微量白蛋白尿的概念，而且很多指南也在使用这个概念，尤其是在糖尿病和存在心血管危险因素患者中，因为微量白蛋白尿的出现与风险相关。然而，工作组相信本国际指南旨在制定"最佳实践"和清晰的交流词汇,由于事件的风险是连续的贯穿于白蛋白尿的全部范围,因此我们鼓励采用"白蛋白尿"的定义,并根据蛋白尿的量或水平进行量化。

儿科注意事项

指南 1.4.4.1 的相关陈述在儿科实践应用时应该做如下改变:

我们建议对于儿童使用下列方法作为初始蛋白尿的检测(按照优先次序降序排列):

1) 尿液 PCR,最好采用清晨第一次尿标本;

2) 尿液 ACR,最好采用清晨第一次尿标本;

3) 自动读数的尿液试纸条方法检测总蛋白;

4) 人工读数的尿液试纸条方法检测总蛋白。

指南 1.4.4.2 和 1.4.4.3 的相关陈述在儿科实践应用时应该做如下改变:

目前在儿童中,尿 PCR 检测优于尿 ACR。在成人中,有足够的证据支持测定白蛋白比总蛋白可以更好地预测终点,然而在儿童中,目前缺乏相同水平的证据[205]。正在进行的纵向研究如 CKiD[55]和欧洲 4C[78]可能会最终阐明该问题。

对于儿童,需要慎重考虑与 CKD 诊断相关的基础疾病,从而确定最有价值的检查。多数成人 CKD 患者是由于肾小球疾病或者高血压肾损害所致,而儿童并非如此。绝大部分患儿存在基础的发育异常,通常被称为 CAKUT(肾脏和尿路先天异常)[70]。由于肾小球存在问题的可能性相对较小,因此使用白蛋白排出作为诊断手段敏感性较低。此外很多儿童存在基础的肾小管异常而排出更多的 Tamm-Horsfell 蛋白和其他的小分子蛋白,检测白蛋白肌酐比值(或者常规白蛋白排出)不能发现上述异常。

　　本指南中的 1.4.4.2 和 1.4.4.2.1 完全适用于儿童。指南中提到,临床实验室不应该单纯报告非定时尿液标本的白蛋白浓度、蛋白浓度,而应该同时报告 ACR、PCR,这种做法对于儿童患者是合理和有效的。按照指南 1.2.4,需要提醒注意的是,当实验室选择报告 ACR 或者 PCR 时,应该考虑标注与年龄相关的尿蛋白丢失的正常值。

　　与成人相比,儿童白蛋白尿无论测定全天的绝对值,排泄率,或者白蛋白肌酐比值,都存在很多的不确定因素,这些检测值会随着年龄、性别、身高、体重和 Tanner 分期而变化[206]。

　　最近 Rademacher[206] 和 Tsioufis 等人[205] 发表了两项综述,二者都回顾了所有关于 AER 或者 ACR 正常值的研究结果。Rademacher 对涉及年龄、性别和种族的众多文献中关于 AER 的平均值(及标准差)进行了详细汇总,并提出隔夜尿 AER 的正常估计值范围为 2 ~ 6μg/分钟,或者是其 95th 分位值 4.5 ~ 28μg/分钟。相似地,他们总结了正常儿童 ACR 的结果,提示 6 岁以上儿童的正常值范围为 8 ~ 10mg/g(0.8 ~ 1.0mg/mmol)。

本指南中的 1.4.4.3 完全适用于儿童。

1.4.4.4:如果怀疑存在非白蛋白的蛋白尿,检测特殊的尿蛋白(如 α1 微球蛋白,单克隆重链或轻链[在一些国家被称作本周氏蛋白])。(未分级)

原理

使用检测总蛋白的方法测定肾小管性蛋白尿,对于发现肾小管疾病的敏感性很低。当怀疑存在独立的肾小管病变时(表 3),最好使用免疫分析方法测定肾小管特异性蛋白(如,α1-微球蛋白)。

证据基础

有学者担忧测定尿白蛋白代替总蛋白可能导致漏诊非白蛋白(肾小管性和溢出性)的蛋白尿。小分子蛋白尿是某些不常见肾脏病(如 Dent's 病)[207] 的特点。然而,由于某些已经讨论过的原因,测定总蛋白对于发现小管性蛋白尿敏感性也比较差。当判断患者可能存在肾小管性蛋白尿时,建议使用针对特定小管蛋白的分析方法。

在 AusDiab 研究中,蛋白尿人群[占普通人群的 2.4%,定义为 PCR>23mg/mmol(230mg/

g）]中 92% 存 在 白 蛋 白 尿 ［定 义 为 ACR >
3.4mg/mmol（34mg/g）］;8% 的人 ACR 在参考
区间之内[208]。与同时存在蛋白尿和白蛋白尿的
个体相比,他们患有糖尿病的可能性不大,但没
有针对这些个体尿蛋白性质和意义的进一步信
息。作者推测这些个体可能存在轻链型蛋白尿
或者间质性肾病。检测白蛋白尿用于鉴定蛋白
尿的特异性为 95%,阴性预测值为 99.8%,阳
性预测值为 32.4%。作者认为应该检测白蛋
白尿而不是蛋白尿。

　　正如以上讨论,通过总蛋白检测的方法发
现尿液存在白蛋白之前,已经有相当明显的尿
白蛋白丢失了。这种情况在肾小管性蛋白尿中
尤甚,肾小管性蛋白尿在健康人尿液中比白蛋
白的浓度更低(如,每日丢失的维生素 A 结合
蛋白,α1 微球蛋白和 β2 微球蛋白分别为
0.08mg/d,3.6mg/d,和 0.1mg/d）[209]。某些检
测总蛋白的方法对小管性尿蛋白敏感性较差,
因此上述问题将更加突出[210]。

　　在疾病状态下肾小管蛋白的浓度,至少其
总量能达到总蛋白的检测下限。例如,在小管
间质肾病但是肾功能正常的病人,尿 α1 微球
蛋白的中位数浓度为 37mg/l,最高观察到的浓
度为 100mg/l;对于 GFR 下降的患者可以检测
到更高的浓度[211]。在一组急性肾小管坏死需要
透析的病人,尿 α1 微球蛋白浓度的中位数为
35mg/mmol(肌酐)[212]。然而,虽然肾小管性蛋
白尿的特点是小分子蛋白浓度升高为主,但是

白蛋白仍然是总蛋白浓度中重要的成分。人们认为由于肾小管对肾小球滤过白蛋白的重吸收减少,肾小管疾病可以导致尿液中丢失白蛋白增加。例如,如果肾小管吸收功能彻底丧失,估计β2微球蛋白丢失将增加到180mg/d(接近正常值的1800倍),尿白蛋白的丢失将增加到360mg/d(接近正常值的20倍)[209]。Dent's病是一种典型的肾小管疾病,一项研究发现,23例该病患者有21例尿液中除了α1微球蛋白和β2微球蛋白丢失以外,还有尿液白蛋白的丢失:对于小管性尿蛋白丢失在正常范围的病人,测定尿液总蛋白也通常是阴性结果[207]。作者认为对于尿蛋白明显的患者($>1g/d$),尿白蛋白的丢失同样明显升高。当然在某些情况下,也可能存在不合并有白蛋白尿的小管性蛋白尿(如某些1型糖尿病的患儿[213]和反流性肾病所致肾脏瘢痕[214])。

国际适用性

我们没有理由认为需要检测非白蛋白的蛋白尿的疾病的发病率和患病率在世界范围内存在显著差异。然而,在不同的地区是否能够提供检测这些蛋白的可靠方法,情况不尽相同。

对临床实践和公共政策的影响

肾小管疾病的发病率和患病率地域变化性很大,且与临床情景(如,成人或者儿童)和职业暴露等因素相关。医生应该与本地实验室针对检测肾小管性蛋白尿的合理方法达成一致，实验室应该对标本的处理程序提出合理建议。据知很多实验室目前并不具备检测肾小管性蛋白尿的条件。

疑诊骨髓瘤的患者，应该依据目前的骨髓瘤指南[215]，使用免疫固定电泳的方法在浓缩尿标本中检测单克隆的重链或者轻链（某些国家称之为本周蛋白）。同时，当怀疑免疫球蛋白轻链型（AL）淀粉样变性或者轻链沉积病时应该同时检测尿液白蛋白的水平。

当存在肾小管功能障碍的时候，应该怀疑可能存在非白蛋白性质的蛋白尿（见表 3）。

争议和困惑之处、未达成共识的领域

检测尿液白蛋白代替总蛋白作为检测蛋白尿的一线方法，可能偶尔会漏诊一些肾小管性蛋白尿的患者。但是该问题可能被高估了，是需要进一步研究的课题。

早期的 KDOQI 指南建议对于儿童蛋白尿应该检测尿液中的总蛋白而不是白蛋白，因为这些患者非肾小球性疾病的患病率更高。基于前面已经提到的原因，我们不认为应检测总蛋白。当怀疑患者存在非肾小球性疾病时，最理想的推荐是检测尿白蛋白和肾小管特异性蛋白。

儿科注意事项

指南 1.4.4.4 完全适用于儿童。儿童中任何形式的溢出性蛋白尿的可能性都非常低(如产生重链或者轻链蛋白)。然而,儿童中存在许多基因异常所致肾小管疾病,尿蛋白电泳可以帮助医生确定存在上述情况,或者发现与肾小球疾病同时存在的严重的肾小管损伤。

免责声明

出版商、编辑委员会和 ISN 尽力避免该杂志中相关数据、意见和陈述的不准确性和误导性,但是同时声明该文章和宣传中的数据和意见应该由作者、版权所有者以及宣传者负责。相应地,出版商、编辑委员会和 ISN 以及他们的雇员、官员和代理不承担由于相关数据、意见和陈述的不准确性和误导性导致的任何后果。尽管已经尽力确认药物剂量和其他数字的准确性,但是建议读者在涉及新方法或技术应用的药物剂量时,需要结合药物生产商出版的相关说明。

附加材料

附件表 1:检索策略

附加表 2:基于未溯源至标准参考物质的血清肌酐的成人公式

附加表 3:基于未溯源至标准参考物质的血清 cystatin C 的成人公式

附加材料网络版见 http://www. kdigo. org/clinical_practice_guidelines/ckd. php

第 2 章　CKD 进展的定义、判断和预测

2.1　CKD 进展的定义和判断

2.1.1：对于 CKD 患者，每年至少评价一次 GFR 和白蛋白尿。对有进展高风险的患者，和/或上述测定值可能影响治疗决定时，应更频繁地检测 GFR 和白蛋白尿（图 17）。（未分级）

原理

以上建议是为了提醒临床实践者同时使用 GFR 和白蛋白尿来评估 CKD 进展，并与第一章中包含这两个指标的 CKD 定义保持一致。越来越多的证据支持这两个指标的价值。GFR 降低与尿白蛋白增高都与疾病进展加速相关，并且二者有协同作用。

对于 GFR 降低与尿白蛋白增高的病人需要考虑进行更频繁的监测，因为他们的疾病更易发生进展。监测频率应当根据病史与导致 CKD 的病因不同而个体化制定。

在特殊情况下（如肾小球肾炎或白蛋白尿水平增加），频繁评估（每 1~3 月）可能有利于

按GFR与白蛋白分级建议的监测频率（每年的次数）			持续白蛋白尿分级描述与范围		
			A1	A2	A3
			正常至轻度升高	中度升高	严重升高
			<30mg/g <3mg/mmol	30~300mg/g 3~30mg/mmol	>300mg/g >30mg/mmol
GFR分级(ml/min/1.73m²)描述与范围	G1	正常或增高	≥90	1 (如有) CKD	1	2
	G2	轻度降低	60~89	1 (如有) CKD	1	2
	G3a	轻度/中度降低	45~59	1	2	3
	G3b	中度/严重降低	30~44	2	3	3
	G4	严重降低	15~29	3	3	4+
	G5	肾衰竭	<15	4+	4+	4+

图17　用色彩（绿、黄、橙、红、深红）来表示 CKD 进展风险的 GFR、蛋白尿网格图。格中的数字为建议每年进行的监测次数。绿色表示稳定的疾病，如果存在 CKD 则每年监测 1 次；黄色表示需要引起重视并且每年至少监测 1 次；橙色表示每年需要监测 2 次，红色表示每年监测 3 次，而深红色代表需要密切监测，每年至少 4 次（至少每 1~3 月一次）。仅为基于专家意见的通则，需要结合病人的合并症、疾病状态以及是否对患者治疗有潜在影响。CKD：慢性肾脏病；GFR：肾小球滤过率

指导治疗决策。病情稳定病人的常规监测频率可能需要比每年一次更频繁，应根据病因、病史、eGFR 和 ACR 值来制定。

证据基础

CKD 病人发生肾功能下降的比例或下降速率存在很大差异。当发生肾功能下降时,其下降速率也依特定的人群、CKD 病因、存在白蛋白尿/蛋白尿、合并症及年龄而不同。工作组检索了关于评价肾功能下降的纵向研究文献,表 20 中列出的研究人群包括健康成人、有合并症的人群以及 65 岁及更高龄成人亚组。

PREVEND 研究是一个前瞻性、基于人群的队列研究。其资料提供了人群水平肾功能下降的重要信息[219]。PREVEND 研究评估了 6894 个样本人群 4 年的数据,报告了整个人群的 eGFR 下降速度是 $2.3ml/(min \cdot 1.73m^2)/4$ 年,伴有显著白蛋白尿($>300mg/24h$)者为 $7.2ml/(min \cdot 1.73m^2)/4$ 年,伴肾功能损伤者为 $0.2ml/(min \cdot 1.73m^2)/4$ 年。日本普通人群 10 年内 eGFR 下降速率稍低,为 $0.36ml/(min \cdot 1.73m^2)/$ 年[220]。伴有蛋白尿的研究参加者 eGFR 下降速度升高将近 2 倍,高血压者升高 1.5 倍[220]。年龄大于 65 岁者,肾功能下降速度(随访中位数 2 年)因性别及是否伴有糖尿病而异[223]。综合而言,这些研究提示没有蛋白尿及合并症的参加者肾功能进展速度约为 $0.3 \sim 1ml/(min \cdot 1.73m^2)/$ 年,伴有蛋白尿或并发症者肾功能下降速度大约为前者的 $2 \sim 3$ 倍。令人意外的是在基线时已有肾功能损伤组

表 20. 不同人群中肾功能下降（仅纵向研究）

参考文献	人群	病例数	GFR 下降
	健康人群		
Slack TK[216]	健康肾移植供者	141	0.40ml/(min·year)
Rowe JW et al.[217]	健康男性	293	0.90ml/(min·1.73m²)/year(CrCl)
Lindeman RD[218]	健康男性	254	0.75ml/(min·year)(CrCl)
Halbesma N et al.[219]	PREVEND 队列（全部参加者）	6894	0.55ml/(min·1.73m²)/4.2year
Imai E et al.[220]	日本年度健康体检参加者	120 727	0.36ml/(min·1.73m²)/year
Matsuchita K et al.[221]	社区动脉硬化风险队列	13 029	0.47%/year(中位数)
Kronborg J et al.[222]	挪威健康成人	4441	1.21ml/(min·1.73m²)/year（男性） 1.19ml/(min·1.73m²)/year（女性）

续表

参考文献	人群	病例数	GFR 下降
	伴有合并症		
Lindeman RD[218]	伴有肾/尿路疾病男性	118	1.10ml/(min·year)(CrCl)
Lindeman RD[218]	高血压男性	74	0.92ml/(min·year)(CrCl)
Halbesma N et al.[219]	PREVEND 队列大量白蛋白尿成人(>300mg/d)	86	1.71ml/(min·1.73m² · year)
Halbesma N et al.[219]	PREVEND 队列-肾功能受损成人(CrCl/MDRD 计算的 GFR 最低的 5% 参加者)	68	0.05ml/(min·1.73m² · year)
Imai E et al.[220]	伴有高血压的日本年度健康体检参加者	16 722	0.3~0.5ml/(min·1.73m² · year)

续表

参考文献	人群	病例数	GFR 下降
Imai E et al.[220]	伴有蛋白尿的日本年度健康体检参加者（试纸尿蛋白≥1+）	2054	$0.6 \sim 0.9$ml/(min·1.73m²·year)
老年成人			
Hemmelgarn B[223]	>65 岁的糖尿病男性	490	2.7ml/(min·1.73m²·year)
Hemmelgarn B et al.[223]	不伴糖尿病，>65 岁的男性	2475	1.4ml/(min·1.73m²·year)
Hemmelgarn B et al.[223]	>65 岁的糖尿病女性	445	2.1ml/(min·1.73m²·year)
Hemmelgarn B et al.[223]	不伴糖尿病>65 岁的女性	3163	0.8ml/(min·1.73m²·year)
Keller C et al.[224]	心血管健康研究	4128	1.83ml/(min·1.73m²·year)（基于 cystatin C 计算的 eGFR）

缩写：CrCL，肌酐清除率；GFR，肾小球滤过率；MDRD，慢性肾脏病饮食改良研究；PREVEND，预防肾脏和血管终末期疾病

的 eGFR 下降速度反而低[219]，在其他研究中也有相似发现[225]，这可能与趋中回归的统计现象有关。另一个存在的问题是肾功能进展的结果对 SCr 检测方法的变化高度敏感，但是维持长期稳定的 SCr 校正很困难。

对 CKD 人群 eGFR 下降速度的研究列于表 21 中，显示该亚组病人肾功能进展轻度增快，因此需要更频繁地评估 GFR 与白蛋白尿。

来自 MDRD 研究平均随访 2.2 年的资料显示，GFR 下降速度平均为 2.3 ～ 4.5ml/（min·year），差异取决于基线 GFR 水平及蛋白摄入/MAP 治疗分组的不同[227]。近期的一个研究得到相似的结果。转诊至肾脏病医生的 4231 个 GFR 分级 G3a-G5 的 CKD 病人，GFR 下降平均速率为 2.65ml/（min·1.73m^2·year）[231]，并且这个人群中 GFR 下降速率也存在差异。

值得注意的是目前还没有评价 CKD 人群监测频率对疾病进展影响的研究。

国际适用性

检测 GFR 与白蛋白尿的频率可能因所在国家、支持这些检验的经济来源、对检验值变化所需治疗的落实能力的不同而存在差异。但是像尿试纸条这样简单的监测工具随处可得，可考虑用于高风险组病人中。

表 21. CKD 人群中肾功能下降

研究	研究人群	例数	基线 GFRml/(min·1.73m²) 平均值(SD)	平均随访时间(年)	GFR 下降平均值(SD)或 95% CIml/(min·1.73m²·year)
MDRD 研究组[226]	Study A: GFR 25~80ml/(min·1.73m²)	28	37.1(8.7)	1.2	3.7(7.6)
	Study B: GFR 7.5~24ml/(min·1.73m²)	63	15.0(4.5)		4.3(4.7)
Klahr S et al.[227]	Study 1: GFR 25~55ml/(min·1.73m²)		平均值(SD)	2.2	
	− 普通蛋白,普通 MAP	145	37.6(9.0)		4.5(3.7~5.3)
	− 普通蛋白,低 MAP	149	38.2(8.6)		3.3(2.5~4.1)
	− 低蛋白,普通 MAP	140	38.9(8.8)		3.3(2.5~4.2)
	− 低蛋白,低 MAP	151	39.7(9.1)		2.3(1.5~3.0)

续表

研究	研究人群	例数	基线 GFRml/ (min·1.73m²)	平均随访时间 (年)	GFR下降平均值 (SD)或95% Clml/ (min·1.73m²·year)
	Study 2:				
	GFR 13~45ml/(min·1.73m²)				
	－ 低蛋白，普通 MAP	62	18.7(3.1)		4.9(3.8~5.9)
	－ 低蛋白，低 MAP	67	18.8(3.3)		3.9(3.2~4.7)
	－ 极低蛋白，普通 MAP	61	18.3(3.7)		3.6(2.8~4.4)
	－ 极低蛋白，低 MAP	65	18.4(3.5)		3.5(2.6~4.5)
Wright J et al.[228]	伴高血压的非洲裔美国人且 GFR 20~65ml/(min·1.73m²)		平均值(SD)	4	平均值(SE)
	－ 低 MAP	380	46.0(12.9)		2.21(0.17)
	－ 普通 MAP	374	45.3(13.2)		1.95(0.17)

续表

研究	研究人群	例数	基线 GFRml/(min·1.73m²)	平均随访时间(年)	GFR 下降平均值(SD)或 95% CIml/(min·1.73m²·year)
Eriksen B[229]	GFR 分级 G3a 和 G3b [GFR 30~59ml/(min·1.73m²)]	3047	中位数(IQR) 55.1 (50.8~57.9)	中位数 3.7	平均值 1.03
Jones C et al.[230]	转诊至肾脏专科的 GFR 分级 G3a 和 G3b 的病人 [GFR < 60ml/(min·1.73m²)]	726	中位数(IQR) 29(18~38)	中位数(IQR) 2.9 (1.3~4.1)	中位数 0.35
Levin A et al.[231]	转诊至肾脏专科的 GFR 分级 G3a 和 G3b 的病人 [GFR < 60ml/(min·1.73m²)]	4231	中位数 33ml/(min·1.73m²)	平均值(IQR) 2.6 (1.6~3.6)	平均值 2.65

缩写:CI,置信区间;CKD,慢性肾脏病;GFR,肾小球滤过率;IQR,四分位区间;MAP,平均动脉压;MDRD,肾脏病饮食改良研究;SD,标准差;SE,标准误

对临床实践与公共政策的影响

从业者必须结合以 GFR 与白蛋白尿为基础的风险分类及肾脏病的病因、病人个体情况来制定监测频率。对临床实践的影响包括在 CKD 病人的临床诊疗中整合入定期对 GFR 与白蛋白尿的监测。

目前这条建议没有对公共政策直接产生影响。

争议和困惑之处、未达成共识的领域

许多人喜欢依据特定的风险分类对监测频率制定明确的指南。但是在缺乏证据的情况下,目前还不可能制定这种指南。此外,复杂的个体情况使指南的提议被延缓。

今后应基于 GFR 和白蛋白尿的检测对制定预防不良预后(如肾脏病进展与死亡)措施的影响,确定更准确的监测频率。我们推荐对该领域进行更深入的研究。

需澄清的问题及关键点

a) 评估 CKD 进展时要同时测定 GFR 与白蛋白尿。

b) 当肾脏病进展时需要更频繁的监测。

c) 并非所有 CKD 个体都需要密切的监测;临床背景仍然是对使用推荐时的重要调整因素。

d) CKD 的病因是疾病进展的重要预测因素,GFR 与白蛋白尿的水平也具有评估疾病进展的价值。

儿科注意事项

目前还没有证据提示 GFR 或蛋白尿监测频率的增加在儿童 CKD 的价值。已完成的 CKiD 队列[55]中的纵向资料,以及由此得到的更好的个体及群组 GFR 下降速率的数据,将会为这个指南儿童部分的制定提供更强有力的证据。

如在推荐 1.3.1 儿科注意事项中详细描述的,有很好的观察性研究证据确定了基线 GFR 和蛋白尿水平在预测进展中的重要性。密切监测与早期发现个体病情恶化可能为干预性措施提供机会。今后的研究将会对此进行验证。

2.1.2:应认识到 GFR 的小幅波动是常见现象,并不一定意味着 CKD 进展。(未分级)

2.1.3:基于以下一项或多项表现,定义 CKD 的进展(未分级):

- GFR 分级的下降[≥90(G1),60~89(G2),45~59(G3a),30~44(G3b),15~29(G4),<15(G5)ml/(min·1.73m²)]。eGFR 的下降是指 GFR 分级的下降,伴有与基线相比 25% 或更多的降低。

- 快速进展是指持续 eGFR 下降超

过 $5ml/(min \cdot 1.73m^2 \cdot year)$。

- 评价 CKD 进展的可信度随着血清肌酐测定次数的增加和随访时间的延长而增加。

原理

本条指南是为了告知临床医生疾病进展的统一定义的必要性，并且使用时应基于每个病人的基线值。对于什么是"正常"的 CKD 进展仍然存在相当多的争议。需要考虑到 SCr 的检测存在生物学及分析学变异导致的 GFR 波动，这种波动是可逆的，并不提示是疾病进展。此外，需要认识到准确评估疾病进展主要依赖于以下两点：SCr 检测的次数以及随访的时间。基于原先 GFR 变化的速率而评估 ESRD 风险，要求在当前 GFR 风险因素基础上增加大量的信息（多数需要在大于 3 年时间内作 4 次以上的检测）。此外还需要认识到一些肾保护治疗（如降压药物及 RAS 阻断剂）从长期来说减缓GFR 下降速度，但是因为血流动力学等原因，GFR 的降低呈阶梯式。尽管这些治疗可以很大程度上保护 GFR 的下降（5% ~ 25%），但也使这些病人疾病进展的判断过程变得复杂。最后，评价病人肾功能进展时还应该考虑到原发病的活动情况。

确定一段时间内肾功能下降速度的意义在于发现那些疾病进展速度超过预测的病人，这些病人的并发症及死亡率会增加。快速进展的个体应采取措施减慢疾病进展与改善不良预后。肾功能的持续下降受基线 GFR 分级与白蛋白尿分级的影响。

证据基础

遗憾的是很少有研究可以为我们定义"快速进展"提供指导。这样的研究要求连续地随访病人以计算 GFR 在一段时间内的变化,检测越频繁,随访时间越长,就越能够提供更准确的评估。工作组回顾了对普通人群肾功能快速进展进行评估的各个队列研究(表22)。

定义肾功能下降的方法有 GFR 丧失的绝对速度[232,233,235] 及变化百分比[221,234]。各个研究一致证明肾功能下降速度加快增加包括死亡及各种血管相关事件在内的不良临床事件风险。然而这些研究的不足之处是 GFR < 60ml/$(min \cdot 1.73m^2)$ 的人数较少,SCr 检查次数较少,对于准确评估肾功能下降所需的时间来说访视时间相对较短。

对肾功能下降斜率的准确评估受多个因素的影响,包括肾功能检测的次数、生物学变异度、测量误差以及随访时间。通常至少需要 3 次肾功能测定才能允许进行下降斜率的估算[1]。

这些研究都没有评价白蛋白尿对肾功能"快速下降"的影响。然而正如在推荐 2.1.1 提到的那样,与没有蛋白尿的人群相比,蛋白尿

表 22. 评价快速进展的研究（仅普通人群）

研究	研究人群	例数	肾功能下降分期	终点事件	随访时间	结果(95%CI)
Al-Aly Z et al.[232]	退伍军人管理局 －GFR 分级 G3a 和 G3b，≥2 次 eGFR 检测	4171	无下降：eGFR 0ml/(min·year) 轻度下降:0~1, 中度下降:1~4, 严重下降:>4	死亡	5.7 年(中位数)	HR(多因素)： 无下降:1.15(0.99~1.24) 轻度:参考 中度:1.10(0.98~1.30) 严重:1.54(1.30~1.82)
Shlipak et al.[233]	心血管健康研究 －年龄>65 －基线,第 3 及第 7 年检测 eGFR	4378	快速下降： eGFR>3mL/(min·1.73m²·year) 非快速下降: <3mL/(min·1.73m²·year)	HF MI 中风 PAD	在研究的第 7 年纳入病例后的 8 年	HR(多因素)： HF: 1.40(1.20~1.65) MI: 1.42(1.14~1.76) 中风:1.11(0.89~1.37) PAD:1.67(1.02~2.75)

续表

研究	研究人群	例数	肾功能下降分期	终点事件	随访时间	结果(95%CI)
Matsushita et al.[221]	ARIC 研究－基线及第 3 年检测 eGFR	13 029	eGFR 每年变化百分比的四分位: Q1(-52.76~-5.65), Q2(-5.65~-0.47), Q3(-0.47~-0.33), Q4(-0.33~42.94)	CHD 及全因死亡	从基线(1987—1989)至 2006 年 1 月 1 日	HR(多因素): CHD: Q1:1.30 (1.11~1.52) Q2:1.16 (1.00~1.35) Q3:参考 Q4:1.04 (0.90~1.22) 死亡: Q1:1.22 (1.06~1.41) Q2:1.05 (0.92~1.21) Q3:参考 Q4:1.10 (0.96~1.27)

续表

研究	研究人群	例数	肾功能下降分期	终点事件	随访时间	结果(95%CI)
Cheng et al.[234]	台湾公务员及学校教师	7968	下降%：<20% 下降 ≥20% 下降	全因死亡，CVD 死亡，CHD 死亡，中风死亡	从基线(1989—1994)至 2005 年 12 月 31 日	HR(多因素)：全因死亡：1.45(1.13~1.86) CVD 死亡：2.48(1.58~3.89) CHD 死亡：2.14(1.07~4.29) 中风死亡：2.79(1.45~5.36)
Rifkin et al.[235]	心血管健康研究 －年龄>65 －基线、第 3 及第 7 年检测 eGFR	4380	快速下降:eGFR>3ml/(min·1.73m²·year) 非快速进展:<3ml/(min·1.73m²·year)	全因死亡，CVD 死亡	平均随访 9.9 年	HR(多因素)：全因死亡：1.73(1.54~1.94) CVD 死亡：1.70(1.40~2.06)

缩写：ARIC,社区动脉粥样硬化风险研究;CHD,冠心病;CKD,慢性肾脏病;CVD,心血管疾病;eGFR,估算的肾小球滤过率;HR,风险比;HF,心力衰竭;MI,心肌梗死;PAD,外周动脉疾病

的存在与肾功能更快速下降相关[236-238]。两个最大样本的前瞻性队列研究已经显示,存在蛋白尿时 GFR 的下降速度增加将近 2 倍[219,220]。糖尿病人群中的研究为白蛋白尿对不良预后的影响提供了更多的证据。AER 是 1 型和 2 型糖尿病发生糖尿病肾病的最佳的预测指标之一,据报道有微量白蛋白尿的病人进展至蛋白尿的风险是正常白蛋白尿者的 2~4 倍[239,240]。长期的随访研究也证实 1 型与 2 型糖尿病病人发生 ESRD 的风险与白蛋白尿相关[241,242]。

　　认识到在定义快速进展方面存在的局限性,工作组致力于提供确定疾病进展的方案以方便临床利用。一个方案是同时评估 GFR 分级的变化和 GFR 变化的百分比。诊断标准要求同时有 GFR 分级变化(如从 G2 到 G3a)及变化百分比来确保 GFR 的轻微变化不被误解为疾病进展,比如 GFR 从 61 轻度下降到 59ml/(min · 1.73m²),虽然分级变化了,但是 GFR 仅是轻微变化,不应该被认为是疾病进展。GFR 变化<25% 可能仅反映生理性波动而不是真正的进展。

　　正在用 Alberta 肾脏病网络系统(AKDN)的数据进行的工作将为这个定义提供更多信息[243]。598 397 名具有间隔至少 6 月的 2 次门诊 SCr 检测值的成人纳入研究。进展定义为"确定的"(升高或下降):在中位数为 2.4 年的随访期间,GFR 分级变化伴 GFR 变化≥25% 基线值(形成确定的升高或下降)。若 GFR 分级发生变化但是 GFR 变化未达到25%,被分类为"不确定的"升高或下降。参考组指随访期间 GFR 分级没有变化者。如表 23 列出的,与 eGFR 稳定者相比,"确定的"肾功能下降者的全因死亡率几乎增加 2 倍(HR 1.89;95% CI 1.83～1.95)[244], ESRD 的风险增加 5 倍(HR 5.11;95% CI 4.56～5.71)[245]。"不确定的"肾功能下降者(仅 GFR 分级变化)风险率稍低。值得注意的是一旦进展发生,最新的,也是最低的 eGFR 数值常包含了更多 ESRD 风险的信息,仅在进展的信息是准确的并且病人 GFR 变化是线性时,用原有的疾病进展信息以及最近的 eGFR 外推现在疾病进展情况才有价值。

表 23. 应用基线 eGFR 评估疾病进展及全因死亡和 ESRD 风险

疾病进展定义	全因死亡 HR[**] (95% CI)	ESRD[*] HR[**] (95% CI)
确定的升高	1.51(1.46～1.56)	0.33(0.26～0.42)
不确定的升高	1.12(1.08～1.16)	0.39(0.30～0.51)
稳定(参照)	参照	参照
不确定的下降	0.98(0.95～1.01)	2.13(1.84～2.47)
确定的下降	1.89(1.83～1.95)	5.11(4.56～5.71)

缩写:CI,置信区间;eGFR,肾小球滤过率;ESRD,终末肾脏病;HR,风险比

数据来自于 Turin et al.[244,245]

[*] ESRD 定义为需要肾脏替代治疗

[**] 经年龄、性别、高血压、糖尿病、蛋白尿、Charlson 并发症和基线(初次)eGFR 校正

第二种定义疾病进展的方法是基于肾功能变化斜率的分析。来自 AKDN 数据库的 529 312 例成人的分析使用了该方法,对肾功能丧失的定义同时使用变化的绝对数和百分比表示,4 年中至少 3 次门诊 SCr 检测数据。两个指标用于 eGFR 变化的评估:年度变化的绝对数(分为:增加、稳定及 -1, -2, -3, -4 和 ≥ -5 ml/(min·1.73m^2·year);年度变化百分比(分为:增加、稳定及 -1 至 -2, -3 至 -4, -5 至 -6 和 $\geq -7\%$ 下降/年)。用稳定 eGFR 组(eGFR 无变化)作为参照,评估每个 eGFR 变化组别的 ESRD 风险。结果用两种方法进行校正:分别是首次检测时的 eGFR 及当时的协变量,以及末次检测时的 eGFR 及当时的协变量。如表 24 所示,经首次检测时的 eGFR 及当时的协变量校正后,eGFR 每下降 1ml/年,ESRD 风险增高将近 2 倍。经末次检测时的 eGFR 及当时的协变量校正后,这种风险依然有意义,但是强度降低。这提示将肾功能外推至最后一次 eGFR 之后依然是有可行的,只是得到的风险相对低。计算 eGFR 变化百分比得到相似的结果。

考虑到白蛋白尿随时间变化的影响,替米沙坦单独/联合雷米普利全球终点事件研究(ONTARGET)显示经过基线白蛋白尿、血压和其他可能的混杂因素校正后,与尿白蛋白稳定者相比,2 年中尿白蛋白较基线增加 2 倍或以

表 24. 肾功能变化绝对数与百分比（基于初次与末次 eGFR 校正）与 ESRD 风险的关系

绝对值变化 [0ml/(min·1.73m²·year)]	初次检测的肌酐 eGFR 的校正 HR** (95% CI)	末次检测的肌酐 eGFR 校正 HR** (95% CI)
eGFR 增加	0.64(0.48~0.86)	1.20(0.90~1.61)
稳定 [0ml/(min·1.73m²·year)]	参照	参照
−1ml/(min·1.73m²·year)	2.05(1.56~2.69)	1.45(1.11~1.90)
−2ml/(min·1.73m²·year)	2.71(2.08~3.53)	1.58(1.21~2.06)
−3ml/(min·1.73m²·year)	3.98(3.06~5.17)	1.63(1.25~2.13)
−4ml/(min·1.73m²·year)	5.82(4.45~7.61)	1.90(1.45~2.48)
−5ml/(min·1.73m²·year) 或更多	12.49(10.04~15.53)	1.70(1.36~2.12)

续表

绝对值变化（随访中位数3.5年）	初次检测的肌酐 eGFR 的校正 HR** (95% CI)	未次检测的肌酐 eGFR 校正 HR** (95% CI)
百分比变化		
eGFR 增加	0.76(0.55~1.07)	1.11(0.80~1.55)
稳定	参照	参照
-1~-2%/年	1.17(0.81~1.68)	0.97(0.67~1.40)
-3~-4%/年	1.79(1.25~2.56)	1.19(0.83~1.71)
-5~-6%/年	2.26(1.55~3.29)	1.21(0.83~1.78)
-7%/年或更多	11.30(8.53~14.97)	2.17(1.60~2.93)

缩写：CI，置信区间；eGFR，估算的肾小球滤过率；ESRD，终末期肾脏病；HR，风险比

数据来自于 Alberta 肾脏病网络系统

* ESRD 定义为需要进行肾脏替代治疗

** 经年龄、性别、高血压、糖尿病、蛋白尿、Charlson 并发症和初次或末次 eGFR 校正

上与死亡率增加将近 50% 相关（HR 1.48;CI 1.32 ~ 1.66），而 2 年中尿白蛋白较基线下降 2 倍或以上与死亡率下降 15% 相关（HR 0.85;CI 0.74 ~ 0.98）。白蛋白尿增加还与肾脏预后不良（SESR 或血肌酐增加 1 倍）显著相关（HR 1.40;CI 1.11 ~ 1.78）。而白蛋白尿减少则与肾脏预后不良负相关（HR 0.73;CI 0.57 ~ 0.95）[246]，。然而，队列研究的初步分析结果还很有限，今后需要针对白蛋白尿变化与肾脏病进展风险之间的确切关系进行更多的研究。

越来越多的证据显示 GFR 的下降轨迹是非线性的，不同时间内可能呈现不同的路径。访视时间越长，GFR 变化轨迹就越可能是非线性的[247,248]。轨迹的非线性可能是由于并发的疾病，药物变化，疾病固有的进展，或是这些因素的任何联合作用所导致。Li 等人[247]描述了非洲裔美国人肾脏病研究（AASK）参加者随访 12 年的个体 GFR 进展轨迹（图 18）。作者报告 41.6% 的病人显示出非线性概率 >90%，66.1% 病人非线性概率 >50%。

国际适用性

目前评价肾脏病快速进展的研究仅限于北美（白种人和非洲裔美国人）、欧洲及亚洲人群。考虑到不同种族之间 CKD 患病率的差别，不同种族间疾病进展的速度也可能存在差异，尤其是那些导致 ESRD 的合并症高发的人种，

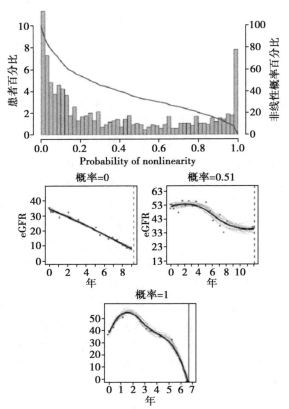

**图 18. 上图为非线性概率的分布图,下图举例
了 3 种不同的非线性概率方式**

如澳大利亚土著人群。因此,快速进展的定义
需结合不同国家或地区而有所不同。但是我们
相信,用 eGFR 和/或白蛋白尿等级的变化,以
及在一定时间内 eGFR 数值的变化来进展定义

可以适用于任何人群。

对临床实践与公共政策的影响

临床工作者需定期监测 GFR 和白蛋白尿来发现肾功能的异常下降。每个患者 GFR 的下降可能在一段时间内相对稳定，但是 GFR 下降速度在个体之间以及长时间的观察期间变异很大。因此医生应当长期、反复评估 GFR 或白蛋白尿的变化，并对可能影响肾功能的临床事件加以关注。各种影响肾功能进展评估的因素包括 GFR 与白蛋白尿检测的频率与时程，以及与病人相关的因素如基线 GFR，并发症，年龄等。

目前还没有对公共政策的影响。

争议和困惑之处、未达成共识的领域

在临床实践及临床试验中存在的问题是如何用有意义、并且易于被非肾脏病医生理解的界值定义 CKD 进展（可以推断存在真正的肾功能恶化）。蛋白尿变化可能预示着临床情况的变化，但是目前还没有关于蛋白尿本身变化与 CKD 进展之间是否存在可靠关系的研究数据。这个问题可能会使临床医生困惑，因为病人蛋白尿量的变化是转诊给肾科医生的一个指征。

我们推荐今后的研究将肾脏病进展速度分为缓慢、中速和快速进展。考虑到的临床终点事件的不同（如肾衰竭还是死亡率），对"快速"

的定义可能存在差异。对研究者来说,开发具有可重复性的、描述进展速度的方法非常重要。越来越多的数据提示很多个体的疾病进展是非线性的。这使外推法存在风险,建议应定期、持续评估肾功能变化曲线。

需澄清的问题及关键点

GFR 的小幅波动很常见,不应该被误认为代表肾功能下降。许多因素会导致 GFR 的小幅变化,包括药物、容量状态、测量误差以及生理变异。评价 GFR 的进展性下降需要考虑到检测的次数以及评估的时程。

在儿科,因同时存在生长以及肌肉容量的增加,如何利用一段时间内血清肌酐的系列检测结果评估疾病进展仍然是一个问题。

儿科注意事项

严格遵循 GFR 定义制定出能反映所有儿科病人 CKD“真正”进展的一个阈值在目前是不可能的。理论上说,以肾功能从某一水平上的下降,尤其是这种下降伴有合并症增加或病情加重的方案是合理。

最有价值的儿童数据来自于 CKiD 的 GFR 纵向研究[72]。整个队列的年化 GFR 下降为 -4.2%;GFR 下降的中位数是 -1.8ml/(min·1.73m^2)(四分位间距[IQR]-6.6 至 1.6);这可以解释为 GFR 下降绝对值中位数为 -4.3ml/

（min · 1.73m^2）（IQR−11.9 至 1.1］及−1.5ml/（min · 1.73m^2）（IQR −5.0 至 1.8）。

　　由于整个人群的 IQR 较低以及两个亚组的 GFR 下降等于或超过了设定的 5ml/（min · 1.73m^2）的阈值。因为它与"快速"进展相关。我们建议采用这个定义,至少是为了便于分类。特别指出以上数据使用的都是测量 GFR。

　　指标的精确度及准确性随着检测次数的增加而增加。但是在 CKD 儿童中简单重复检测血肌酐不如在成人中有价值。成人具有稳定的肌肉容积因而预期会有稳定的肌酐水平,或者在肾功能稳定情况下如果肌肉容量减少,则预期血肌酐水平会降低。与成人不同的是,儿童处于肌肉容积持续增加的状态,无 CKD 的正常儿童其肌酐也是逐渐增长的。对生长发育中的 CKD 儿童,尤其是青春期儿童,简单地用一段时间内肌酐水平的比较来推断 CKD 进展或好转是不够的。两种例外情况包括:1）短时间内的系列测定显示肌酐明显增高,但是无明显的或预期可发生的肌肉容积增加;2）肌酐值在一定时间内的增长超过在相同实验室、用相同方法基于同年龄、同性别人儿童得到的正常水平。

2.1.4：按上述指标确定的 CKD 进展者,应回顾现行的治疗方案,检查有无引起进展的可逆因素,并考虑转诊给专科医生。（未分级）

原理

这条指南是为了告知病人与医生,并不是所有的病人一定需要转诊给专科医生,但在需要进一步指导或更多预后信息时应考虑转诊。具体到个人情况,CKD 进展并不都需要转诊,早期的指南没有明确指出这一点。快速或异常的进展轨迹应该使病人和医生警觉,来评估导致进展的潜在可逆性因素。

进展性肾脏疾病需要更积极的评估与治疗,如果没有被肾脏专科医生诊治过,可能需要转诊至肾脏病专科医生或专家。

证据基础

GFR 的下降速度并非总是恒定的,常有 CKD 基础上叠加急性下降(见章节 2.2 讨论的慢性病自然病程相关的因素)。最常见的导致 CKD 病人 GFR 急性下降风险因素包括:尿路梗阻、容量不足、包括环氧化酶-2(COX2)抑制剂在内的非甾体类消炎药物(NSAIDs)、某些抗菌药物如氨基糖苷类及二性霉素 B、造影剂、血管紧张素转化酶抑制剂(ACE-Is)以及血管紧张素受体阻断剂(ARBs)[249-252]。读者还可以参考 KDIGO 急性肾损伤临床实践指南[7],其包括了快速进展风险因素的相关细节及治疗策略。

一旦上述可能导致进展的可逆性因素被评

估并治疗,但 GFR 仍快速持续进展,也是考虑转诊的一个指征。转诊的原则包括从肾脏病医生得到 CKD 诊治及 RRT 准备的更多指导,这些在 GFR 快速下降时可能会需要。CKD 的 NICE 指南尽管没有提供"GFR 快速下降"的定义,也推荐这些病人需要转诊[186]。多数针对肾脏专科转诊评价的研究主要关注转诊时机的早晚,但是没有考虑转诊对 GFR 快速下降病情的影响[253]。尽管没有转诊能够改变预后的证据,但是考虑到肾脏专科医生有患者教育与专科设备等手段——这些对 RRT 的充分准备是必需的,仍然推荐转诊给专科医生。对何时考虑转诊的更多讨论见第 5 章。

国际适用性

肾功能急性恶化的危险因素在不同国家可能有轻微差异,但是通常主要的种类(如药物、容量不足、尿路梗阻)在所有国家都是相同的。本陈述是为了确保对肾脏病人肾功能变化的关注是常规医疗中的一部分。

对临床实践与公共政策的影响

临床工作者需要了解慢性肾脏病基础上急性加重的常见危险因素,他们常常导致肾功能快速进展。肾功能急性、快速恶化需引起临床工作者的重视,评估潜在的可逆性原因。这个评估应该包括对尿路梗阻、容量下降的评价以及服用药物的仔细回顾。

争议和困惑之处、未达成共识的领域

推荐读者阅读 *KDIGO 急性肾损伤临床实践指南*，了解关于肾功能快速进展（定义为 AKI）的定义、诊断与治疗。

需澄清的问题及关键点

定义"快速丧失"并没有特定的数值，这因疾病状态、个体及人群差异而不同。医生的工作要点是连续观测病人的肾功能变化轨迹来判断其肾功能是否稳定，确认原先稳定的变化，重视导致 CKD 病程变化的 AKI 的发生。今后需要更多的研究来确定肾功能快速丧失时 GFR 降低的速率。在儿童，对 SCr 系列变化的解读需要了解正常值范围，以及导致 SCr 变化原因（不同于成人）。

2.2　进展的预测指标

2.2.1：明确与 CKD 进展相关的因素来预测预后。包括 CKD 病因，GFR 水平，白蛋白尿水平，年龄，性别，种族，血压升高，高血症，脂代谢紊乱，吸烟，肥胖，心血管病史，持续的肾毒性药物的暴露史，以及其他。（未分级）

原理

评估肾衰竭风险可以为转诊、保健计划及

其他治疗策略包括监测及随访频率提供信息。既往的指南未能就风险公式或特定预后的相对及绝对风险提出建议。现有的数据使之成为可能。数个因素影响 CKD 进展的发生及速度,包括 GFR 与白蛋白尿的分级、白蛋白尿程度、CKD 病因、肾毒性物质暴露、肥胖、高血压、年龄、人种/种族以及实验室指标如血红蛋白、白蛋白、钙、磷与碳酸氢根水平。

这些危险因素可能影响包括心血管状态、QOL 和 CKD 进展在内的长期预后。由于他们中的部分是可控的,应该主动识别,一经发现即加以治疗。

目前仍然不清楚这些风险因素在预测个体是否会发生 CKD 进展时的相对权重。

证据基础

由于 CKD 进展既可以定义为 GFR 下降,也可以定义为白蛋白尿增加,我们应考虑 CKD 的这两个组分是否有不同预测因子。由于证据有限,不能分别予以讨论。然而明确的是,GFR 较低的个体将会更快速地进展至 GFR<15ml/$(min \cdot 1.73m^2)$,就如已经发生白蛋白尿增高的个体将更快地进展至 ACR > 300mg/g $(>30mg/mmol)$。相似的,大家都知道膜性肾病的个体更容易发展为肾病综合征,而成人多囊肾患者容易进展到 ESRD。

尽管许多横断面研究描述了与 GFR 降低

或白蛋白尿增高相关的因素,但是评估与 GFR 进展性下降或与白蛋白尿进展性增高相关因素的研究却极有限。通常认为以上提到的大多数因素与白蛋白尿的更快增加及 GFR 的更快下降有关。新近的一些研究致力于开发风险评分系统来识别 GFR 进展性下降与白蛋白尿的进展性增高。目前尚未确立哪个预测公式最佳。一些公式仅使用简单的人口学与临床资料,另一些包括实验室检查。一些风险预测模型是为高风险人群如已经存在 CVD 的人群[254]、一般的 CKD 人群[255],或特定 CKD 病因如 IgA 肾病[256]、糖尿病肾病[257]或肾动脉狭窄[258]开发的,其他一些是为普通人群开发的[259]。后者的模型中包括年龄、种族、性别,在二分模型中,包含贫血、高血压、糖尿病与 CVD 史。最近有两个研究除了人口学特征外,还使用了更准确的实验室参数。第一个研究纳入 eGFR 为 15 ~ 60ml/(min·1.73m^2)的病人,还包括年龄、性别、eGFR、白蛋白尿与血清钙、磷、碳酸氢离子和白蛋白[260]。第二个研究纳入的是普通人群,还包含年龄、eGFR、白蛋白尿、血压水平与 CRP[261]。这些预测模型结果需要在今后的研究中验证,但是这至少显示了开发针对个体病人的,具有临床意义的危险分层的可能性与潜力。需要更多的研究来确定预测公式在不同的种族间是否存在差别。

国际关联

有关描述 GFR 降低和 ACR 升高的相关因素的研究来自于全球各地。通常,这些数据结果有很大的重叠。预测进展性白蛋白尿增加或进展性 GFR 降低的风险因素的相对权重可能因地区不同而不同。

对临床实践与公共政策的影响

必须认识到一些 CKD 进展的预测因素是可控的。比如像戒烟、预防肥胖等生活方式的干预,也包括降低血压、降低白蛋白尿治疗与高脂血症预防措施。另一类可以被改变的因素是 CKD 的病因。由于多种病因会对治疗有反应,因此 CKD 病人治疗的起点是寻找 CKD 的原因。如果病因是可以治疗的,如免疫抑制治疗,那么这个治疗是应该被首先考虑的步骤。管理 CKD 病人,延缓进展的措施见第 3 章,更详细的信息可以参考其他指南(见 *KDIGO 肾小球肾炎临床实践指南* 与 *KDOQI 糖尿病与 CKD 临床实践指南* :2012 更新[262])。

争议和困惑之处、未达成共识的领域

尽管目前有结合 eGFR、白蛋白尿、CKD 病因和以上部分或全部列出的实验室异常指标的预测公式,但是它们还没有被用于指导临床实践。此外,虽然一些异常明确增加肾功能恶化的程度,但纠正这些指标不能阻止 ESRD 的发生。许多人提出应开发将肾功能变化轨迹和某些特殊因素是否稳定等因素考虑在内的预测公式。无论如何,判断进肾功能展还是稳定的能力对于病人及临床医生都是有价值的。

需澄清的问题及关键点

临床医生应尽量判断病人 CKD 是稳定的还是进展的,以期为病人的治疗提供信息。需要更多研究来确定哪个公式可以最好地预测哪些病人将发生白蛋白尿增加和 GFR 下降。ESRD 预测公式的关键变量可能会与心血管事件或死亡的预测公式有差别。

儿科注意事项

指南 1.3.1 中的儿科注意事项有关于儿童 CKD 进展相关因素的证据的全面讨论,包括儿童生长发育/青春期的特定风险。

免责申明

出版商、编辑委员会和 ISN 竭尽全力避免该杂志中相关数据、意见和陈述的不准确性和误导性,但是同时声明该文章和宣传中的数据和意见应该由作者、版权所有者以及宣传者负责。相应地,出版商、编辑委员会和 ISN 以及他们的雇员、官员及代理不承担由于相关数据、意见和陈述的不准确性和误导性导致的任何后果。尽管已经尽力确认药物剂量和其他数值的准确性,但是建议读者在涉及新方法和技术应用的药物剂量时,需要结合药物生产商出版的相关说明。

第3章　CKD进展及并发症的管理

延缓慢性肾脏病(CKD)进展

以下部分将重点阐述延缓 CKD 患者肾脏病进展的建议和指南。除了一般性的生活方式的建议外,还有专门针对糖尿病患者的特别说明。本章包含降低心血管疾病风险的措施,如高血压、脂代谢紊乱和高尿酸血症的治疗。如无特殊提示,指南主要适用于成年 CKD 患者。

对于临床医生而言,提供 CKD 患者肾脏专科治疗的同时,切实改善其生活方式非常重要。理想的模式是与健康护理小组协同工作。这些措施常常被忽视,因此本指南会强调此部分内容。

3.1　预防 CKD 进展

延缓 CKD 进展的措施主要是针对已知相关因素进行的干预,包括能够使心肾共同获益或分别获益的治疗措施。针对心血管疾病(CVD)危险因素的措施可能会直接或间接影响 CKD 的进展。治疗策略包含改善心血管健康的生活方式的调整,控制血压和阻断肾素血管紧张素系统（RAAS）。此外,控制其他代谢因素亦很重要,如血糖、尿酸、酸中毒和脂代谢紊乱。本部分将就延缓 CKD 进展的相关内容进行阐述,包括控制血压、阻断 RAAS 和饮食/生活方式调整。

血压和 RAAS 阻断

以下内容摘录自 KDIGO CKD 患者血压管理的临床实践指南[10]（部分内容有删减）。

3.1.1：根据 KIDGO 2012 年血压指南,依据年龄、并存心血管疾病和其他合并症、CKD 进展的风险、是否存在视网膜病变（伴有糖尿病的 CKD 患者）和对于治疗的耐受性,个体化制定血压靶目标值和选择药物。（未分级）

3.1.2：对于服用降压药物的 CKD 患者,需常规询问有无体位性眩晕、检查有无体位性低血压。（未分级）

3.1.3：对老年 CKD 患者,要在仔细考虑年龄、合并症以及同时接受的其他治疗的基础上,制订血压治疗方案,缓慢加量,密切观察有无与降压治疗有关的不良事件发生,包括电解质紊乱,肾功能急剧衰退,体位性低血压以及药物副作用。（未分级）

3.1.4：推荐对所有诊室收缩压持续>140mmHg或舒张压持续>90mmHg,尿白蛋白排泌<30mg/24h（或等同此

水平*)的成人 CKD 患者,无论是否合并糖尿病,都应降压治疗以使血压稳定≤140/90mmHg。(*1B*)

3.1.5:建议对所有诊室收缩压>130mmHg 或舒张压>80mmHg,尿白蛋白排泄≥30mg/24h(或等同此水平*)的成人 CKD 患者,无论是否合并糖尿病,都应降压治疗以使血压稳定 ≤ 130/80mmHg。(*2D*)

3.1.6:建议对有糖尿病且尿白蛋白排泄30 ~ 300mg/24h(或等同此水平①)的成人 CKD 患者,使用 ARB 或 ACE-I 治疗。(*2D*)

3.1.7:推荐对尿白蛋白排泄>300mg/24h (或等同*)的成人 CKD 患者,无论是否合并糖尿病,使用 ARB 或 ACE-I 治疗。(*1B*)

3.1.8:没有充分的证据推荐联合 ACE-I 和 ARBs 的治疗以预防 CKD 的进展。(未分级)

3.1.9:推荐对儿童 CKD 患者,当血压持续高于同年龄、性别、身高组百分之九十分位时,开始降压治疗。(*1C*)

---

①* 与 24 小时尿白蛋白排泄近似等同的检查包括 24 小时尿蛋白定量、白蛋白/肌酐比值、蛋白/肌酐比值和尿蛋白试纸条——详见第 1 章表7。

3.1.10:建议对儿童 CKD 患者(尤其是有蛋白尿者),除非出现低血压的迹象或症状,血压应控制到同年龄、性别、身高组的百分之五十分位及以下。(*2D*)

3.1.11:建议对有降压治疗指征的儿童 CKD 患者,无论蛋白尿的水平,应使用 ARB 或 ACE-I。(*2D*)

以上指南与 KDIGO CKD 患者血压管理的临床实践指南[10]一致,相关原理和证据在血压指南中有详细叙述。关于血压靶目标值,本指南并未就血压低限提出推荐和建议。在制定降压治疗方案时,需斟酌过度治疗的风险,3.1.1 和 3.1.2 涵盖了相关内容。

CKD 和急性肾损伤(AKI)的风险

3.1.12:推荐将所有 CKD 患者视为 AKI 风险增加的人群。(*1A*)

3.1.12.1:KDIGO AKI 指南中关于 AKI 危险人群治疗并发疾病以及接受可能增加 AKI 风险的检查及操作的推荐,适用于 CKD 患者(未分级)

原理

观察性研究显示 CKD 和 AKI 有很强的相关性。本指南旨在强调 CKD 患者对 AKI 的高度易感性。但是,这些观察性研究存在的一些方法学问题,如 CKD 和 AKI 的定义不统一、对于合并疾病的统计学校正不一致,均影响到证据的有效性。尽管这些研究均来自成人研究,这些指南亦适用于儿科患者。

证据基础

流行病学研究显示 CKD 与 AKI 相关,因此认为 CKD 是 AKI 的危险因素[263,264]。大量的研究显示存在基础 CKD 与 AKI 相关[265-271]。在应用对比剂[272]、大型手术[273] 和一些其他医疗情况[274]下,CKD 是肾功能急性下降的预测因子之一。

Hsu 等[14] 利用北加州 Kaiser Permanente 医疗保险系统的数据,比较了 1764 例住院期间发生了需要透析治疗的 AKI 患者与 600 820 例未发生 AKI 患者入院前的 GFR(应用 MDRD 公式计算)。与 GFR 大于或等于 60ml/(min·1.73m^2)者相比,基线 GFR 在 45~59ml/(min·1.73m^2)、15~29ml/(min·1.73m^2)的患者发生院内 AKI 的校正比值比(OR)分别为 1.66(95% CI 1.40~1.97)和 20.42(95% CI 17.40~23.96)。合并糖尿病、高血压以及蛋白尿增加发生院内 AKI 的校正 OR 分别为 1.99(95% CI 1.78~2.23)、1.55(95% CI 1.37~1.76)和 2.84(95% CI 2.52~3.19)。因此作者认为 CKD 是发生院内 AKI 的主要危险因素。Singh 等将 AKI 定义为需要透析治疗的急性肾衰竭[275]。由于临

床是否采用透析治疗的决策会受到肌酐水平、是否有血液透析通路、进入 ESRD 可能性等因素的影响,这种定义方式导致的偏倚为高估 CKD 患者中 AKI 病例。而且在进展性 CKD 患者中,有时难以区分 CKD 进展至 ESRD 与慢性肾脏病急性加重。Lafrance 等对一个来自大不列颠哥伦比亚省的 CKD 队列患者进行了随访,直至 GFR < 30ml/(min · 1.73m^2),平均随访时间 19.4 个月,发现 45% 的患者至少发生一次 AKI[276]。另有一个来自加拿大阿尔伯塔省的队列研究,对 920,985 名至少有一次门诊血肌酐和蛋白尿检测值的非透析成年患者进行了数据分析。发现蛋白尿较重和 GFR 下降者因 AKI 而住院的风险增加[16]。

国际适用性

在世界范围内,CKD 患者中 AKI 的发病率与病因不尽相同。CKD 患者 AKI 的恢复率,以及 AKI 病因和持续时间对恢复率的影响尚不明确。

存在争议、困惑或未达共识领域

现有的关于 CKD 增加 AKI 风险的研究均存在若干混杂因素,包括 CKD 的合并症,反复暴露于肾脏损伤因素或者医源性影响[57,277],以及 CKD 患者的病生理改变。此外,还存在若干方法学问题,例如 CKD 和 AKI 的定义以及对于合并疾病的统计学校正方法。

另一个重要问题是 CKD 是否会影响 AKI 的预后。目前,尚无生物标志物可以区分"急性"和"慢性"肾脏病,因而也无助于回答这个问题。一些大型观察性研究和基于数据库的研究显示,CKD 患者发生 AKI 后院内死亡率反而低于对照组[278-283]。来自提高急性肾脏病护理项目(Program to Improve Care in Acute Renal Disease,PICARD)的数据显示,与无 CKD 的患者相比,合并基础 CKD 的 AKI 患者院内死亡率低、平均留住重症监护室(ICU)的时间短;但出院后进入透析治疗的比例更高[284]。

需要澄清的问题和关键点

AKI 在 CKD 患者中较常见,与不良预后相关。临床医师应将尽可能减少 AKI 发生(详见第 4 章)作为延缓 CKD 进展整体方案的一部分。

研究建议

推荐开展具有 CKD 和 AKI 统一定义、对于合并疾病进行校正的前瞻性临床研究,以回答:

- CKD 人群中 AKI 的发生率;
- CKD 患者 AKI 的预后;
- 除了 GFR 降低,蛋白尿对于 CKD 患者发生 AKI 风险的影响。

蛋白质摄入

3.1.13:建议对合并糖尿病(*2C*)或不合并糖
尿病(*2B*)且 GFR < 30ml/(min·
1.73m²)的成人患者进行教育,摄入
蛋白质为 0.8g/(kg·d)的低蛋白
饮食。

3.1.14:建议存在 CKD 进展风险的成人患
者避免高蛋白饮食[>1.3g/(kg·
d)]。(*2C*)

原理

这一声明反映了在 CKD 人群中,不同饮食
蛋白质摄入量(DPI)潜在的好处和危害。蛋白
质的过量摄入会导致尿毒症毒素的蓄积,相反,
蛋白质摄入不足又会引起瘦体重降低和营养不
良(后者在老年更常见)。限制蛋白质摄入的
好处在于可以减少代谢废物的蓄积,从而改善
食欲和减少肌肉蛋白质的消耗。限制蛋白质的
摄入能否延缓 CKD 进展,尚存很多争议。进展
性 CKD 与蛋白消耗综合征有关,后者与病死率
直接相关。由于儿童存在生长发育的问题,本
项关于减少饮食蛋白质摄入量的声明不适用于
儿童。

证据基础

已有许多针对现有随机对照研究(RCT)的
系统性综述和荟萃分析[285-289]。Pedrini 等[288]比较

GFR<55ml/(min · 1.73m²)的非糖尿病 CKD 患者,采用低蛋白质饮食(LPD),定义为 DPI 在 0.4~0.6g/(kg · d),与普通饮食的区别(5 个 RCT, N = 1413)。随访时间 18~36 个月。Fouque 等[285]在此基础上将 RCT 研究数量扩增至 8 个(N = 1524)。低蛋白饮食组的 DPI 为 0.3~0.6g/(kg · d),随访时间为 12~24 个月(8 个研究中有 5 个的研究对象是 G4-G5 期的患者,GFR<30ml/(min · 1.73m²)。Roberston 等[289]对糖尿病患者的研究进行了分析(8 个关于 1 型糖尿病患者的研究,N=322;1 个关于 2 型糖尿病患者的研究,N=263)。低蛋白饮食组的 DPI 为 0.3~0.8g/(kg · d),普通蛋白质摄入量为 1~2g/(kg · d)。平均随访时间为 4.5 个月~4 年。在所有的研究中,低 DPI 组患者的依从性都较差。没有确凿的证据提示长期限制蛋白质摄入可以延缓 CKD 进展。

迄今为止最大的 RCT 研究是 MDRD 研究[227]。MDRD 研究将 800 余名研究对象分为两组,比较了 LPD 和血压控制在延缓 CKD 进展中的作用。研究 A 在 585 例 GFR 为 25~55ml/(min · 1.73m²)的患者中,比较了 DPI 为 1.3g/(kg · d)(普通蛋白质摄入量)和 0.58g/(kg · d)(LPD)对 CKD 进展的作用。实际 DPI 分别为 1.11 和 0.73g/(kg · d)。研究 B 将 255 例 GFR 为 13~24ml/(min · 1.73m²)的患者随机分为 LPD 组[DPI 为 0.58g/(kg · d)]和 VLPD-

KA 组（DPI 为 0.28g/（kg·d）并辅以酮酸），而实际 DPI 分别是 0.69 和 0.46g/（kg·d）。两组均可使用 ACE-I，实际 32%～44% 的患者使用了该类药。平均随访时间为 2.2 年，以间隔 2 年测定的 ^{125}I 标记的碘酞酸盐清除率下降的斜率来估算 GFR 的下降。在研究 A 和研究 B 中，两组间 GFR 的下降没有区别。研究 B 中 LPD 组的 GFR 下降稍快于 VLPD-KA 组，但没有统计学差异。

对 MDRD 研究的随访研究是将 1989—1993 年间入组 MDRD 研究 B 的患者随访至 2000 年。研究终点为肾衰竭、死亡或系统缺失，平均随访时间为 3.2 年，进展到死亡的平均时间是 10.6 年[290]。作者的结论是极低蛋白饮食不能延缓肾衰竭的进展，反而在长期观察中增加死亡的风险。这个研究的主要缺点是在长期随访中没有评估 DPI 和营养状态，因此不知道研究结束后，多少患者还在继续 LPD 或者 VLPD-KA 饮食。

有些证据提示超过每日推荐量的高蛋白饮食可能加速早期 CKD 患者肾功能的下降。在一项为期 11 年，纳入 1624 例女性护士的健康研究中，Knight 等观察了蛋白摄入量对于基线 eGFR 大于或等于 80ml/（min·1.73m^2）（正常肾功能）以及介于 55～80ml/（min·1.73m^2）的女性的影响[291]。研究期间每 4 年监测 2 次 DPI，使用的是半定量的食物频率问卷，获得一年间特定食物和软饮的摄入量。结果显示在肾功能正常的女性中,基线高蛋白摄入量与 eGFR 的变化无显著相关。然而,基线 eGFR 55 ~ 80ml/(min·1.73m^2)组,基线蛋白质的摄入量与 eGFR 的下降显著相关性,蛋白质摄入每增加 10g,eGFR 下降 1.69ml/(min·1.73m^2) (95% CI,−2.93 ~ −0.45ml/min·1.73m^2)。这一影响在摄入非乳制品的动物蛋白质最大量组最为明显。

饮食蛋白质限制在 0.80g/(kg·d)以下并无好处。任何程度的限制蛋白质摄入均应仔细监测营养相关的临床和生化指标。总蛋白摄入量增加,尤其是过多摄入非乳制品的动物蛋白,可能加速 CKD 患者肾功能的下降,应当避免。

国际适用性

有关限制蛋白质的研究还没有在不同种族、有低蛋白摄入的习俗的人群或纯素食主义者中进行验证。因此,这些声明在国际上的适用性是有限的。

对临床实践和公共政策的影响

临床医师应当意识到蛋白质有不同的来源,如果推荐低蛋白饮食,应当进行针对营养不良的宣教和监督。对 CKD 患者的饮食指导具有卫生保健意义。在某些国家和地区,将 CKD 患者的饮食指导整合入对肥胖、限盐和糖尿病的联合策略,是符合利用卫生保健资源成本效益比的。避免营养不良是非常重要的。

存在争议、困惑或未达共识领域

有关蛋白质限制的水平、普通人群可达到的限制水平以及进行研究时的 GFR 水平都会影响结果。尽管如此,工作组认为有足够的数据支持在特定的人群中限制蛋白质的摄入量。不过,不建议在已有营养不良或存在营养不良风险的人群中限制蛋白质的摄入。

儿科注意事项

一项包括 250 例患儿的考克兰系统综述[292]总结了两个 RCT 研究,以确定蛋白质摄入量对于一系列变量的影响。于正常饮食组相比,低蛋白质饮食组进展至 ESRD 的相对风险为 1.12(95% CI 0.54 ~ 2.33)。经过 2 年,以肌酐清除率(CrCl)的变化评估肾脏病的进展,没有统计学差异:平均变化为 1.47ml/(min · 1.73m^2)(95% CI-1.19 ~ 4.14)。而其体重变化的平均值为-0.13kg(95% CI-1.10 ~ 0.84),身高变化的平均值为-1.99cm(95% CI-4.84 ~ 0.86)。作者的结论是低蛋白饮食并不能延缓儿童肾衰竭的进展,还可能影响其生长发育。

血糖控制

糖尿病是全球 CKD 的首要原因。1 型或 2 型糖尿病患者罹患糖尿病肾病的比例为25% ~

40%,往往在糖尿病发病的 20 ~ 25 年内发病,是 CVD 死亡的独立危险因素。尿 ACR>30mg/g(>3mg/mmol)的糖尿病患者的死亡率是正常尿蛋白水平患者的 2 倍多。

国家肾脏基金会(National Kidney Foundation,NKF)KDOQI 糖尿病和 CKD 的临床实践指南[293]于 2012 年更新。下述推荐的前三个摘录自这个指南。

3. 1. 15: 推荐糖化血红蛋白(HbA$_{1C}$)的目标值为 7. 0%(53mmol/mol),以预防包括糖尿病肾病在内的糖尿病微血管并发症的发生,或延缓其进展。(*1A*)

3. 1. 16: 推荐对于有低血糖风险的患者,HbA$_{1C}$ 的目标值不低于 7. 0%(<53mmol/mol)。(*1B*)

3. 1. 17: 建议对于有合并疾病、预期寿命有限和有低血糖风险的患者,HbA$_{1C}$ 的目标值可以高于 7. 0%(53mmol/mol)。(*2C*)

3. 1. 18: 对有 CKD 及糖尿病的患者应给予一体化干预治疗:血糖控制应和强调血压和心血管风险控制、在有临床指征时应用 ACEI 或 ARB、他汀类药物、抗血小板治疗药物同样,都是一体化干预治疗的组成部分。(未分级)

原理

尽管已知患者达到 $HbA_{1c} < 7.0\%$（53mmol/mol）这一目标的主要风险是低血糖，而且这种风险在肾功能下降的患者中更高，但是仍然做出以上声明。这反映当前的证据显示 HbA_{1c} 水平降至 7.0%（53mmol/mol）可以预防糖尿病微血管并发症。

证据基础

以上声明的证据源于对 2012 年更新版的 NKF KDOQI 糖尿病和 CKD 临床实践指南[293]中的相关文献的复习，在此不赘述。应当指出的是，强化血糖控制可以降低糖尿病微血管并发症的证据几乎完全来自于防止白蛋白尿（ACR >30mg/g 或 3mg/mmol）的出现和增加。表 25 总结了最近的 3 个研究，包括糖尿病和血管病变：培哚普利吲达帕胺片和格列齐特片缓释片对照研究（ADVANCE）[294]，糖尿病患者心血管风险控制研究（ACCORD）[295]和退伍军人事务部糖尿病研究（VADT）[296]。

ADVANCE，ACCORD，或 VADT 没有显示更加严格的血糖控制对肾功能的益处（以基于肌酐的 eGFR 表示）。然而在糖尿病控制和并发症研究（DCCT）/糖尿病干预和并发症的流行病学研究（EDIC）的随访中，1.4% 的强化治疗组参与者和 3.6% 的常规治疗组参与者的血

表 25. 强化及标准血糖控制与白蛋白尿

研究	强化治疗与正常治疗的 HbA_{1C} 目标值	白蛋白尿的预后
ADVANCE[294]	6.5%（48mmol/mol）vs. 7.3%（56mmol/mol）	新发 ACR 3 ~ 30mg/mmol（30 ~ 300mg/g）减少 9% ACR 进展至 > 30mg/mmol（>300mg/g）减少 30%
ACCORD[295]	6.3%（45mmol/mol）vs. 7.6%（60mmol/mol）	新发 ACR 3 ~ 30mg/mmol（30 ~ 300mg/g）减少 21% ACR 进展至 > 30mg/mmol（>300mg/g）减少 32%
VADT[296]	6.9%（52mmol/mol）vs. 8.4%（68mmol/mol）	新发 ACR 3 ~ 30mg/mmol（30 ~ 300mg/g）减少 32% ACR 进展至 > 30mg/mmol（>300mg/g）减少 37%

缩写：ACCORD,糖尿病患者心血管风险控制研究；ACR,白蛋白肌酐比值；ADVANCE,糖尿病和血管病变：培哚普利吲达帕胺片和格列齐特片缓释片对照研究；HbA_{1C},糖化血红蛋白；VADT,退伍军人事务部糖尿病研究

肌酐浓度超过了 2.0mg/dl（177μmol/l）（$P=0.01$），分别有 0.6% 和 1.9% 的患者需要肾脏替代治疗（$P<0.03$）[297]。英国前瞻性糖尿病研究（UKPDS）中接受强化治疗的 2 型糖尿病患者,在 9 年的随访中,血浆肌酐水平倍增的风险下降了 67%（血浆肌酐水平倍增的患者比例在

强化治疗组为 0.71% ,常规治疗组为 1.76% ,
$P = 0.027$)[298]。

国际适用性

在世界各地,特别是发展中国家,糖尿病的
发病率和患病率呈上升趋势。在所有国家和地
区,血糖控制都是延缓 CKD 进展的最重要的策
略之一。当然人们也认识到,并非所有国家都
具备全部的降糖手段或者治疗方法。

对临床实践和公共政策的影响

医生应当鼓励所有 CKD 和糖尿病患者进行
血糖控制,包括介绍教育课程和转诊至糖尿病诊
所。公共健康政策和糖尿病战略应当包括筛查
高危人群,如糖尿病患者,因为 CKD 的出现意味
着不良事件发生的风险增高,而这也正是医疗保
健进行强化干预的一个机会,具有深远意义。

存在争议、困惑或未达共识的领域

对降糖药物选择的推荐(如二甲双胍和格
列本脲)因观点不同而不同。详见第 4 章药物
剂量和 AKI。

需要澄清的问题和关键点

无论有无 CKD,控制糖尿病患者的血糖均
可改善预后。同时患有糖尿病和 CKD 的患者
发生不良事件的风险更高,获益也较对照组更

多。很多药物经肾脏排泄,因此在 GFR 下降或患者有急性病变时,需调整药物剂量(见第 4 章药物剂量)。

关于以 HbA~1c~ 监测血糖控制的警告

在 CKD 患者中,由于红细胞寿命缩短,HbA$_{1c}$ 可能不能反映血糖的控制情况,因此应当谨慎对待。血糖日志可能更可靠。

临床医师应当知道 HbA$_{1c}$ 反映血糖控制的基础是假设红细胞寿命为 90 天。在 CKD 患者中,即使接受红细胞生成刺激剂(ESAs)治疗,红细胞寿命仍是缩短的。因此,检测结果仅反映短于 3 个月的血糖的控制情况,HbA$_{1c}$ 可能会假性偏低。意识到这一点,可能会改变医师的认识,不再将其作为血糖长期控制的一个指标[299-304]。正在进行的比较 HbA$_{1c}$ 和糖化白蛋白的研究使用了连续血糖监测,提示在进展性 CKD 患者中,糖化白蛋白可能是更可靠的血糖控制指标。

儿科注意事项

建议对于美国糖尿病协会的指南[305]或类似的国家性指南中有关儿童和青少年的糖尿病管理的部分进行复习,以解决有基础 CKD 或存在 CKD 风险的糖尿病儿童的管理问题。

盐的摄入

3.1.19:除非有禁忌证,推荐成人低盐饮食,每日钠的摄入量<90mmol(<2g)(相

当于 **5g 氯化钠**)(见原理)。(*1C*)

3.1.19.1:推荐合并高血压(收缩压和/或 舒张压高于 **95** 百分位)或高血 压前期(收缩压和/或舒张压介 于 **90** 到 **95** 百分位之间)的儿童 **CKD** 患者限制钠的摄入,参考 基于年龄的每日推荐摄入量。 (*1C*)

3.1.19.2:推荐对多尿的儿童 **CKD** 患者 补充自由水和钠的摄入,以避免 慢性血管内容量丢失,促进生 长。(*1C*)

原理

CKD 患者常伴有钠排泄障碍。摄入高钠 增高血压和蛋白尿,导致肾小球高滤过,削弱对 肾素血管紧张素醛固酮系统(RAAS)阻断的反 应。降低盐的摄入量,不仅能够降低血压,还可 以降低白蛋白尿。不能过度强调限钠在 CKD 患者一般管理中的重要性,在这里有必要特别 声明。我们意识到在某些条件下,限钠可能有 害,因此,增加了"除非有禁忌证"这一限定词。 这些条件包括失盐性肾病和非心力衰竭引发的 低血压和容量不足倾向等。

证据基础

一个包含 16 个研究的系统综述阐述了盐

摄入量和肾脏病的关系,以了解不同的钠摄入量是否会影响 CKD 患者的肾脏预后[306]。尽管异质性明显,该综述提示盐摄入量增加与尿白蛋白增加和 GFR 下降增快相关。虽然纳入的研究质量不足以支持作者的假设,即盐摄入增加具有肾毒性,但其结果足以提示在 CKD 患者中适度避免高盐饮食是值得鼓励的,尤其是那些高血压和/或蛋白尿患者。一项有关限盐的随机、双盲、安慰剂对照试验纳入了 40 例患有高血压的加勒比黑人患者。限盐饮食(约 5g/d)可以显著地使 24 小时尿蛋白排泄量降低 19%,降低收缩压 8mmHg,舒张压 3mmHg[307]。尿蛋白排泄的下降与尿钠排泄量的下降相关,而与血压下降无关。代谢综合征患者可能对于限钠更加敏感。Hoffman 和 Cubeddu 在 109 例代谢综合征患者中研究了盐摄入与血压增高的关系[308]。盐摄入量平均值从 8.2g/d 降至 2.3g/d,高血压患者的比例从 23.8% 降至 8.2%。在一个为期 6 个月的前瞻、对照试验中,110 例 CKD G4 或 G5 期 [GFR < 30ml/(min · 1.73m^2)]的患者予以低钠饮食(约 1g/d)联合 LPD[0.6g/(kg · d)]或极低蛋白饮食(VLPD)辅以必需氨基酸[0.35g/(kg · d)],或者自由饮食[309]。VLPD 组血压显著下降,自 143±19/84±10 降至 128±16/78±7mmHg($P<0.0001$),且降压药物减少。血压的改善与尿钠的降低相关。作者的结论认为降压效果是由于盐摄入量

的减少,而与实际蛋白质摄入量无关。最后,一项在 52 例非糖尿病 CKD 患者中进行的随机对照交叉试验,比较了低钠饮食[目标值是每日钠摄入量 50mmol(1.15g)]和常规钠饮食[目标值是每日钠摄入量 200mmol(4.60g)]对于通过阻断 RAAS 减少蛋白尿的影响。在血管紧张素转化酶抑制剂治疗的基础上给予低钠饮食,其蛋白尿的下降幅度显著大于加大血管紧张素受体拮抗剂用量组(P<0.001)。类似地,通过给予低钠饮食,收缩压的下降幅度也显著大于加大血管紧张素受体拮抗剂用量组(P=0.003)。作者总结,在非糖尿病性肾病患者中,根据指南推荐的水平限制钠的摄入量在降低尿蛋白和降压方面比双重阻断肾素血管紧张素系统更有效。

国际相关性

在所有国家,盐的摄入都被确定为高血压的一个重要始动因子。因此对于成人,本推荐是国际性的。对于儿童,其针对性和注意事项需进一步探讨。

对临床实践和公共政策的影响

在多数发达国家,盐摄入量的减少可以通过食品工厂逐步而持续的减少食物中盐的添加量来实现。在那些盐的摄入量主要来自于烹调过程中的添加或者调味酱料的国家,需要公众健康宣传来鼓励消费者少用钠。将钠的摄入限制到能够改善长期预后的范围内并非不可实现,并有可能在世界范围内显著改善 CKD 患者的预后。

存在争议、困惑或者未达共识的领域

虽然对于人群而言,限钠是有益的,在大多数高血压和 CKD 患者中也是如此,但是在某些特殊情况下,限钠可能有害(例如,失盐性肾小管功能紊乱;非心衰导致的低血压状态或低血容量倾向)。因此,虽然该声明适用于大多数人,仍需要根据临床情况进行个性化调整,特别是儿童。

儿科注意事项

儿童 CKD 和/或高血压患者限盐的相关建议是基于年龄的,并且给出了平均摄入量和上限。表 26 列举了推荐的钠摄入量的上限,可以据此得到限盐的程度。

表 26. 健康儿童每日推荐钠摄入量

年龄	上限
0~6 个月	没有数据
7~12 个月	没有数据
1~3 岁	1500mg
4~8 岁	1900mg
9~13 岁	2200mg
14~18 岁	2300mg

此外,CKD 患儿常常存在肾小管损伤,容易丢失大量的电解质,包括钠。这些儿童需要补充钠盐,而不是限制钠的摄入量。

高尿酸血症

3.1.20:没有充分的证据支持或反对患有高尿酸血症的 CKD 患者进行降尿酸治疗以延缓 CKD 的进展,无论是否伴有高尿酸血症的症状。(未分级)

CKD 患者中常见高尿酸血症,定义为酶法(尿酸酶)实验室测定的尿酸浓度超过 7.0mg/dl(420μmol/l)。用比色法测得的浓度大约会低 1mg/dl(60μmol/l)。工作组认为,越来越多的证据证实高尿酸血症和 CKD 以及心血管不良预后的相关性,因此将高尿酸血症列为 CKD 进展的危险因素。然而时至今日,还没有可靠的证据推荐针对高尿酸血症的治疗能够延缓 CKD 的进展。因此,这条未分级的声明的措辞是非常审慎的。

原理

有关尿酸和 CKD 进展的观察性数据提示,降尿酸治疗可能能改善 CKD 患者的不良预后。设计合理的小样本 RCT 研究表明,无论有无高尿酸血症的症状,降尿酸治疗减少了 CKD 患者的左心室质量、改善了内皮功能,延缓了 CKD 的进展。因此,此声明意在促进 RCT 研究来正确评估 CKD 患者降尿酸治疗的风险和收益。

证据基础

已发表数据显示 CKD 进展中出现血清尿酸(SUA)浓度升高[311-315]。有报道提示别嘌呤醇降低 SUA 可延缓糖尿病和非糖尿病 CKD 患者肾脏病的进展[316,317]。也有报道提示治疗无症状高尿酸血症可以改善肾功能,甚至是 GFR 正常的受试者[318,319]。与随机到安慰剂组的患者相比,服用别嘌呤醇 300mg/d 的无症状性高尿酸血症的患者,其 GFR 和内皮细胞功能显著改善[318]。一个独立的双盲、安慰剂对照的平行研究,纳入 CKD[GFR 30~60ml/(min·1.73m^2)]且左室肥厚(LVH)的患者 67 例,随机给予别嘌呤醇(300mg/d)或安慰剂治疗 9 个月[320]。该研究通过核磁成像(MRI)测量左心室质量,通过肱动脉血流介导的血管舒张功能和以脉搏波分析评估的中央动脉僵硬度来评估内皮细胞功能。与安慰剂相比,别嘌呤醇治疗组左心室质量显著下降,内皮细胞功能改善。另一个研究总共纳入 70 例知晓患有高尿酸血症或者 SUA 浓度 ≥7.0mg/dl(≥420μmol/L)的患者,随机给予别嘌呤醇单药治疗(100~200mg/d)或别嘌呤醇联合柠檬酸盐(3g/d)[321]治疗。两组 SUA 浓度均下降,但是联合治疗组下降更显著。GFR(以 CrCl 评估)在联合治疗组升高,在别嘌呤醇治疗组没有变化。也有其他降尿酸药物改善 CKD 患者预后的报道。在一个为期 8

周的安慰剂对照研究中,拉布立酶 4.5mg 显著降低 SUA,肾功能(以 CrCl 评估)显著改善[322]。在使用血管紧张素 Ⅱ 受体拮抗剂氯沙坦减少非胰岛素依赖型糖尿病终点事件研究(RENAAL)的后期分析中,共有 1342 例 2 型糖尿病及糖尿病肾病患者。Miao 等分析了氯沙坦治疗 6 个月后,血清尿酸(SUA)浓度与血肌酐倍增或达到 ESRD 的关系[323]。安慰剂组和氯沙坦治疗组的基线 SUA 是 6.7mg/dl(400μmol/L)。与安慰剂对比,氯沙坦组 SUA 降低 0.16mg/dl(9.5μmol/L)[95% CI 0.30 ~ 0.01;P = 0.031]。其中,SUA 每下降 0.5mg/dl(30μmol/L),血肌酐倍增或达到 ESRD 的风险下降 6%(95% CI 10% ~ 3%)。这一作用独立于包括白蛋白尿在内的其他危险因素之外。

国际适用性

没有数据支持或反对高尿酸血症在不同地域或种族中重要性的区别。尚需进一步研究。

对临床实践和公共政策的影响

没有充分的证据推荐在无症状的个体中应用降尿酸药物以达到延缓 CKD 进展的目的。为此目的,尚需进一步的大样本临床试验以更好地理解降尿酸治疗的获益。

生活方式

3.1.21:推荐 CKD 患者进行与心血管健康

状况和耐受性相宜的体力锻炼（目
标为，至少每周 5 次，每次 30 分钟），
达到健康体重（BMI 20-25，根据各
国标准），并戒烟。（1D）

原理

CKD 患者自我报告身体机能下降，不能进
行普通人的有氧运动。在老年 CKD 患者中，即
使仅有轻微的肾脏病、衰弱、身体机能障碍、残
疾和老年综合征也很常见。身体机能下降和活
动量减少与死亡率增加和生活质量（QOL）降
低相关。肥胖与死亡率增加与预期寿命缩短有
关，并导致糖尿病、高血压和脂代谢紊乱的发生
率增高。吸烟增加肾衰竭的风险，而戒烟降低
其风险。因此，本声明反映了确保健康生活方
式的重要性。

证据基础

CKD 患者有运动能力下降和身体机能障
碍[324-326]。而且，CKD 患者体力活动下降与死亡
率增加和 QOL 降低相关[327-329]。规律的锻炼提
高运动能力，降低发病率，改善健康相关的
QOL[330-332]。运动有益于血压、甘油三酯、高密度
脂蛋白胆固醇（HDL-C）、胰岛素抵抗和血糖的
控制，进而降低心血管风险。在 ESRD 患者，运
动可以改善动脉僵硬度、血压、心肺功能和

QOL[333-339]。运动可以使早期 CKD 患者获益的数据较少。由于心血管风险在 GFR 降低和 ACR 增加时均增加,因此运动可能在不太严重的 CKD 患者中起到预防 CVD 进展的作用。事实上,长期的运动训练可以改善 CKD G3a-G4 患者(GFR 15 ~ 59ml/min · 1.73m²)的身体损伤、动脉僵硬度和健康相关的 QOL[340]。因此有人认为为了预防 CKD 患者的心血管疾病高风险,CKD 患者均应进行锻炼[341],并实施包括自我监测、语言强化和动力促进的支持计划[342-344]。一项前瞻性研究纳入了 40 例 GFR 分期 G4-G5 的透析前患者(GFR<30ml/min · 1.73m²),比较了 6 个月规律步行的益处(运动组 20 例,维持以往的体力活动组 20 例)。运动组 20 例患者中有 18 例完成了研究。研究开始 1 个月即在运动组观察到了改善,并持续到 6 个月。这些改善包括运动耐量(达到同样的活动量时体力消耗减少)、体重以及心血管反应性的改善、无新增降压药以及以问卷形式评估的健康和生命质量的改善和尿毒症症状评分的改善[345]。

在没有糖尿病、高血压或其他心血管危险因素时,尚缺乏证据支持肥胖和 CKD 间的因果关系。观察性研究提示肥胖是 CKD 的独立危险因素[346-348]。而来自人群的研究证据不一致;有些研究没能发现肥胖和 GFR 下降有关[349,350],

可能因为 BMI 仅是一个粗略的测量指标。也有一些研究提示 CKD 和 BMI 独立相关[351]。肥胖和继发性局灶节段性肾小球硬化症的相关性[352]早已被认识,然而在大型观察性研究中,例如 Framingham 心脏研究,在经过了年龄、性别和心血管危险因素校正后,肥胖和 CKD 显著的相关性消失了[353]。一项针对 CKD 患者减肥干预的系统综述和荟萃分析研究,平均随访时间为 7.4 个月,结果提示体重下降与蛋白尿以及收缩压下降显著相关,GFR 无进一步下降[354]。另一个系统综述也得到了类似的结论。通过减肥,蛋白尿和白蛋白尿分别下降 1.7g(95% CI 0.7 ~ 2.6g) 和 14mg(95% CI 11 ~ 17mg) ($P <$ 0.05)[355]。体重每下降 1kg,蛋白尿和白蛋白尿分别下降 110mg(95% CI 60 ~ 160mg; $P <$ 0.001) 和 1.1mg(95% CI 0.5 ~ 2.4mg; $P =$ 0.011),并且这种变化独立于血压下降之外。

在一般人群、糖尿病患者和高血压患者中,多项研究均提示吸烟和肾损伤之间明确的相关性[356]。一般人群中,吸烟与心血管事件有因果关系。在 CKD 患者中,吸烟也与心血管事件风险增加相关[357-360]。关于戒烟对肾功能是否有益的研究,结果均为阳性[361-365]。

国际适用性

运动、减肥和戒烟对所有国家和地区的

CKD 患者都同样重要,因此本推荐具有国际针对性和适用性。

对临床实践和公共政策的影响

本推荐的实施不消耗公共卫生资源,却在公共卫生及卫生保健经济学方面都具有深远的公共健康收益潜力。

其他饮食建议

3.1.22:推荐 CKD 患者进行营养专家的饮食咨询和接受相关教育项目,并根据 CKD 的严重程度以及是否有指征干预盐、磷、钾和蛋白的摄入而调整饮食。(*1B*)

原理

国际适用性

不能过分夸大生活方式的建议和饮食咨询的重要性。需要认识到,不同的国家有不同的卫生保健体系和法规,推荐的实施力度是不同的。这些推荐可视为"最佳实践"的建议。

3.2　肾功能下降相关的并发症

CKD 患者更易发生与肾脏内分泌或外分泌功能丧失相关的各种并发症。这些并发症的发病率和患病率随 GFR 的下降而增加(表27)。

表 27. 来自 CKD 队列的根据 GFR 分期的 CKD 合并症的发生率[*]

并发症	GFR 分类[ml/(min·1.73m²)]					参考文献
	≥90	60~89	45~59	30~44	<30	
贫血[1]	4.0%	4.7%	12.3%	22.7%	51.5%	366
高血压[2]	18.3%	41.0%	71.8%	78.3%	82.1%	366
25(OH)维生素 D 缺乏[3]	14.1%	9.1%		10.7%	27.2%	367
酸中毒[4]	11.2%	8.4%	9.4%	18.1%	31.5%	366
高磷血症[5]	7.2%	7.4%	9.2%	9.3%	23.0%	366
低白蛋白血症[6]	1.0%	1.3%	2.8%	9.0%	7.5%	366
甲状旁腺功能亢进症[7]	5.5%	9.4%	23.0%	44.0%	72.5%	366

缩写:CKD,慢性肾脏病;GFR,肾小球滤过率

[*] 注意虽然有少数数据提示低白蛋白血症、高血压、贫血和酸中毒的发生率随白蛋白尿分类的增高而增加,但本表中的患病率未经过白蛋白尿的分类调整

[1] 定义为女性血红蛋白水平<12g/dl(120g/L);男性血红蛋白水平<13.5g/dl(135g/L)

[2] 定义为收缩压≥140mmHg,舒张压≥90mmHg,或自诉服用降压药物

[3] 低于 15ng/ml[37nmol/l](定义同早期肾脏病评价研究[SEEK])

[4] 定义为血清碳酸氢钠低于21mEq/L

[5] 定义为血清磷≥4.5mg/dl(≥1.5mmol/L)

[6] 定义为人血白蛋白低于3.5g/dl(35g/L)

[7] 定义为 PTH 水平≥70pg/ml(7.4pmol/L)

本指南不对每个并发症及治疗方案进行一一详细描述。相关指南可以在其他地方找到。但是为了保持文字的完整,CKD 患者的主要并发症和治疗建议将在本章节稍作强调。

除了并发症,我们还描述了延缓 CKD 进展的策略,包括部分关于临床、代谢和血液方面并发症的诊断和治疗。要注意的是,不是每个 CKD 患者均发生所有的并发症,在同一 GFR 或蛋白尿亚组的个体,发生并发症的速度和程度也不尽相同。尽管如此,常见并发症及其治疗的知识在 CKD 保健中是很重要的。

并发症的治疗

CKD 的贫血

贫血显著加重 CKD 患者的症状,是 CKD 的一个重要并发症。贫血对于 CKD 患者的生活有重大影响,但是通过适当的治疗,是可纠正的。这个声明包括了我们认为在非透析的 CKD 患者中要考虑的关键性问题。有兴趣的读者可以参考 KDIGO CKD 贫血临床实践指南[11]。

CKD 贫血的定义和诊断

3.2.1:成人及 15 岁以上儿童 CKD 患者,男性血红蛋白浓度<13.0g/dl(<130g/L),女性血红蛋白浓度<12.0g/dl

（<120g/L），诊断为贫血。（未分级）

3.2.2：0.5～5 岁儿童 CKD 患者血红蛋白浓度<11.0g/dl（<110g/L），5～12 岁者血红蛋白浓度<11.5g/dl（115g/L），12～15 岁者血红蛋白浓度<12.0g/dl（120g/L），诊断为贫血。（未分级）

原理

鉴于贫血与不良预后相关，且常用于预测模型中，本声明反映了 CKD 患者测量血红蛋白（Hb）以发现贫血的必要性。贫血在 CKD 患者中非常常见，但是发生的时间和严重程度因人而异。指南强调应对 CKD 患者进行贫血的评价和治疗，并强调 CKD 导致的贫血是一种排除性诊断。此外，指南强调用于诊断贫血的实验室检查结果并不是治疗的阈值或目标。详细信息请参考 KDIGO CKD 贫血临床实践指南的[11]。

证据基础

常规的贫血定义为 Hb 浓度低于世界卫生组织定义的界值[368]。不同对象有不同的 Hb 界值，低于这个界值，则认为发生了贫血。界值在妊娠女性和 6 个月到 5 岁的儿童为 11g/dl（110g/L），非妊娠女性为 12g/dl（120g/L），男性为 13g/dl（130g/L）（表 28）。

表 28. 贫血定义中的血红蛋白界值

年龄或性别分组	血红蛋白界值:g/dl（g/L）
儿童	
6 个月 ~ 5 岁	11.0（110）
5 ~ 12 岁	11.5（115）
12 ~ 15 岁	12.0（120）
>15 岁的非妊娠女性	12.0（120）
>15 岁的妊娠女性	11.0（110）
男性>15 岁	13.0（130）

国际适用性

在全球范围内,贫血的患病率是 24.8%,这在很大程度上和营养缺乏及感染性疾病有关。海拔高度、种族和吸烟也会影响 Hb 浓度。海拔每升高 1000 米,女性的 Hb 浓度升高 0.6g/dl(6g/L),男性升高 0.9g/dl(9g/L)[369]。不同种族的 Hb 浓度也不同,非洲裔美国人的 Hb 浓度较白种人或亚洲人偏低 0.5 ~ 0.9g/dl(5 ~ 9g/L)[370-372]。吸烟引起碳氧血红蛋白水平升高,导致总 Hb 浓度代偿性升高。美国疾病控制和预防中心推荐吸烟者的 Hb 浓度应下调 0.3g/dl(3g/L)[373]。所以,在判断不同 eGFR 水平的 Hb 水平时,应同时考虑该人群中 Hb 的分布情况。

对临床实践和公共政策的影响

贫血的诊断和评价的推荐阈值仅用于识别这一并发症,不应作为治疗的目标值。有关治疗策略的制定应当参考当地资源。

CKD患者贫血的评估

3.2.3:为明确CKD患者是否合并贫血,要进行血红蛋白浓度的检测(未分级):

- **GFR ≥ 60ml/(min · 1.73m^2)者(GFR分级G1-G2),当有临床指征时检测;**

- **GFR 30 ~ 59ml/(min · 1.73m^2)者(GFR分级G3a-G3b),至少每年检查一次;**

- **GFR < 30ml/(min · 1.73m^2)者(GFR分级G4-G5),至少每年检查两次。**

原理

通过对临床试验的观察(没有ESA治疗时),发现CKD患者Hb浓度随时间逐渐下降[374-376],因此推荐至少每年进行一次贫血的评估。Hb浓度的监测频率受到肾功能、疾病进程、起始Hb浓度和Hb浓度变化率的影响。后者还受到是否在进行贫血的治疗以及治疗方式的影响。本声明强调了需要检测Hb浓度的最低频率,但无意阻止根据患者情况进行更频繁的测量。

对于 CKD 贫血的初始评价,需排除非肾脏病相关的因素(特指铁和促红细胞生成素的相对缺乏);详见 *KDIGO CKD 贫血临床实践指南*[11]。

证据基础

在 CKD 人群中,按上述贫血的定义,随着 GFR 下降,贫血的患病率增加(表 27)。原因包括促红细胞生成素有效性降低、红细胞生成不足、原料缺乏(特别是铁)和其他影响促红细胞生成素有效性的情况。对于这个声明的证据的全面描述详见 *KDIGO CKD 贫血临床实践指南*[11]。

国际适用性

Hb 浓度的监测频率和贫血的初步评估不应因国家不同而不同,除非贫血的原因不是因为 CKD 相关因素导致的。营养缺乏在某些资源匮乏地区十分常见,特别是铁缺乏,并常因为感染性疾病而加重。

对临床实践和公共政策的影响

贫血会增加病死率和医疗保健资源的消耗。主要的健康不良预后包括病理妊娠、身体和智力发育障碍、儿童发病风险增高和成人劳动力降低。

CKD 贫血的治疗

过去的 30 年,随着促红细胞生成素引入临床实践,继之对铁剂治疗的再次关注,CKD 患者的贫血治疗有了重大的转变。观察性研究结果表明应早期干预非透析 CKD 患者的贫血,但在 RCT 试验中,并未明确这种治疗对降低心血管预后风险的作用。尽管如此,使用促红细胞生成刺激剂(ESAs)和铁剂治疗贫血对改善 CKD 患者的生活发挥着重要的积极作用。对于 CKD 患者贫血的治疗,我们建议临床医师参考 KDIGO CKD 贫血临床实践指南[11]。

医师需记住的关键点包括:

1. CKD 患者贫血的管理应当包括对于铁缺乏等继发性因素的评估。

2. 补充铁剂治疗作为 CKD 贫血的初始治疗往往是有效的,其给药途径(静脉或口服)由临床医师、患者的喜好和当地可利用的资源来决定。

3. 有活动性恶性肿瘤或者近期有恶性肿瘤病史的患者不推荐 ESA 治疗。

4. 对大多数 CKD 患者,使用 ESAs 不应该使 Hb 浓度高于 11.5g/dl(115g/L)。

5. 儿童患者中,开始 ESAs 治疗的 Hb 浓度是个体化的,应考虑到潜在的好处(例如改善 QOL、上学出勤率/学习表现和避免输血)和危害。

3.3　CKD 代谢性骨病,包括实验室异常

　　骨矿物质代谢和钙磷平衡的改变,在 CKD 早期即可出现,并随肾功能的下降而恶化(表27)。这些变化被归入慢性肾脏病-矿物质和骨代谢紊乱(CKD-MBD),包括肾性骨病及与骨矿物质代谢异常相关的骨外(血管)钙化。肾性骨病是 CKD-MBD 的组成部分,通过骨活检骨形态计量学的定性和定量分析,包括纤维性骨炎(甲状旁腺功能亢进症)、骨软化症和缺失动力性骨病。

　　目前指南推荐的血清钙、磷和甲状旁腺激素(PTH)的治疗靶目标值及达标的策略,其证据全部来自观察性研究,也因此存在一些问题。此外,极少的证据来自非透析 CKD 患者。尽管如此,我们认为加入一些 2009 年 *KDIGO CKD-MBD 的诊断、评估和治疗临床实践指南*[9]中与非透析 CKD 患者相关的关键性声明很重要。随着 CKD-MBD 指南的发表,这些声明将得以验证。

　3.3.1:推荐对 GFR<45ml/(min·1.73m^2)的成人(GFR 分级 G3a-G3b),至少应检查一次血清钙、磷、PTH 和碱性磷酸酶活性,以明确基础值,为使用预测公式提供信息。(*1C*)

原理

　　随着肾功能的下降,血清钙、磷和 CKD-

MBD 相关的激素发生异常改变,包括 PTH、25-羟维生素 D(25(OH)D)、1,25-二羟维生素 D(1,25(OH)2D)和其他的维生素 D 代谢产物;成纤维细胞生长因子(FGF-23)和生长激素。在组织水平,发生了维生素 D 受体下调和 PTH 抵抗。骨骼在早期就会发生免疫组织化学异常,并早于矿物质平衡的变化。骨外钙化可能源于矿物质和骨代谢紊乱以及为了矫正这些异常而采取的治疗的结果。矿物质代谢紊乱和 CVD 的相关性拓宽了对于 CKD-MBD 的关注范围,涵盖了矿物质代谢异常、骨异常和骨外钙化。一旦确定了基线值后,随后的检测频率将取决于个体基线值和所选择的干预措施。

证据基础

在一般人群和高危人群的观察性研究中,描述了 eGFR 相对高水平时每个参数的异常情况[367,377,378]。重要的是,钙、磷异常的发生似乎晚于 1,25(OH)$_2$D,25(OH)D 和 PTH 的异常。因此,推荐在 CKD 早期纳入这些参数以评估疾病负担。透析患者高 PTH 合并正常血钙和血磷时死亡率最低。以此为参照组,高血磷合并高血钙死亡风险最高[379],而无论合并高 PTH(RR3.71;95% CI 1.53～9.03;P=0.004),还是低 PTH(RR4.30;95% CI 2.01～9.22;P<0.001)。这种矿物质代谢参数的联合检验的重要性在不严重的 CKD 患者当中没有区别,但

是尚未在非透析人群中检验过。

矿物质代谢的参数有种族差异。一项多中心的队列研究纳入 227 名黑人和 1633 名非黑人早期 CKD 患者。两组患者的 $1,25(OH)_2D$ 水平相似,但是黑人患者的 $25(OH)D$ 水平显著低于非黑人患者,而钙、磷和 PTH 水平显著高于非黑人患者,更易出现高磷血症[380]。在多因素分析中,经过年龄、性别、eGFR、BMI 和糖尿病的校正,黑人患者的 $25(OH)D$ 水平显著低于非黑人患者,PTH 水平显著高于非黑人患者。在对 NHANES 2003 ~ 2004 和 2005 ~ 2006 的 8415 名成人(25% 为黑人,24% 为墨西哥裔美国人)的 $25(OH)D$ 和 PTH 的关系的分析,以及 NHANES 2003 ~ 2004 的 4206 名成人(24% 为黑人和 24% 为墨西哥裔美国人)$25(OH)D$ 和骨密度(BMD)的关系的分析中,Guitierrez 等均发现了显著的种族差异[381]。黑人和墨西哥裔美国人的 $25(OH)D$ 水平显著偏低,PTH 水平显著高于白人(P 值均<0.01)。在白人和墨西哥裔美国人,骨密度显著下降($P<0.01$),同时 $25(OH)D$ 和钙摄入量偏低,而这些情况未见于黑人($P=0.2$)。

国际相关性

黑人和拉美裔人是继发性甲状旁腺功能亢进症的相关性独立于已知的危险因素,提示种族因素可能作用于非白人 CKD 患者的继发性

甲状旁腺功能亢进症。因此,这些参数的检测
需要知晓人口学特征。在不同国家和地区,对
于这些参数的检测能力可能不同,所以,指南的
作者指出定期检测所有参数可能不能在所有辖
区都实现。

对临床实践和公共政策的影响

对于 CKD 患者的"预期"值和治疗阈值目
前仍然没有明确的建议或共识。PTH 和维生
素 D 的检测大大增加医疗成本,并且异常的数
值将导致重复测定。没有数据提示异常指标复
查的有效性和实用性,以及可接受的监测频率。
血磷、血钙的实验室检测相对便宜,但是后续的
治疗和监测可能是昂贵的。目前,将检测频率
的推荐应用于临床实践可能会有问题。

存在争议、困惑或未达共识领域

钙、磷和 PTH 的内在关系,维生素 D 对矿
物质代谢和骨外钙化的潜在影响仍然是临床医
师研究和争议的领域。新近的研究发现 FGF-
23 是维持磷、PTH 和维生素 D 稳态的一个重要
分子,这引发了之前将 PTH 作为关注点的诸多
质疑。维生素 D 治疗是否对部分或所有患者
产生毒性,以及多高的血磷具有病理意义等问
题尚未解决。

儿科注意事项

关于骨健康、生长发育和 CKD 的相关指南在儿童中的应用非常复杂。在确定评估及治疗的目标值时，会出现了许多问题，如年龄相关的正常值的变异，不同年龄、性别、身高的比较，青春期变化等因素。

推荐当涉及儿科情况需参考相关指南时，读者应仔细复习文献，参考以下这两个文件，及其他最新的儿童 CKD 的相关资料。

儿童 CKD-MBD 的主要推荐资料：

- KDOQI CKD 儿童营养临床实践指南（2008更新版[382]）
- KDIGO CKD-MBD 的诊断、评估、预防和治疗临床实践指南[9]

   3.3.2：建议对 GFR<45ml/（min · 1.73m² ）者（GFR 分级 G3b-G5），不常规进行骨密度检查，因为结果可能带来误导或没有帮助。（2B）

原理

本声明的目的是要向临床医师强调，虽然很多老年人进行 BMD 检测，但是当 eGFR 下降时，BMD 的结果可能会有假象，导致治疗不足或者过度。虽然 CKD 患者骨折发生率以及骨折相关的死亡率都有所升高，但是当 GFR<45ml/（min · 1.73m²）时，骨密度并不能可靠地

预测骨折的风险,也不能预测肾性骨病的类型。在此情况下,BMD 检测不能提供本该提供的信息,故不能够以此作为治疗的依据。

证据基础

骨量减少和骨骼微结构的变化在 CKD 早期即可出现,随着 CKD 的进展而加重。因此,CKD 患者骨折的风险升高[383]。骨强度由骨密度和骨质量决定。双能 X 线吸收测量法(DXA)可以检测骨密度,但是不能够确定骨质量(皮质和骨小梁微体系架构)。高分辨外周定量计算机断层扫描(HR-pQCT)显示 CKD 患者的骨皮质和骨小梁微体系架构与健康对照者的异常[384]。DXA 和 HR-pQCT 结果与 CKD 患者发生骨折相关,且随着 CKD 病程的延长,其预测价值有所改善,但是受试者特征曲线分析提示两者均不能预测骨折(曲线下面积 < 0.75)[385]。在一个横断面研究中,上述影像学技术和骨转运指标的联合应用提高了对于骨折的预测性[386]。

对临床实践和公共政策的影响

骨折最主要的风险是跌倒,因此可以通过制定预防跌倒计划以降低跌倒风险。这些计划包括药物回顾、预防体位性低血压、必要时予以心脏起搏器、家庭危险评估和调整、肌力的强化和再训练以及治疗维生素 D 缺乏。

存在争议、困惑或未达共识的领域

骨厚度、股骨颈的骨密度和骨折历史的联合检测可能有助于确定哪些 CKD 患者将从骨折预防策略中获益。尚需前瞻性研究来评估这些参数在预测 CKD 患者骨折风险中的效用。

CKD-MBD 的治疗

钙、磷、维生素 D 和 PTH 紊乱发生于 CKD 病程早期，且与不良预后有关。有关这些指标和其他骨矿物质代谢指标的研究提高了我们对于 CKD-MBD 不良预后的机制的理解。然而，临床研究的结果还不能明确控制这些指标是否可以改善患者的预后。在制定矿物质代谢紊乱的治疗目标的推荐指南时，我们很谨慎地不逾越现有证据。

3.3.3：建议对 GFR<45ml/（min·1.73m²）者（GFR 分级 G3b-G5），维持血磷浓度在当地实验室检查参考值的正常范围内。（*2C*）

3.3.4：GFR＜45ml/（min·1.73m²）患者（GFR 分级 G3b-G5）的最佳 PTH 水平尚不清楚。建议，对 PTH 高于正常上限的患者首先进行高磷血症、低钙血症和维生素 D 缺乏的评估。（*2C*）

原理

血磷增高与死亡率相关，实验数据提示血

239

磷浓度与骨病、血管钙化和 CVD 直接相关。CKD 患者的血磷、血钙和 PTH 浓度具有内在联系。虽然仍缺乏有关控制这些指标与临床预后关系的随机研究，但是系统回顾提示及早控制血磷有助于降低 CKD-MBD 的早期临床事件。类似地，目前也没有足够的证据提示有何特异性磷结合剂能显著影响患者的预后。

证据基础

关于 CKD 患者血钙、血磷及 PTH 与死亡以及 CVD 风险的系统综述表明，血清磷浓度每升高 1mg/dl（0.33mmol/l），死亡风险增加 18%（RR1.18；95% CI 1.12～1.25）[387]。PTH 或血清钙与全因死亡没有相关性（图 19）。在纳入的327 644例患者中，只有16 247例没有接受透析治疗，其中 GFR<60ml/（min·1.73m²）的仅有 8990 例。对于这些患者中，血清磷浓度每升高 1mg/dl（0.33mmol/l），全因死亡升高的风险相似（RR1.29；95% CI 1.12～1.48）。对于所有未接受肾脏替代治疗的 CKD 患者，血清钙浓度和全因死亡无关（RR1.02；95% CI 0.81～1.29）。仅有一项研究提到了钙、磷和 PTH 与心血管死亡的相关性。

多种族动脉粥样硬化研究（MESA）针对439 名 GFR<60ml/（min·1.73m²）的患者进行血清磷浓度与血管和瓣膜钙化相关性的分析。血清磷每升高 1mg/dl（0.33mmol/l），冠状动

脉、胸主动脉、主动脉瓣和二尖瓣钙化的发生率分别增加 21% ($P=0.002$) , 33% ($P=0.001$) , 25% ($P=0.16$) 和 62% ($P=0.007$)[388]。相关的强度不因年龄、种族或者糖尿病而有区别。校正血清 PTH 和 $1,25(OH)_2D$ 浓度也不影响其相关强度。

影响胃肠道吸收磷的因素包括 $1,25(OH)_2D$ 、食物中磷的含量、磷的生物利用度和磷结合剂（天然的和处方的）。饮食中磷的来源是富含蛋白质的食品，如乳制品、肉类、鱼、豆类、坚果、巧克力和无机磷添加剂，例如在碳酸饮料中。在非素食的西方饮食中，一半以上的磷来自于动物性蛋白。虽然植物的磷含量高于动物，但它经过胃肠道吸收的生物利用度较低[389]。无机磷添加剂生物利用度最高。大量在中度 CKD 患者中的临床研究提示控制饮食中的磷和蛋白质对于控制继发性甲状旁腺功能亢进和 CKD 的进展的益处[390]。少数研究评价限制饮食中的磷对骨病或血管钙化的影响，仅有一篇提到了生存率。在血透患者中，事后分析表明更严格的限制饮食中的磷与较差的营养指标及营养补充品需求增加相关[391]。有趋势表明宽松的磷酸盐管理与较高的生存率有关，在不进行特意限磷和限磷 1001~2000mg/d 的患者中达到了统计学差异。这提示医生需注意限磷带来的蛋白质能量营养不良的问题。因此限磷的方法非常重要。

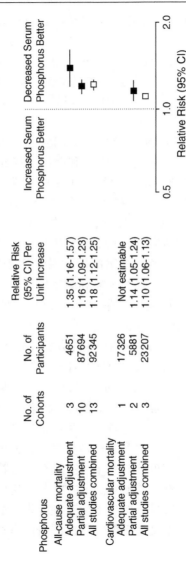

Phosphorus	No. of Cohorts	No. of Participants	Relative Risk (95% CI) Per Unit Increase
All-cause mortality			
Adequate adjustment	3	4651	1.35 (1.16-1.57)
Partial adjustment	10	87 694	1.16 (1.09-1.23)
All studies combined	13	92 345	1.18 (1.12-1.25)
Cardiovascular mortality			
Adequate adjustment	1	17 326	Not estimable
Partial adjustment	2	5881	1.14 (1.05-1.24)
All studies combined	3	23 207	1.10 (1.06-1.13)

Parathyroid hormone	No. of Cohorts	No. of Participants	Relative Risk (95% CI)
All-cause mortality			
Adequate adjustment	1	17 326	Not estimable
Partial adjustment	3	83 732	1.01 (0.99-1.03)
All studies combined	4	101 058	1.01 (1.00-1.02)
Cardiovascular mortality			
Adequate adjustment	1	17 326	Not estimable
Partial adjustment	1	5041	Not estimable
All studies combined	2	22 367	1.05 (0.99-1.11)

Relative Risk (95% CI)

0.5　　1.0　　2.0

Increased Serum Parathyroid Hormone Better　　Decreased Serum Parathyroid Hormone Better

图 19. 血磷, PTH 和钙水平与全因死亡及心血管死亡风险关系小结。PTH, 甲状旁腺激素

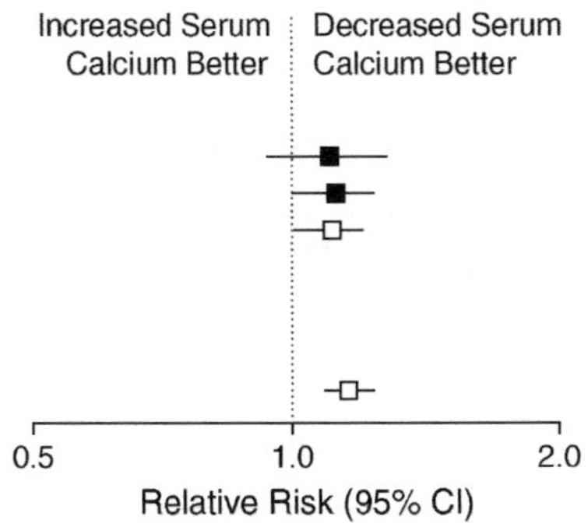

血清磷每升高 1mg/dl, 血清 PTH 每升高 100pg/ml 及血清钙每升高 1mg/dl 时的全因死亡, 心血管死亡和非致死性心血管事件的风险。这里没有提供单个队列研究的数据。CI, 置信区间

表 29 详细比较了临床现有的磷结合剂的费用。这些药物经观察性研究或临床试验证实有效。尚无关于患者预后，如死亡率的数据。

表 29. 临床常用的磷结合剂及价格排名

药品	每日剂量	临床经验和证据基础	花费排名*
氢氧化铝	1.425 ~ 2.85g	在 CKD 和 ESRD 患者中有大量临床经验，没有与安慰剂对比的 RCT 研究。长期使用造成铝在骨骼和神经组织沉积，避免了使用钙剂	1
枸橼酸钙	1.5 ~ 3g	在 ESRD 患者中临床试验证据有限。磷的下降和钙的升高均为剂量依赖	2
碳酸镁	0.7 ~ 1.4g（加碳酸酸钙 0.33 ~ 0.66g）	ESRD 患者中有短期 RCT 证据，较少发生高钙血症	3
醋酸钙和碳酸镁复方制剂	醋酸钙 435mg 及碳酸镁 235mg，每天 3 ~ 10 片	ESRD 患者中有短期 RCT 证据，较少发生高钙血症	3
碳酸钙	3 ~ 6g	在 CKD 和 ESRD 患者中有大量临床经验，与安慰剂相比的 RCT 证据有限。磷的下降和钙的升高均为剂量依赖	4

续表

药品	每日剂量	临床经验和证据基础	花费排名[*]
醋酸钙	3~6g	在 ESRD 有量模临床经验;有与其他磷结合剂对比的 RCT 证据。磷的下降和钙的升高均为剂量依赖,但弱于碳酸钙	4
碳酸镧	3g	大规模前瞻性队列研究的证据,有与其他磷结合剂对比的 RCT 证据。避免了钙的使用,有在骨和其他组织潜在沉积的可能性	5
盐酸思维拉姆	4.8~9.6g	在 ESRD 有大规模前瞻性队列研究的证据;有与其他磷结合剂对比的 RCT 证据;替代终点和以病人为中心的预后,避免了钙的使用	6
碳酸思维拉姆	4.8~9.6g	有与其他磷结合剂对比的 RCT 证据;与盐酸司维拉姆等效性研究,避免了钙的使用	6

缩写:CKD,慢性肾脏病;ESRD,终末期肾脏病;RCT,随机对照研究

   * 以英国购买氢氧化铝为例,平均花费为 51 英镑/年,相当于 84 美元/年。在英国,碳酸镧和思维拉姆的花费比氢氧化铝高 38~42 倍,含钙和镁的磷结合剂比氢氧化铝高 5~7 倍(所有药品花费来自于 2011 年英国国家处方目录)

表中按照相对花费的顺序列出多种磷结合剂。不同的国家和地区可获得的药物种类和所需费用各有不同。

一份考克兰荟萃分析纳入 60 个 RCT 或半随机对照研究（7631 例参与者），评价了 CKD 成人中不同磷结合剂的效果[392]。作者总结指出与安慰剂对比，所有磷结合剂都降低了血清磷浓度，但是目前的数据不支持新型不含钙的磷结合剂在改善患者预后，例如 CKD 患者的全因死亡率和心血管终点事件方面具有更多优势。

国际适用性

不同国家使用着不同的磷结合剂。因此，在这个声明中推荐某个具体的药物是不可能的。相似地，饮食摄入磷的量在世界各地有所不同，使这个问题在不同的地区意义不同。检测特异性激素（PTH 和维生素 D）价格昂贵，目前可能还缺乏预算。

对临床实践和公共政策的影响

现有的数据支持预防 CKD 患者的高磷血症及继发性甲状旁腺功能亢进症。在没有高钙血症时，没有指征处方低成本效益比的非含钙磷结合剂。对尚未接受透析治疗的 CKD 患者，目前的数据未明确与死亡率或心血管事件降低相关的血清钙和 PTH 浓度，因此不

足以制定血清钙和 PTH 的推荐目标值。PTH
和维生素 D 检测的变异仍然是个问题,但不
在本文的讨论范围之内。建议医师和卫生管
理者在制定管理目标或治疗阈值时应当意识
到这个问题。

存在争议、困惑或未达共识领域

根据上述意见,有关需干预的实验室数值
的水平、干预的类型和靶目标值的证据仍然
存在问题。因此,有关治疗的推荐也同样存
在问题。另外,因地区和资源不同,临床实践
也有所不同。目前,比较实用的办法是考虑
症状与化验指标的相关性、并据此讨论实验
室检查的异常范围。非专科医师最好请教当
地专科医师。

在编写此 CKD 指南的时候,KDIGO 还没
有就此问题进行更新。我们已经尽力平衡非
CKD 人群中的相关指南。我们已尝试平衡非
CKD 人群中现有的知识和已发表的声明。

需要澄清的问题和关键点

需要进行临床试验,如补充维生素 D、限磷
饮食、磷结合剂、拟钙剂与安慰剂的对比,以阐
明对患者水平预后的影响,例如 CKD 患者的死
亡率和心血管疾病的发病率。

维生素 D 水平的检测仍是个问题,价格昂
贵,在此并不提倡。

CKD 患者维生素 D 的补充和双磷酸盐药物的应用

3.3.5：建议，在没有可疑或明确维生素 D 缺乏的情况下，不常规给非透析 CKD 患者处方维生素 D 或其类似物以抑制 PTH 升高。(2B)

原理

本声明旨在强调缺乏可靠的数据支持在非透析 CKD 患者中检测维生素 D 水平和治疗维生素 D 缺乏。本声明要求临床医师全面评估患者个体状况。国际公认的维生素 D 缺乏的定义是血维生素 D 浓度 <20ng/ml（<50nmol/l）。25（OH）D 水平降低在非透析 CKD 患者中很常见；至少有 12%~15% 的 CKD 患者的维生素 D 水平 <15ng/ml（<37nmol/l），在 GFR 较低的患者中、在收容所的个体、高龄以及某些特定种族中，其发生率更高。随着 CKD 进展，$1,25(OH)_2D$ 的水平进行性下降，与高 PTH 浓度密切相关。在维生素 D 缺乏的患者中，补充维生素 D 可以提高骨密度和肌力，减少骨折和跌倒风险，降低 PTH 水平。在没有维生素 D 缺乏时，还没有证据显示维生素 D 或其相关化合物可以改善死亡率或心血管预后。

证据基础

大量的数据支持在一般人群和 CKD 人

群中,25(OH)D 缺乏由多因素造成[367,393]。除了 25(OH)D 缺乏,随着 GFR 分级的降低,1,25(OH)$_2$D 缺乏的患病率逐渐升高,并早于 25(OH)D 缺乏(图 20)。

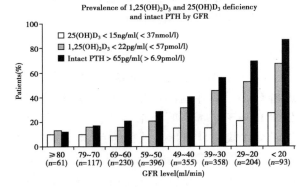

Prevalence of 1,25(OH)$_2$D$_3$ and 25(OH)D$_3$ deficiency and intact PTH by GFR

图 20. 1,25(OH)$_2$D$_3$,25(OH)D$_3$ 缺乏和继发性甲旁亢在不同 GFR 的患病率。GFR,肾小球滤过率;PTH,甲状旁腺激素

25(OH)D 水平和 1,25(OH)$_2$D 水平没有关系,但是 1,25(OH)$_2$D 缺乏与 PTH 浓度密切相关。特别需要注意的是,当 GFR<60ml/(min·1.73m^2)时,尿 ACR 增高与 1,25(OH)$_2$D 的水平降低相关。

很多队列研究均分析了 25(OH)D 和 1,25(OH)$_2$D 水平降低与全因死亡和心血管死亡之间的关系,说明了这些激素缺乏的潜在危害[393,394]。

尽管与死亡率相关,系统综述显示在非透

析 CKD 患者中,补充维生素 D 仅仅改善生化指标的终点。一系列的文献[395,396]试图总结在非透析 CKD 患者中,维生素 D 治疗对于生化指标、骨骼、心血管和死亡预后的有效性。虽然可以显著降低血清 PTH 浓度,但没有发现可以改变死亡或透析风险的维生素 D 化合物的配方、给药途径或用药方案。没有研究对 CVD、骨病或死亡相关的预后进行评价。

国际适用性

维生素 D 缺乏在一般人群和 CKD 人群中的重要性已被充分认识。受文化和环境因素影响,某些人群更容易发生维生素 D 缺乏;全球维生素 D 缺乏的患病率为 25% ~ 60%。高危地区的 CKD 人群可能更容易发生。肾功能的丧失和维生素 D 缺乏加剧的内在关系尚不清楚。

对临床实践和公共政策的影响

补充维生素 D 改善生化指标终点的效果与活性维生素 D 类似物等同,而花费更低,副作用更少。血清 25(OH)D 的检测价格昂贵,在没有新证据之前,仅需对缺乏维生素 D 的 CKD 患者补充维生素 D。除非了出于教学或科研目的,没有必要常规检测维生素 D 的水平。

存在争议、困惑或未达共识领域

在 CKD 不同的阶段,维生素 D 的剂量、配方、治疗靶目标范围、频率、给药途径和安全性仍有待确定。

3.3.6:建议,对 GFR<30ml/(min · 1.73m²)(GFR 分级 G4-G5)且没有强烈临床指征的 CKD 患者,不处方双磷酸盐类药物。(*2B*)

原理

在 CKD 人群中,双磷酸盐类药物的风险效益比还未得到很好的研究。双磷酸盐类药物治疗的指征包括骨质疏松、接受糖皮质激素治疗、恶性疾病和 Paget's 病。对伴有骨质疏松和/或有骨折风险、GFR>60ml/(min · 1.73m²)的 CKD 患者,GFR 30～60ml/(min · 1.73m²)伴正常 PTH、骨质疏松和/或有骨折风险的 CKD 人群,治疗应和普通人群一样(有可能需要调整剂量,详见表 30)。

在 GFR 较低[<30～35ml/(min · 1.73m²)]的 CKD 人群中,正确诊断骨质疏松变得越来越复杂,在考虑使用双磷酸盐类药物之前,需要排除其他类型的肾性骨病,因为治疗策略有所不同。对于缺失动力性骨病的患者,常见于较低 GFR 组,目前还没有证据证明双磷酸盐类药物对于骨强度或血管钙化治疗的优劣。

证据基础

双磷酸盐类药物增加骨密度,降低骨转运,降低脆性骨折的风险。静脉注射双磷酸盐制剂的生物利用度是 100%,口服制剂只有 1% ~ 5%。大约 50% ~ 80% 的双磷酸盐被骨吸收,剩余的 20% ~ 50% 从尿中以原形排出。虽然口服双磷酸盐类药物在 GFR 15ml/(min · 1.73m^2)的人群中没有显示对肾功能的不良影响,但是对临床试验数据的事后分析显示,在 GFR 低于 30ml/(min · 1.73m^2)时,其安全性和有效性没有到很好验证。静脉注射双磷酸盐类药物可能会有肾毒性,特别是快速注射(表 30)[9,397,398]。因此,出于患者安全的考虑,本声明限制在肾功能异常的患者中使用双磷酸盐类药物。

国际适用性

由于成本和临床实践的差异,双磷酸盐类药物在世界范围内的使用各不相同。因此,本声明可能在不同辖区适用性不同。

对临床实践和公共政策的影响

双磷酸盐类药物广泛应用于发达国家,特别是在是容易出现不同程度肾功能不全的老年女性。是否需要停药是个问题。应监督该药的临床使用,理解本指南在人群中的意义,明确可

表 30. 双磷酸盐类药物和 CKD 的数据总结

药品	指征	剂量、频率和用药途径	CKD 的特殊问题和临床试验的提示
阿仑磷酸钠	绝经后骨质疏松 使用糖皮质激素	每日 10mg,口服 每周 70mg,口服	GFR<35ml/(min · 1.73m^2):不推荐; 在 CKD 没有特异性的不良事件报道
氯屈磷酸	恶性肿瘤性骨病	每日 1.6～3.2g,口服	GFR<10ml/(min · 1.73m^2):禁忌使用; GFR 10～30ml/(min · 1.73m^2):剂量减半
依替磷酸钠	绝经后骨质疏松 使用糖皮质激素 Paget's 病	每日 400mg 共 14 天,口服 每日 5～10mg/kg 共 6 个月	轻度肾损害:减量应用; 中度或重度肾损害:避免应用; CKD 没有数据

254

续表

药品	指征	剂量、频率和用药途径	CKD 的特殊问题和临床试验的提示
伊班膦酸钠	恶性肿瘤性骨病 绝经后骨质疏松	每月 150mg，口服 每 3 个月静脉使用 3mg	GFR<30ml/(min·1.73m²)：不推荐；无专门针对 CKD 的不良事件报道
帕米膦酸	恶性肿瘤性骨病 Paget's 病	静脉使用单一剂量 15~60mg；每周静脉使用 30mg，共 6 周	GFR<30ml/(min·1.73m²)：避免应用；有导致 AKI 的报道
利塞膦酸钠	绝经后骨质疏松 使用糖皮质激素 Paget's 病	每日 5mg，口服；每周 35mg，口服	GFR<30ml/(min·1.73m²)：禁忌使用；无专门针对 CKD 的不良事件报道

续表

药品	指征	剂量、频率和用药途径	CKD 的特殊问题和临床试验的提示
替鲁磷酸钠	Paget's 病	每日 400mg 共 3 个月	CrCl<30mL/min：禁忌使用；CKD 没有数据
唑来磷酸	恶性肿瘤性骨病 绝经后骨质疏松 Paget's 病	静脉使用单一剂量 4~5mg	GFR<30mL/(min·1.73m²)：避免；GFR<60mL/(min·1.73m²)：随肾功能下降需减量；CKD 没有数据，在非 CKD 中有 AKI 的报道

缩写：AKI，急性肾损伤；CKD，慢性肾脏病；CrCl，肌酐清除率；GFR，肾小球滤过率

能获益的人群。

存在争议、困惑或未达共识领域

尽管有以上顾虑,来自美国基本保健的数据表明双磷酸盐类药物的处方在 CKD 患者中很普遍。甚至在 GFR<30ml/(min·1.73m²) 的患者中,双磷酸盐类药物的使用也不少于非 CKD 人群[399]。在此研究中,接受双磷酸盐类药物治疗的 CKD 患者比接受活性维生素 D 治疗的患者多将近 7 倍。一项关于英国肾脏保健中心的 CKD 人群的数据分析同样显示,该治疗的有效性和安全性并不确定[400]。接受双磷酸盐类药物治疗的患者中有一半 GFR<30ml/(min·1.73m²)。相反,在 GFR 较高、已诊断骨质疏松的患者中,50% 没有使用双磷酸盐类药物。

需要澄清的问题和关键点

需要进一步的研究明确双磷酸盐类药物对于已存在骨低转运状态的患者的骨骼及血管钙化的作用。

3.4　酸中毒

随着 GFR 的下降,CKD 人群中代谢性酸中毒的患病率呈进行性升高,严重程度逐渐加重(表 27)。在初期,肾脏对于排酸的调节可以预防血清碳酸氢根浓度下降,但当 GFR 继续下降,一般低于 40ml/(min·1.73m²) 时,代谢性酸中毒就发生了。

3.4.1：建议，除非有禁忌，对血清碳酸氢根浓度<22mmol/l 的 CKD 患者，给予口服重碳酸盐治疗，以使血清碳酸氢根浓度维持在正常水平。(*2B*)

原理

血清碳酸氢根浓度小于 22mmol/L 与 CKD 进展和死亡风险的增加相关。相反，血清碳酸氢盐浓度大于 32mmol/L 也增加死亡的风险，且与肾功能水平无关。小样本研究表明在 CKD 人群中补碱治疗可以延缓 CKD 进展，改善营养状态。本声明反映了口服补充碳酸氢盐以维持血清碳酸氢盐浓度在正常范围的潜在益处，但是使用"建议"这个词反映了缺乏支持该声明有力的循证基础。

证据基础

慢性代谢性酸中毒与蛋白质分解代谢增加、尿毒症骨病、肌肉消耗、慢性炎症、糖代谢受损、心功能不全、CKD 进展和死亡率增高等有关[401-410]。首先提出治疗酸中毒的益处的是 Richard Bright[411]，之后是 Arthur Osman[412]，Lyon 等又进行了进一步研究。他们在 17 例中度肾衰竭的病人中进行了补充碳酸氢盐的交叉试验，表明补碱治疗可以保护肾功能[413]。Rustom 等在 11 名轻/中度肾损伤[平均[51]Cr-EDTA GFR 46.2±6.0ml/(min·1.73m^2)]和蛋白尿(3.2±

0.8g/24h)的人群中描述了口服碳酸氢钠后，近端肾小管分解代谢和肾小管损伤指标的降低[414]。他们建议口服碳酸氢钠以保护近端肾小管，延缓肾脏病进展。Mathur 等将 40 名轻/中度 CKD 患者随机分组，给予口服碳酸氢盐（1.2mEq/kg 体重）或安慰剂治疗共 3 个月，显示纠正代谢性酸中毒显著抑制血尿素的升高[415]。一个较大的研究，随机入组 134 名中重度 CKD 成人患者（CrCl 15 ~ 30ml/（min·1.73m^2）），他们的血清碳酸氢根浓度为 16 ~ 20mmol/l。给予口服碳酸氢钠（1.82±0.80g/d）或常规治疗，历时 2 年[416]。主要终点是肾功能的下降速度、肾功能快速下降（>3ml/（min·1.73m^2））和 ESRD［CrCl<10ml/min（<0.17m/s）]的比例。次要终点是每日蛋白质摄入量（DPI）、标准化蛋白氮呈现率、人血白蛋白和上臂肌围。服用碳酸氢钠组的血清碳酸氢根浓度显著增高。与对照组相比，除了钠负荷外，在血压控制、降压药物和袢利尿剂的使用、因心衰住院方面没有差异。碳酸氢钠组 CrCl 的下降显著低于对照组（5.93 vs. 1.88ml/（min·1.73m^2），$P<0.0001$），较少发生肾功能快速进展（9% vs. 45%，RR 0.15；95% CI 0.06 ~ 0.40；$P<0.0001$），较少发展至 ESRD（6.5% vs. 33%，RR 0.13；95% CI 0.04 ~ 0.40；$P<0.001$）。营养参数也有显著改善。一个非随机研究以 30 名高血压肾病患者与 29 名对照为研究对象。试验组

口服枸橼酸钠 2 年,相当于补充碳酸氢盐 1mmol/(kg·d)[417]。基线人口学数据、收缩压、静脉碳酸氢根水平或者肾功能在两组间均没有统计学差异。所有研究对象在整个研究中,均服用血管紧张素转化酶抑制剂,且这两组在试验前 6 个月的入组期中,血压控制水平相似。在口服枸橼酸钠组,尿内皮素-1 的和 N-乙酰-β-D-氨基葡萄糖苷酶均随着 GFR 下降而显著下降。治疗 24 个月后,口服枸橼酸钠组 GFR 下降的速度显著慢于对照组。

国际适用性

补碱对于 CKD 患者是一个有前景、低成本高效益的治疗方式,药品对所有人群都易于得到。不同人群或国家酸中毒的患病率尚不知晓。

对临床实践和公共政策的影响

使用碳酸氢钠或碳酸钙作为碱剂的来源,对大多数的医疗实践或司法管辖区不会造成经济负担。

存在争议、困惑或者未达共识的领域

CKD 患者补碱治疗的一个顾虑是碳酸氢钠或枸橼酸钠可能导致的钠负荷增加。在一个交叉试验中,比较了 10 例严重的 CKD 患者 [CrCl 2.5~16.8ml/min(0.04~0.28ml/s)] 服用 200mmol/d 的碳酸氢钠和 200mmol/d 氯化钠的影响。在极低钠饮食的基础上,氯化钠组体重和血压升高,而碳酸氢钠组没有[418]。后续的随访研究表明,如果饮食中的氯化钠接近了最大的耐受量,补充碳酸氢钠的同时应减少氯化钠的摄入以维持钠平衡[419]。由于缺乏大型和长期的临床试验,许多人对此推荐仍心存疑虑。希望每一名医师都意识到这个问题的争议所在,而不是不做评论。

免责声明

出版商、编辑委员会和 ISN 尽力避免该杂志中相关数据、意见和陈述的不准确性和误导性,但是同时声明该文章和宣传中的数据和意见应该由作者、版权所有者以及宣传者负责。相应地,出版商、编辑委员会和 ISN 以及他们的雇员、官员和代理不承担由于相关数据、意见和陈述的不准确性和误导性导致的任何后果。尽管已经尽力确认药物剂量和其他数字的准确性,但是建议读者在涉及新方法或技术应用的药物剂量时,需要结合药物生产商出版的相关说明。

第 4 章 CKD 的其他合并症:心血管疾病 CVD,药物剂量,患者安全,感染,住院和调查 CKD 合并症的说明

本章重点阐述影响 CKD 患者预后的一系列重要主题。主要包括 CVD,对 CVD 检测结果的解读,感染、疫苗接种,住院,药物使用以及病人的安全。该章节主要是为了帮助临床医生理解 CKD 患者化验检查及用药的特殊之处,并提醒临床医生,一些用以诊断及评估疗效的常用检验方法在 CKD 患者中并不适用。评估所有检查方法在不同 CKD 人群中的敏感性、特异性不在本指南及证据复习的范围内,但是视其为今后的研究方向。

4.1 CKD 和 CVD

基于人群的研究显示,GFR 低于 60ml/(min·1.73m²) 或尿检存在白蛋白尿时,死亡风险增加,心血管死亡率升高。这用传统的危险因素无法解释。较晚期的 CKD 患者,包括年轻的患者,存在与高病死率相关的 CKD 特异的危险因素。CKD 患者发生心血管事件多于进展至终末期肾脏病(ESRD)的几率,发生急性心肌梗死(MI)后预后更差,发生反复心肌梗死、心衰以及猝死的风险更高。对于心血管可控危险因素的管理,如改善血压,控制血糖,也能延缓 CKD 的进展。

4.1.1:推荐,应将所有 CKD 患者视为 CVD 风险增高人群。(1A)

原理

本声明反映了 CKD 患者 GFR 以及白蛋白尿分级与 CVD 风险之间强烈而独立的相关关系。该声明适用于成年及儿童患者。

证据基础

大宗队列研究显示,经过已知 CVD 危险因素、CVD 病史及蛋白尿校正后,CVD(ACS,卒中,心衰和心源性猝死)与 CKD 不同 eGFR 分级之间仍存在独立的强相关。eGFR 45 ~

59ml/(min · 1.73m²)的患者,CVD 风险增加 43%,eGFR 低于 15ml/(min · 1.73m²)的患者,CVD 风险增加 343%[58]。GFR 分级为 G5 的患者[GFR<15ml/(min · 1.73m²)]发生 CVD 事件的风险最高,但是 GFR 分级为 G3a-G3b[GFR <30 ~ 59ml/(min · 1.73m²)]的人群基数大,所以该期 CVD 事件更多[420]。CKD 患者发生 CVD 事件的年龄较轻,提示 CKD 加速 CVD 的发生[421]。急性 CVD 事件的预后与 GFR 水平相关,在 eGFR 低于 45ml/(min · 1.73m²)时,死亡率显著上升。

　　白蛋白尿与高血压持续时间及严重程度,血脂谱异常如总胆固醇、甘油三酯、脂蛋白(a)升高和高密度脂蛋白降低[425],凝血功能异常有关。尿蛋白量越大,死亡及心肌梗死风险越高[426],且与 eGFR 水平无关。多项研究证明,糖尿病患者较低水平的白蛋白尿与 CVD 风险升高有关,且独立于肾功能。而人群研究中非糖尿病个体即使是小量的蛋白尿也与 CVD 风险升高有关。在第三次哥本哈根研究中,微量白蛋白尿患者冠心病风险升高,此现象不受年龄、性别、肾功能、糖尿病、高血压以及血脂水平影响[427]。慢性肾脏病预后协作组(Chronic Kidney Disease Prognosis Consortium)发现在普通人群中,当尿蛋白肌酐比值(ACR)高于 30mg/g(3mg/mmol)时,心血管死亡率升高[4]。心脏预后预防评估研究(HOPE)数据分析显示,无论是否存在糖尿病,任何程度的白蛋白尿均是心血管事件的危险因素[428]。HUNT2 研究[429] 及在左心室肥厚(LVH)的患者中进行的氯沙坦减少高血压终点事件研究(LIFE)[430]也证实,对于心血管风险而言,尿白蛋白没有下限。HUNT2 研究提示对于心血管死亡,白蛋白尿与 eGFR 降低这两个危险因素有协同作用。在所有年龄组,尤其是在 70 岁以上的患者中,联合使用 ACR 及 eGFR 两个指标可改善心血管危险分层[429]。

在 MDRD 研究 GFR 分级为 G3a-G4[GFR <15~59ml/(min・1.73m^2)]的患者队列中,尤其是老年患者,cystatin C 水平与全因死亡及心血管死亡呈强相关[431]。MESA 及心血管健康研究(CHS)的数据分析显示,使用基于 cystatin C 的公式诊断的 CKD 患者,其 CVD、心衰以及 CKD 进展的预后最差[432]。

LVH 是公认的能够反映靶器官损伤的指标,常见于 CKD 患者,与 CKD 患者心血管死亡率升高相关[360]。重视 CKD 特异的危险因素的作用,尤其是对 CKD 分期较晚的病人[GFR <30ml/(min・1.73m^2)]的影响,并尽可能纠正非常重要。贫血被认为对 CKD 患者早期发生 CVD 有特殊的作用。尽管治疗贫血有利于改善患者的一般状况并提高活动耐力,数项纠正贫血的随机对照研究(RCT)结果提示完全纠正 GFR 降低[<60ml/(min・1.73m^2)]患者的贫

血反而没有益处。包含 9 项 RCT 研究的荟萃分析提示,Hb 目标值越高,患者的死亡率越高,血压控制越差。这个结果与 CKD 的分期无关[433,434]。伴有 LVH,即提示存在靶器官损伤的患者,占使用 β 促红素早期治疗贫血对降低心血管风险的研究(CREATE)患者的 47%。其中 Hb 目标值高者,心血管预后尤为不佳[435]。

早期肾脏病评估研究(SEEK)发现,1,25-$(OH)_2$-维生素 D 降低与低 PTH 降低可发生于 CKD 早期,但血钙、血磷往往可保持正常水平直至 eGFR 下降至 40ml/(min · 1.73m^2)[367]。一项 CKD 患者的前瞻性研究发现高血磷与心血管死亡风险相关,并认为二者之间的关系与维生素 D 水平下降有关[436]。

儿科注意事项

大多数关于儿科肾脏病患者心血管患病率及死亡率风险升高的数据及证据源于 ESRD 人群(透析和肾移植患者)[437-440],但是目前认为,与心血管预后相关的因素大部分或全部出现于较早阶段。事实上,美国心脏病协会公布的降低儿童心血管风险的指南中将所有 CKD 儿童分层为最高危[441]。

Wilson 等人基于 CKiD 试验的资料,在 586 名根据碘海醇法测定 GFR 诊断的轻中度 CKD 儿童亚组中发现四个传统的心血管危险因素(高血压,血脂异常,糖代谢异常,肥胖)的发生率非常高。对所有变量齐全的 250 名儿童(GFR 中位数为 45.2ml/(min · 1.73m^2)[四分位间距(IQR)34.6~58.2]的横断面分析显示,高血压、血脂异常、肥胖的患病率分别为 46%、44%、21% 和 15%。高甘油三酯血症达 33%。一个危险因素都没有的患者只占 26%。具有一项、两项、三项和四项危险因素的比例分别为 39%、22%、11% 和 2%。即使把研究对象限制在偏瘦组的范围,即 BMI<85 百分位,以上这些危险因素的发生率仍高。在偏瘦组患者中,存在 2 项或 3 项心血管危险因素的比例分别有 20% 及 2%,出现葡萄糖代谢异常的占 12%。多元回归分析显示作为 CKD 病因之一的肾小球疾病以及肾病范围的蛋白尿与存在心血管危险因素相关。OR 分别为 1.96[95% 置信区间(CI)1.04~3.72]和 2.04(95%CI 0.94~4.43)。

作为反映血管损伤的替代指标,颈动脉内-中膜增厚及脉搏波速度改变在 CKD 儿童中发生率增加[443,444]。

最近来自 Mitsnefes[445] 和 Shroff[446] 的两篇综述对 CKD 儿童复杂的 CVD 病生理机制有深入讨论。两篇文章提出并讨论了这个群体中传统的以及 CKD 特异的心血管危险因素的病生理机制。

4.1.2:推荐,对 CKD 患者缺血性心脏病的治疗力度不应因合并 CKD 而减弱。(*1A*)

4.1.3:建议,除非出血风险增加,应该给予有动脉粥样硬化风险的成人 CKD 患者抗血小板治疗。若存在出血风险,则需要与

心血管获益进行权衡。(*2B*)

原理

该声明反映有越来越多的证据显示控制传统的危险因素有助于减少 CKD 患者的 CVD 风险。对 CKD 患者,不必改变或弃用常规的筛查及治疗。针对 CKD 人群的研究还不充分,但根据纳入大规模人群研究的 CKD 患者的结果,改善 CVD 危险因素的原理和普通人群是类似的。需要改善以下危险因素:

1. 戒烟

2. 运动

3. 减轻体重至理想目标

4. 调脂治疗。目前发现,不同水平低密度脂蛋白胆固醇(LDL-C)的 CKD 成人,应用他汀类药物治疗,可获得基本一致的 CVD 风险下降。

5. 血糖控制,HbA1C<7%(53mmol/L)。

6. 血压控制至<140/90mmHg。对 CKD 患者,根据蛋白尿水平,血压控制在 < 130/80mmHg(详见指南 3.1.4 及 3.1.5)。

7. 阿司匹林可用以二级预防,但不用于一级预防。

8. 个体化制定贫血治疗的目标(详见 KDIGO CKD 贫血临床实践指南[11])。

证据基础

由于心功能、肾脏灌注、动脉粥样硬化和肾

小球硬化之间相互关联,心血管健康终将影响"肾脏健康"。其中复杂的生物学机理不在本指南范围之内,但可通过后面列出的参考文献获得相关细节。

来自普通人群的证据显示戒烟降低心血管风险。在 CKD 人群中,有证据显示吸烟与肾脏病进展相关,然而没有资料支持戒烟与延缓肾脏进展相关[447]。

CKD 患者肌力下降,有氧运动量减少。尚未透析的患者,运动锻炼有助于改善机体功能及血压[448]。

肥胖的 CKD 患者减重可降低 GFR 下降速率、尿蛋白及血压[354]。

心肾保护研究(SHARP)[449]是迄今为止在 CKD 患者中进行的最大 RCT。结果显示,与安慰剂相比,应用固定剂量的辛伐他汀及依折麦布可使动脉粥样硬化事件下降 17%。这是一个全球范围进行的国际性研究,研究对象超过 9000 人,其中包括了 eGFR 低于 60ml/(min · $1.73m^2$)、年龄大于 40 岁的患者。该研究的降脂方案安全有效。然而尚未明确 CKD 患者中血脂目标。应按照目前对高危人群的建议制度治疗方案。

本文撰写时,KDIGO 慢性肾脏病血脂管理的临床实践指南正在筹备中。简言之,正在起草的指南的内容包括如何对 50 岁及以上动脉粥样硬化疾病高危患者(无论 LDL 水平)进行降脂治疗。这项指南尚未完稿,感兴趣的读者有望在 2013 年看到它的正式发表(现已发表)。

高血压最佳治疗研究(HOT)[450]的事后分析证实 CKD 及高血压患者服用阿司匹林的益处。Jardine 等人报道每 1000 例 eGFR<45ml/(min·1.73m^2)者服用阿司匹林 3.8 年,可预防 76 次主要心血管事件及 54 次全因死亡,但也会有 27 次严重出血事件发生,结论是服用阿司匹林的获益大于出血风险。氯吡格雷被用作阿司匹林的替代药物,但是有证据表明 CKD 与血小板反应增强相关,CKD、糖尿病及 CVD 患者中存在对氯吡格雷的抵抗[451]。氯吡格雷减少观察期事件的研究(CREDO)指出轻中度 CKD 患者可能得不到非 CKD 患者使用氯吡格雷的益处。与服用安慰剂相比,肾功能正常的个体服用氯吡格雷 1 年显著减少死亡、心肌梗死或中风的发生(10.4% vs.4.4%,P<0.001)。而轻中度 CKD 患者,氯吡格雷组与安慰剂组间没有显著性差异(轻度:12.8% vs.10.3%,P=0.30;中度:13.1% vs.17.8%,P=0.24)。氯吡格雷组严重出血或轻微出血的风险比值比增加,但不同肾功能之间没有差异[452]。

国际适用性

尽管 CKD 患者与 CVD 风险增加的相关性很明确,许多指南中也都作出阐述,但在很多评估工具中并未纳入 CKD。种族和地域特异的工具仍存在缺陷。

美国国家胆固醇教育计划第三次报告

(NCEP Ⅲ)的评估工具中不包括 CKD。欧洲心
脏病学会第四次联合工作组提出 eGFR 低于
$60ml/(min \cdot 1.73m^2)$ 及白蛋白尿增加 CVD 风
险,但并未量化该风险,也未将 CKD 纳入系统
冠 脉 风 险 评 估(SCORE)中[453]。在 英 国,
QRISK®2 在线工具只纳入 CKD“是”或“否”这
一项,但不能输入 eGFR 数值或蛋白尿情况[454]。
英国学会联和会(Joint British Societies)指南认
为蛋白尿是靶器官损害的表现之一,10 年内可
增加 20% 的 CVD 风险[455]。

美国-中国心血管与心肺流行病学联合研
究(USA-PRC Study)在评估中国成人的心血管
风险时未将 CKD 作为危险因素[456]。需要注意
的是在这个人群中,卒中是最主要的 CVD。一
项对 25 个风险评估工具进行的综述只有 2 个
来自于亚洲人群[457]。然而亚洲人群中 GFR 分
级和 CVD 事件之间的联系甚为突出,比如日本
Gonryo 研究[458]。在日本普通人群中进行的一项
前瞻性研究证实 GFR 降低,血肌酐升高及蛋白
尿与心血管死亡,特别是卒中的相关性[459]。在
中国 50 岁以上的病人,不管是已有 CVD 或者
存在 CVD 高危因素,34% 的患者 eGFR<60ml/
$(min \cdot 1.73m^2)$。eGFR<45ml/$(min \cdot 1.73m^2)$
是全因死亡及心血管死亡的独立预测因子[460]。
来自北京的一项基于人群的研究,纳入 2353 名
40 岁以上者,eGFR<90ml/$(min \cdot 1.73m^2)$ 与
CVD 风险增加有关。在每个 CKD 分级中,卒
中的发生率均高于心肌梗死[461]。

在印度,2 型糖尿病患病率的升高带动CKD 患病率上升,这二者均与心血管风险升高相关。印度北部某门诊 CKD 病人的资料显示,28% 的患者患有糖尿病,27% 超重,92% 存在高血压。39% 的患者符合 2007 年国际糖尿病联盟(IDF)代谢综合征的标准,其中女性居多[462]。

对临床实践及公共政策的影响

对 CKD 个体 CVD 风险的完整评估应包括估算 GFR 及蛋白尿的量化指标。Cystatin C 可能有利于中危患者的危险分层。

这些推荐的关键是确保不剥夺 CKD 患者使用普通人群中行之有效的治疗策略的权利。

存在争议、困惑或未达共识领域

许多传统心血管危险的评估工具未对早期CKD 进行校正。评估工具还应对 eGFR 水平进行校正,因为肾功能越差,CVD 风险越高。Framingham 危险公式低估 CKD 人群中的 CVD事件,但目前尚无其他工具可以更好地量化评估 CKD 人群的心血管风险及死亡风险。

蛋白尿被认为是靶器官损伤的标志之一,与心血管风险增高有关。风险评估应该包括白蛋白尿。尽管有一些研究表明 RAAS 阻断可使心血管获益(其中出现尿蛋白减少的现象),但是旨在证实减少蛋白尿可以降低心血管风险的研究还很缺乏。

应该建立适合 CKD 患者的风险评估工具。

在传统危险因素的基础上将 CKD 加入雷克雅未克人群的分析中,增强了对生存率的预测作用,但是强度低于吸烟或糖尿病[463]。弗明翰心脏研究发现 GFR 分级 3b [GFR 30 ~ 44ml/ (min·1.73m²)] 与 CVD 相关,但其相关性低于 CVD 病史[464]。

　　还没有大型试验研究生活方式调整对 CKD 患者的作用。戒烟、控制体重达标,规律运动锻炼,限钠是合理的方向。

儿科注意事项

　　由于缺少前瞻性研究,目前并不清楚降脂治疗对血脂升高的 CKD 儿童是否有益。期待 CKiD 试验[55] 和 4C 试验[78] 数据,以弥补这些方面的不足。

　　然而,已证实心血管和动脉粥样硬化疾病的风险在这些儿童中是升高的(详见建议 4.1.1),有数据支持在儿科患者中应用他汀类药物[465],来自成人的 SHARP 试验[449] 的证据表明在 GFR<60ml/(min·1.73m²)的分组应用他汀类药物是获益的。因此,患有 CKD 且血脂升高的儿童应用此类药物应该是合理的。

　　2006 年颁布的关于对年龄大于 8 岁,LDL-C 水平持续升高的儿童在饮食调整的基础上给予他汀类药物的推荐[441] 获得美国儿科学会的认可。但是在那时,KDIGO 血脂异常工作组认为他汀治疗可能并不适合。

　　治疗开始前应注意需根据年龄及肾功能调

整该类药物的剂量(详见建议 4.4.1)。

在糖尿病控制方面,应遵循国内及国际糖尿病控制的治疗建议。需要特别注意关于药物及药物副作用的特殊警告(见建议 3.1.15-3.1.18)。

目前在 CKD 儿童中没有抗血小板药物用于动脉粥样硬化疾病方面的相关文献。因此应用抗血小板药物的推荐不适用于儿科。

4.1.4:建议,对 CKD 心衰患者的治疗力度应与不合并 CKD 的心衰患者相同。(2A)

4.1.5:对 CKD 心衰患者,当出现治疗升级和/或临床情况恶化时,应该加强对 eGFR 和血清钾浓度的监测。(未分级)

原理

这个声明的目的是使临床医生明白,心衰治疗的获益对 CKD 和非 CKD 病人应该是同等的,但是可能导致 CKD 患者 GFR 及血钾浓度的显著改变(尤其是 RAAS 阻断的加量及利尿剂)。这并不是意味要避免这样的治疗,而是需要临床医生意识到这种可能性的存在,进行监测,个体化评估治疗的风险及获益。

心衰是复杂的临床综合征。任何影响到心脏泵功能的心脏结构和功能的异常,都能引起心衰,死亡率较高。普通人群心衰最常见的原因是缺血性心脏病,可导致左室收缩功能异常。

此外还有高血压心脏病,它可导致左心室肥厚及舒张功能异常。CKD 患者是上述二者的高危人群。心衰的循证医学治疗方式可影响 GFR,医务人员需警惕。GFR 的改变往往是一过性的,如果其他治疗及临床状况稳定,GFR 不会持续下降。因此必须密切监测并随访。

证据基础

　　门诊的心衰患者往往伴有 GFR 异常。来自亚伯达心脏功能诊所的研究发现,心脏射血分数 ≤35% 的患者,40% GFR 分级为 G3a 及 G3b[GFR 30 ~ 59ml/(min · 1.73m^2)],16% 的患者的 GFR 分级为 G4 或 G5 [GFR < 30ml/(min · 1.73m^2)][466]。这个研究中 CrCl 每下降 1ml/min,死亡率将增加 1%,反映了心衰的 CKD 患者肾功能与预后之间的明确关系。Smith 等人对 16 个研究、超过 80 000 名心衰患者的荟萃分析发现,63% 存在肾功能受损,肾功能受损的患者死亡率增加,校正后的 HR 值为 1.56(95% CI 1.53 ~ 1.60)[467]。坎地沙坦降低心力衰竭患者病死率的研究(CHARM)中,36% 的患者 eGFR<60ml/(min · 1.73m^2)。无论射血分数如 eGFR<60ml/(min · 1.73m^2) 与死亡率及住院率增加相关[468]。洋地黄干预组研究(DIG)指出 GFR 为 50ml/(min · 1.73m^2) 可作为心衰死亡风险增加的阈值[469]。Smith 等人发现肾功能正常的患者,发生心衰后的 1 年死亡率为 29%,中晚期肾损伤者则为 52%[470]。

Anand 等人发现心衰患者尿蛋白试纸法阳性达8%。尿蛋白试纸法阳性与心衰死亡率增加独立相关[471]。

在亚伯达省冠心病预后评估研究(AP-PROACH)中,39% 的冠心病心衰患者 CrCl<60ml/min(<1ml/s),同时表明肾功能是比心脏解剖结构更好的预后不良预测指标[472]。因心衰住院的患者中,血肌酐升高与住院时间延长及预后不良相关[473]。

40% 的 CKD 患者存在 LVH[474],随着肾功能下降,LVH 的比例增加[475]。Ha 等人发现尚未进入透析的 CKD 患者 87% 存在 LVH[476]。Parfrey 等人在一项对 432 名尚未进入透析的 CKD 患者的研究中发现,只有 16% 的患者超声心动图正常,41% 的患者存在向心性的 LVH,16% 的患者收缩功能异常,28% 的患者存在左室扩张[477]。LVH 与动脉僵硬度增加及高血压所致的心脏负荷增加以及 GFR 下降导致的容量负荷增加有关。电解质紊乱、贫血、骨代谢变化、尿毒症、氧化应激、炎症状态及其他炎症性机制都参与其中[478]。

大多数 CKD 患者由于间质纤维化及 CKD 相关的心肌病变,心肌出现向心性肥厚[476],产生左室运动僵硬[474]。这导致舒张性心力衰竭;CKD 患者舒张性心力衰竭的死亡率高于收缩性心力衰竭[479]。舒张性心力衰竭在老年女性、并存高血压和/或糖尿病的 CKD 患者中更常见[480]。

左室肥厚与贫血关系密切。Hb 下降至 12.8g/dl(128g/L)以下与早期 CKD 患者左心室重量增加相关[481]。Hb 越低,心衰所致的死亡率及住院率越高[482]。心肌梗死、心房纤颤等其他心血管情况在 CKD 患者也很普遍,可能会加重心力衰竭。

一项针对年龄>64 岁的老年人群的研究提示,心力衰竭是肾脏功能快速下降的独立预测因子。此结果值得重视[483]。

收缩性心力衰竭的标准化治疗包括使用 ACE-I/ARB 及适用于心力衰竭患者的 β 受体阻滞剂,如比索洛尔或卡维地洛。一项荟萃分析包含了 25 个针对 CKD 或蛋白尿患者的临床试验,提示 RAAS 阻滞剂(ACE-I 或 ARB)降低心衰风险及心血管终点事件[484]。缬沙坦心衰试验(Val-HeFT)的亚组分析证实了应用缬沙坦对 CKD 患者的益处,且缬沙坦降低 eGFR 的幅度在 CKD 和非 CKD 患者中等同[471]。CHARM 研究也证实了坎地沙坦在各个肾功能水平的临床有效性[468]。因 2 型糖尿病导致的糖尿病肾病患者服用厄贝沙坦,可降低心衰住院率 23%[485]。比索洛尔心衰研究 II(CIBIS II)[486]中 32% 的患者 eGFR<60ml/(min·1.73m^2)。与 GFR≥60ml/(min·1.73m^2)的患者相比,这些患者的死亡率或住院率更高,但服用比索洛尔后的获益相似。卡维地洛对心梗后左室功能障碍者生存控制研究(CAPRICORN)和卡维地洛前瞻性随机累积生存研究(Carvedilol

Prospective Randomized Cumulative Survival,CO-PERNICUS)的事后分析显示,60.8% 的患者 eGFR<60ml/(min · 1.73m^2)[487]。CKD 患者对卡维地洛有良好的耐受性,全因死亡、心血管死亡及心衰死亡率降低。但是 eGFR < 45ml/(min·1.73m^2)的患者的获益仍存争议。

　　醛固酮拮抗剂是标准的心衰治疗策略之一,通常在 ACE-I 或 ARB 的基础上使用。对 GFR 下降的患者,需要警惕高钾血症的风险。在应用螺内酯治疗严重心衰的研究中,Pitt 等人[488]纳入 SCr 达 2.5mg/dl(221μmol/L)的患者。应用螺内酯的患者死亡率下降 30%,发生高钾血症的比例低。然而对现实临床实践的回顾却显示,联合使用 RAAS 阻滞剂与醛固酮拮抗剂使高钾血症发生率显著升高,强调了密切监测的必要[489]。

　　关于心衰治疗的 APRROACH 研究中包含 CAD 及 CKD 的患者,尽管是心衰的高危患者,却很少使用 ACE-I,β 受体阻滞剂,他汀及阿司匹林。研究显示服用 β 受体阻滞剂的患者死亡率下降,但 ACE-I 只在 eGFR>60ml/(min·1.73m^2)患者中证实获益[472]。

国际适用性

　　心衰的治疗方法在世界各地大致相同,但是密切监测肾功能或提供传统治疗的条件存在差异。尽管如此,本声明应在国际范围内成立。有关社区患者因心衰住院的全国心脏关爱计划分析了种族的区别。肾功能较差者往往是黑人,老年人和女性。黑人高血压及糖尿病的发病率更高,而缺血性心脏病发生率较低。在每个肌酐组别中,黑人死亡风险都较低。血肌酐每升高 0.5mg/dl(44.2μmol/L),1 年死亡风险在黑人中增加 10%,而白人则增加 15%[470]。

对临床实践及公共政策的影响

心肾综合征,即心脏病时同时出现肾功能损伤,是预后不良的标志之一。除了 GFR 外,存在白蛋白尿、贫血及其严重程度有助于预后判断及进行治疗[490]。

由于 CKD 患者的 LVH 与心衰联系紧密,而 LVH 的预后不良,我们需要努力优化 CKD 患者的管理,尤其是血压。目前尚缺乏 CKD 患者心衰治疗最佳用药的强有力证据,但是心衰试验中早期 CKD 的发生率如此之高,我们可以在这些患者中使用标准疗法。而对 eGFR <45 ml/(min·1.73m²)的患者则不明确[487]。

存在争议、困惑或未达共识领域

对 CKD 患者做出心衰诊断,尤其是舒张性心力衰竭诊断并非易事。生物标志物如 B 型利钠肽(BNP)在 CKD 患者中异常升高,但对治疗的反应不确定,也不一定具有诊断意义(见 4.2 章)。目前几乎没有指导 CKD 患者左室收缩功能不全治疗的证据,而舒张功能不全的治疗证据更是缺乏。然而有证据表明能够改善心衰患者预后的药物在 CKD 患者中使用并不充分。

肾脏疾病的代谢合并症加剧心衰进展,因此需要对其进行恰当的控制。其治疗手段尚未阐明。也需要陆续开展关于 CKD 患者器械治疗(如起搏器,除颤仪等)的临床研究。

4.2　解读 CKD 患者 CVD 检查结果的附加说明

BNP/N 端 BNP 前体(NT-proBNP)

随着 GFR 下降,心血管疾病的发生率及严重程度均有增加;心血管疾病是 CKD 患者发病和死亡的主要原因。CKD 患者合并充血性心力衰竭(CHF)的预后远不及单纯 CKD 或 CHF。因此,CHF 的早期诊断及积极治疗很有必要。一些心脏的生物标志物(如,BNPs 及心脏肌钙蛋白)在 CHF 的检测及分层中的临床意义日渐提高。刺激这些生物标志物释放的是血流动力学负荷(如心肌牵张力),还与 CHF 的严重程度及左室功能不全的程度相关。在肾功能正常的患者中,它们是诊断、治疗、判断预后的有用标志物。但是当 eGFR 低于 $60ml/(min \cdot 1.73m^2)$ 时,血浆 BNP 及 NT-proBNP 用以检测 CHF 及分层的准确性变得不可靠,对于治疗的反应变化更是未知。

4.2.1:推荐,对 GFR<$60ml/(min \cdot 1.73m^2)$ 的患者(GFR 分级 G3a-G5),在诊断

心衰及评价容量状态时,应结合患者的 GFR 谨慎解读血清 BNP/NT-proBNP 浓度的意义。(*1B*)

原理

此声明意在提醒医生,在 GFR 下降的患者中,水负荷增加及心衰的发生率升高,但是 BNP 预测水负荷及心衰的可靠性却是降低的。尽管 BNP 仍然与不良预后相关,但是适用于普通人群、提示心衰的界值并不一定适用于该人群,治疗过程中指标的变化也不一定具有与普通人群相同的意义。

证据基础

利钠肽属于循环中肽类激素的一个家族,来源于心肌细胞(心房钠利尿肽[ANP]和 BNP),或内皮细胞(C 型)[491,492]。它们通过促进排钠和利尿,扩张动脉,阻滞 RAAS 起到调节血压和体内容量的作用[493]。利钠肽在诊断 CHF 的应用,即通过检测血浆利钠肽的浓度辅助判断左心室收缩功能不全,是心脏病学上一项突破[494,495]。

CHF 及其他 CVD 患者压力及容量负荷增高,导致利钠肽浓度升高[496,497]。慢性 LVH 患者 NT-proBNP 浓度的升高与左心室质量增加的程度成正比。

总体而言,BNP 较 ANP 水平更好地反映了左心室质量及负荷,在涉及 CHF 及左心室功能不全的临床应用上, BNP 比 ANP 更具优势[491,498]。NT-proBNP 比 BNP 半衰期更长,浓度更稳定,所以优势也更为突出。BNP 升高是多因素作用的结果,能够反映心脏功能不全,和/或肾功能的变化[499]。由于一些研究显示肾功能不全本身就可以影响 BNP 的浓度,BNP 在 CKD 患者中的诊断价值受到质疑[500,501]。

早期的研究提出假说,利钠肽可用于监测透析患者的容量负荷及干体重[502,503],但是未得到证实。血浆利钠肽在透析人群中的意义和临床应用仍未明确[491]。

尽管有几项研究发现随着 GFR 下降,BNP 升高,其他研究的结果却提示肾功能与 BNP 水平之间的关系更大程度上还是取决于心脏及容量相关的因素[504-506]。为了检验这个假说,Tagore 等人进行了 143 名临床上容量平衡的 CKD 患者 BNP 水平的队列研究,这些患者已被证实不存在心脏疾病。该人群的血浆 BNP 水平与 GFR 水平无关[504]。Suresh 与 Farrington[507] 对透析病人的研究显示,BNP 水平能够预测左室功能不全、心脏事件、ESRD 时的生存率,提示在不同肾功能水平甚至肾功能丧失时 BNP 都有一定意义。已有一些研究证实在普通人群、急性或慢性 CHF[509,510]、冠心病[511,512]、高血压[513]等疾病人群,NT-proBNP 均是预测预后的有力指标。

国际适用性

　　如何解读肾功能下降时 BNP 水平与 CHF 的关系,这个问题已经获得足够的关注,但是从临床的角度,未得到完全解决。利钠肽受到肾功能或心功能变化的影响,对影响患者心脏病理或肾功能不全程度的临床状况认识不足,可能干扰对 BNP 的理解。由于检测昂贵,CKD 患者血浆 BNP/NT-proBNP 意义也尚未明确,医疗保健资源的竞限制将致使某些地区更依赖于临床评估和实践。除非有更好的资料支持,建议临床医师使用这些指标诊断 CKD 患者的心衰时应持谨慎态度。

对临床实践及公共政策的影响

　　BNP 水平升高的 ESRD 患者,死亡的相对风险(RR)也升高,BNP 可作为判别高危患者的生物标志物。临床相关性在确保准确的诊断和合理的治疗方面意义重大。

　　应开展更多的研究以了解 BNP 在不同 eGFR 及尿 ACR 水平、在个体内和个体间随时间的变化,以及对治疗的反应的变异度,为临床医师提供更有力的信息。

存在争议、困惑或未达共识领域

　　有关肾功能与 BNP 的关系,利钠肽作为容量负荷及预测死亡指标的作用,在 CKD 患者中系列检测 BNP/NT-proBNP 的应用,以及 BNP 对治疗的反应等问题,目前尚无定论。

需要澄清的问题和关键点

利钠肽反映了 CKD 患者与左室功能不全及 LVH 相关的死亡,可以作为预测 CKD 患者死亡的替代指标。推荐将其作为常规检测项目之前,需要充分评估它们指导和改变临床实践的有效性。

儿科注意事项

儿童及新生儿 BNP 的正常值[514]及其对心力衰竭的预测作用[515]有强有力的证据支持。迄今为止,还没有研究专门关注儿童中 GFR 下降与 BNP 之间的关系,但是仍可应用类似原则。

肌钙蛋白

近年来心肌损伤新型标志物日渐应用于临床实践[516,517]。其中心肌肌钙蛋白已证实是心肌损伤的特异性标志[518,519]。心肌肌钙蛋白具有极强的心肌组织特异性以及高度的敏感性,得以反映显微镜水平的心肌坏死[517,520],被视为诊断心肌损伤的生化指标中的金标准。此外,越来越多的证据表明,肌钙蛋白异常提示患者主要心脏事件风险增加[519,521-525],开始肾脏替代治疗之前的心脏肌钙蛋白 T(cTnT)水平是生存的独立预测指标[526]。然而这些标志物也是经肾脏清除的,因此无论是否有特异的症状,CKD患者往往能发现这些标志物的升高。所以CKD患者这些指标升高幅度的临床意义并不确定。目前没有资料明确 CKD 患者、或者不同GFR 及白蛋白尿水平下的参考值范围。

4.2.2:推荐,对 GFR<60ml/(min · 1.73m²)的患者(GFR 分级 G3a-G5)谨慎根据血清肌钙蛋白浓度诊断急性冠脉综合征。(*1B*)

原理

此声明的目的是提醒临床医师,对 GFR 下降的患者中仅凭血浆肌钙蛋白浓度升高(无症状或心电图改变),并不一定能够正确诊断ACS。有资料提示肌钙蛋白升高与预后不良相关,但对于患者个体的意义尚不清楚。本声明提醒临床医师谨慎解读相关化验指标,并不说明这些化验值不重要。如果同时伴有提示缺血性心脏病的临床症状,心肌肌钙蛋白 I(cTnI)升高则对诊断 ACS 非常有意义。

证据基础

cTnT 与 cTnI 都是组成肌钙蛋白复合物的低分子量蛋白,也是心脏肌原纤维收缩器的基本组成成分[527]。心肌细胞膜完整性破坏导致心肌肌钙蛋白释放入血,可通过高敏方法检测cTnT 和 cTnI 诊断 ACS[521]。利钠肽受机械性牵张刺激释放产生[528],血浆 cTnT 特异而敏感地反映心肌损伤,被认为是心肌不可逆损伤的指标之一[521]。此外,cTnT 水平可预测透析患者 CAD 多支病变[529]。然而,由于血浆肌钙蛋白浓度在没有 ACS 的 CKD 患者中也可能升高[531],应用这些心肌生物标志物来筛查 CKD 患者的 CAD 的意义还存在争议[530]。

大多数针对 ESRD 的研究[517,532-545]发现 20% ~ 90% 的患者[540]血浆 cTnT 浓度升高,但 cTnI 升高的比例较少。有关尚未透析的 CKD 患者心肌肌钙蛋白以及它们与合并症之间关系的资料很有限[526,527,546,547]。心肌肌钙蛋白浓度升高可发生在 CKD 早期,包括 GFR 分级在 $30 \sim 59 \text{ml}/(\text{min} \cdot 1.73\text{m}^2)$ 的患者中,随着 CKD 的进展,发生率更高。

来自透析人群预后相关的资料强有力地提示,心肌肌钙蛋白浓度升高反映了无症状性缺血所致的亚临床心肌损伤或 LVH 发展中心肌重塑的过程[539,542]。

通过高敏方法,可在远低于标准检测范围时就发现 cTnT 升高。高敏法测得的 cTnT 升高与包括 LVH(左室壁增厚及左心室扩张),左心室收缩功能不全[548]在内的心脏结构异常相关,而且与全因死亡与 CVD 死亡呈等级性相关。该相关独立于传统危险因素,肾功能及其他生物标志物(如超敏 CRP 及 NT-proBNP)。

这些发现提示,相比动脉粥样硬化或缺血

而言,肌钙蛋白水平的慢性升高可能更大程度上反映了心衰(如左心室质量增加,左心室功能不全,或 NT-proBNP 升高)[548]。

国际适用性

在将以上检测引入常规临床实践前,需要根据当地保健制度及医疗资源进行充分权衡及评估,如检测成本,检测方法敏感性的差异,缺乏在 CKD 患者中的资料以及 CKD 患者中血浆肌钙蛋白与 ACS 相关性较弱等问题。

对临床实践及公共政策的影响

尽管 CAD 是肌钙蛋白升高的基础,在 CAD 低危的患者中也常常遇到 cTnT 升高。肌钙蛋白升高可能源于反复发作的无症状 MI 事件[522,549]。肌钙蛋白升高的频率在 CAD 及非 CAD 患者中类似[517,550-552]。动态监测 cTn 水平,对于诊断 CKD 患者的 ACS 价值更大。在存在 ACS 症状和体征的基础上,肌钙蛋白的升高既不能忽视,也不能简单地以"CKD"来解释。因此强调 CKD 患者只有在特定适应证下才进行这些检测。

存在争议、困惑或未达共识领域

关于尚未透析的 CKD 患者心肌肌钙蛋白以及它们与合并症之间关系的资料很有限。TnT 升高在 GFR 降低、但无 ACS 或 CHF 临床表现的患者中很常见,TnI 升高的比例仅有 0.4% ~6%(根据不同的 TnI 界值)[532]。

需要澄清的问题和关键点

如 Roberts 等人指出[553],对于非 CKD 患者,基于这些生物标志物的治疗策略很明确。但在 CKD 患者中,尽管有提示预后的有力数据,治疗策略并不清楚。只有结合病人的病史和其他检查,个体化地分析对该病人有效的治疗方法,并且确定或发展出在这个群体中有效的心血管治疗方法后,这些生化指标才有用[553]。

理解并综合分析 CKD 患者肌钙蛋白升高的重要性不容小觑:应该避免对有症状患者治疗不足的现象,深化对无症状患者治疗策略的认识更是未来的研究重点。

儿科注意事项

目前已经有儿童肌钙蛋白的正常值[554],但将其作为儿科心肌缺血筛查的常规标志物,其有效性还是引发了争议[555]。迄今仍没有儿童中肾功能下降及肌钙蛋白水平有关的资料报道。

无创检查

大多数在 CKD 患者中进行的心脏评估的研究都纳入了等待肾移植的患者,为的是确定已有心脏状况是否可经危险因素调整而得到治疗,并排除心源性死亡所致的预期生存缩短情况。在有关心血管评估的检查中,冠脉造影是有创的、昂贵的,并有如造影剂肾病及胆固醇结晶栓塞等风险。当试图检测 CKD 患者 CAD 或预测其未来心脏事件,尤其是存在小血管疾病时,以铊为示踪剂的核素显像常出现矛盾的结果。临床医师应当明白,由于放射性核素检查本身的局限性,用于 CAD 的筛查仍然有限制。受运动耐力差的影响,运动负荷试验的应用受限,往往以药物负荷进行 CKD 患者的心脏评估[556,557]。

4.2.3:推荐对出现胸痛的 **CKD** 患者,应按照当地无 **CKD** 患者的检查常规,进行心脏病以及其他疾病的检查(并开始其后的治疗)。(*1B*)

4.2.4:建议临床医生应熟悉心脏无创检查方法在成人 **CKD** 患者中的局限性(如,运动心电图,核素显像,超声心动等),并对结果进行相应解读。(*2B*)

原理

此声明的提出主要基于以下原因。首先,尽管 CKD 患者心血管事件风险增加,但观察性研究显示他们在进行相应的检查和处理时往往被区别对待。其次,无创性心脏检查方法对于 CKD 患者存在特殊局限性,医务人员应该清楚地认识这些局限性及其后果。

证据基础

无创的负荷试验往往是无症状患者心脏检查最常用的首选评估方案，特别是糖尿病、高龄和存在多种危险因素的患者。这些检查包括心肌灌注检查，负荷超声心动图，以及最近出现的心脏计算机体层扫描血管造影。然而评估这些无创检查方法的诊断敏感性和特异性的研究中，并没有足够的 CKD 患者纳入。由于缺乏特异性的 ST 段变化，以及许多 CKD 患者无法达到诊断用的负荷运动量，运动心电图在 CKD 患者中的应用也是受限的。

这些检查方法对 CKD 患者的敏感性和特异性都不完美。血管造影体层扫描在 CKD 人群中的评估结果还未公布[556]。长期透析的患者 CAD 的比例很高。有关包括接受肾移植评价在内的 ESRD 患者，经血管造影证实的冠脉狭窄与其后出现的临床事件的关系的研究，结论并不一致[558-562]。

普通人群中心肌灌注异常与 CAD 密切相关，加权后的平均敏感性达 88%，特异性达 74%[563]。而 CKD 患者心肌灌注与 CAD 关系的研究结果则更为多变。在 ESRD 患者中，已报道的敏感性和特异性分别为 37% ～ 90% 以及 40% ～ 90%[564-567]。心肌灌注对心脏事件及心因死亡方面有提示预后的价值[568,569]。对涉及应用铊-201 闪烁成像及多巴酚丁胺负荷超声心动图的 12 项研究的荟萃分析表明,可诱导出心肌缺血的 ESRD 患者发生心梗及心源性死亡的风险是未诱导出心肌缺血者的 6 倍和 4 倍[570]。此外,存在固定充盈缺损的患者心因死亡风险也接近 5 倍。

　　应用其他示踪剂的心肌灌注研究也表明其指导预后的价值。一项研究纳入 126 名进行锝 -99m 心肌灌注的 ESRD 患者,作为移植前评估的一部分。与检查结果正常的患者相比,存在可逆充盈缺损的患者,移植后出现心脏事件的风险达 3 倍(HR3.1;95% CI 1.1~18.2),死亡风险接近 2 倍(HR1.92;95% CI 1.1~4.4)[571]。

　　Da Lima 等人[572]应用心肌灌注显像,多巴酚丁胺负荷超声心动图以及冠脉造影检查的方法,前瞻性研究 126 名肾移植登记者,临床上将这些患者的冠脉风险分为中危(年龄>50 岁)或高危(糖尿病,其他心血管疾病,或已知 CAD)。严重 CAD 的定义是通过冠脉造影发现一支或一只以上主要心外动脉狭窄度 70% 以上。该研究中严重 CAD 的比例达到 42%,中位随访时间 46 个月。结果显示临床风险分层及冠脉造影能够预测主要心脏事件,而心肌灌注及多巴酚丁胺负荷超声心动图不能。

　　目前,新的造影技术正在评估中,对此进行复习超出本指南的范畴,在此不做赘述。这些技术包括：负荷心肌灌注单光子发射计算机体层扫描（SPECT）[557,573-576]，[18]F-BMS,一种以氟为基质的新型心肌灌注示踪剂[557,577]，以及放射性标记氨（[13]NH₃）门控成像。

国际适用性

CKD 患者在肾移植前进行心脏相关评价时,应该根据国内及国际心脏病学指南,并参考当地的临床规范和医疗资源进行。

对临床实践及公共政策的影响

需要一种安全、无创的诊断手段来对 CKD 患者进行心血管风险分层。随着新的影像学标志物的发展,临床医师反而很难对于特定患者选择出辅助临床决策的最佳影像检查。影像方法应当在能接受的成本范围内提供较好的准确性和精确性。在高级影像技术（如心脏 MRI,正电子发射体层扫描,心脏计算机体层扫描）标准化之前,临床医师应当在他们的医疗环境中选择最可靠和最熟悉的方法。[578]

存在争议、困惑或未达共识领域

临床效果及成本-效益应当进一步改善；在 CKD 患者中进行的心脏评估方法应当基于临床试验的数据。

需要澄清的问题和关键点

现在心脏评估方法主要用于危险分层及指导预后,未来将用于指导选择最佳的治疗方式及监测临床变化。[557]

4.3　CKD 和外周动脉疾病

CKD 与外周动脉疾病(PAD)之间有很强的关联。只有少数有临床 PAD 证据的患者出现 PAD 的症状[579]。因此,应检测踝臂指数并对 PAD 高危患者定期进行系统的下肢评估,以发现杂音,脉搏消失,肢端发凉苍白,静脉灌注延迟以及皮肤溃疡[580]。

4.3.1:推荐成人 CKD 患者定期进行外周动脉疾病的检查,并接受常规治疗。(1B)

4.3.2:建议合并糖尿病的成人 CKD 患者常规进行糖尿病足的评估。(2A)

原理

提出此声明的目的是强调 CKD 患者,尤其是合并糖尿病的 CKD 患者 PAD 风险升高。

证据基础

PAD 在 CKD 患者中很普遍,随着 GFR 水平下降,PAD 的发生率增加(表 31)。PAD 的发生可归结于传统危险因素,如糖尿病,高血压,异常脂血症,高龄以及肾脏特异性因素的高发[581-588]。

表 31. 外周动脉疾病与 CKD

研 究	人 群	PAD 定义	主要结果
O'Hare 等人[585]	NHANES 研究 40 岁以上人群	ABI<0.9	CKD 及 Ccr<60mL/min（<1mL/s）者患病率为 24%，而肾功能正常者为 3.7%
O'Hare 等人[587]	HERS 研究，患有已知 CHD 的绝经后妇女	PAD 事件率（截肢，血管再通，或腰交感神经切除术）	Ccr60,30~59,30mL/min 的患者 PAD 发病率分别为 0.55%,0.92% 及 2.73%
O'Hare 等人[586]	心血管健康研究（Cardiovascular Health Study),65 岁以上人群	下肢 PAD 操作（搭桥手术，血管成形术或截肢）	与 cystatin C 最低五分位数（≤0.9mg/L）的患者相比，cystatin C 最高五分位数（≥1.28mg/L）的患者进行 PAD 操作的 HR 为 2.5（95% CI 1.2~5.1）

续表

研　究	人　群	PAD 定义	主　要　结　果
De Vinuesa 等人[582]	某 CKD 诊所的 102 名成年患者,平均年龄 70±11 岁,GFRl5 ～ 60ml/(min · 1.73m²)	ABI<0.9	17% 有 PAD 症状和体征(该部分被忽视);32% 的患者 ABI<0.9(平均值为 0.64±0.25)
Liew 等人[584]	1027 人随访 6 年(记录 ABI 指数并在 90 天内测量 GFR)	ABI<0.9	CKD 合并 PAD 的患者 6 年死亡率为 45%,仅患 CKD 的患者为 28%,仅患 PAD 的患者为 26%,既无 CKD 也无 PAD 的患者为 18%
Wattanakit 等人[588]	动脉粥样硬化多种族研究(the Multi-EthnicStudy of Atherosclerosis),6760 人,年龄 45 ～ 84 岁	ABI<0.9	白蛋白尿与糖尿病患者 PAD 相关(ORl.90,95% CI 1.19 ～ 3.04),该现象在非糖尿病患者中未观察到

续表

研究	人群	PAD 定义	主要结果
Lash 等人[583]	慢性肾功能不全队列研究（the Chronic Renal Insufficiency Cohort study），3612 人，年龄 58.2±11.0 岁	ABI<0.9	GFR<60ml/(min·1.73m²) 的患者 PAD 发生率为 16%，PAD 发生率在 GFR>60ml/(min·1.73m²) 的患者中为 4%，在 GFR<30ml/(min·1.73m²) 的人群中升至 22%
Bello 等人[581]	920,985 名患者中位随访时间为 35 个月（IQR22-44），评估了 GFR 及蛋白尿情况	因 PAD 第一次住院的时间	1891 名患者（0.2%）因为 PVD 住院至少一次，校正后比率随 GFR 下降而升高

缩略语：ABI，踝臂指数；CHD，冠状动脉心脏病；CI，置信区间；CKD，慢性肾脏病；CrCl，肌酐清除率；GFR，肾小球滤过率；HERS，心脏与雌/孕激素替代研究；HR，风险比；IQR，四分位间距；NHANES，全国健康及营养检查调查；PAD，外周动脉疾病；PVD，外周血管疾病

糖尿病是全球 CKD 的最主要原因,糖尿病患者出现糖尿病足及下肢截肢的风险随着 GFR 下降而显著升高。一项队列研究对90 617 名糖尿病患者进行随访,中位观察时间超过 2.4 年。与 GFR>60ml/(min·1.73m²) 的患者相比,GFR 30~59ml/(min·1.73m²) 及 GFR <30ml/(min·1.73m²) 的患者截肢的 HR 从 2.08(95% CI 1.68~2.58) 升高到 7.71(95% CI 5.29~11.26)[589]。

推荐对普通成年人群根据年龄及危险因素的数量进行 PAD 筛查[590]。尽管踝臂指数<0.9 是公认的 PAD 诊断依据,但因为 CKD 患者血管钙化的发生率更高,这项检查在 CKD 患者中的应用还未得到证实。此外还缺乏 CKD 患者 PAD 的循证医学治疗。戒烟应该严格执行。阿司匹林对预防心血管事件应该是有益的。有关合并 PAD 的 CKD 患者使用氯比格雷的研究还是空白。目前还没有 RCTs 比较合并 PAD 的 CKD 患者经皮及外科血管再通术。然而预后研究均提示不管应用何种血管再通技术,CKD 本身已增加不良预后的风险[591,592]。这些观点不适用于儿科临床实践。

国际适用性

没有证据说明诊断及治疗 PAD 的国际通用方法对 CKD 患者不适用。

对临床实践及公共政策的影响

　　CKD 患者 PAD 风险升高,需要定期评估及
监测。相对于其他诊断性方法,踝臂指数对实
践的意义可能更大。我们需要积累非外科治疗
的前瞻性数据,以及比较经皮与外科血管再通
的资料,为公共卫生政策及制定推荐流程提供
更多的信息。

存在争议、困惑或未达共识领域

　　对于 CKD 患者 PAD 的诊断标准和诊断时
机,目前仍然存在争议,也缺乏评价传统方法早
期检测 CKD 患者 PAD 的效用的研究。尚无对
合并 PAD 的 CKD 患者使用特定药物或进行外
科治疗进行的评估。因此,尽管诊断性检查
(如血管造影)存在风险,目前没有理由改变现
有的治疗策略。

4.4　CKD 患者药物治疗及安全性

　　许多药物以及检查用药都是经肾清除的。
为了避免毒性作用,CKD 患者使用时常需减
量。由于很多 CKD 患者为老龄患者,也应同时
考虑年龄对药物代谢的影响。

　　由于潜在的肾毒性,CKD 患者需要调整
剂量或避免使用的药物有很多,但是这已超
出了本指南的范畴,不在此一一列出。相关
的信息可以通过多种途径获得,如当地或国

家的规定(例如英国国家处方汇编:www. bnf. org),以及药学教科书[593,594]。在此我们仅提出几类 CKD 患者需要调整剂量的常用药物。本项指南的意见大多是基于我们对药物及药代动力学的理解,而非源于随机对照试验的证据。

本声明意在提示临床医师,在治疗 CKD 或存在 CKD 风险的患者时,常规的临床情况也可能增加患者 AKI 或 CKD 进展的风险。

4.4.1:推荐,医师在处方药物剂量时应考虑到 GFR 水平。(*1A*)

4.4.2:推荐当要求准确评价 GFR(由于很窄的药物治疗窗或毒性范围)和/或估计 GFR 可能不可靠时(如肌肉容量低),应用基于胱抑素 C 的方法计算 GFR 或直接测定 GFR。(*1C*)

4.4.3:推荐在 GFR<60ml/(min · 1.73m²)者(GFR 分级 G3a-G5)同时并发可能增加 AKI 风险的严重疾病时,暂时停用潜在肾毒性和经肾脏清除的药物。这些药物包括但不仅限于:RAAS 阻滞剂(包括 ACE-Is,ARBs,醛固酮抑制剂,直接肾素抑制剂),利尿剂,非甾体消炎药,二甲双胍,锂制剂和地高辛。(*1C*)

4.4.4:推荐成人 CKD 患者在使用非处方药

　　或营养类蛋白补充品时,应征询医生或药师的建议。(*1B*)

4.4.5:推荐 CKD 患者不要使用草药治疗。(*1B*)

4.4.6:推荐 GFR ≥45ml/(min · 1.73m^2)者(GFR 分级 G1-G3a)可以继续使用二甲双胍;GFR30 ~ 44ml/(min · 1.73m^2)者慎用(GFR 分级 G3b);GFR <30ml/(min · 1.73m^2)者(GFR 分级 G4-G5)停用。(*1C*)

4.4.7:推荐所有患者在使用潜在肾毒性药物,如锂制剂和钙调神经磷酸酶抑制剂时,应规律监测 GFR,电解质和药物浓度。(*1A*)

4.4.8:CKD 患者不应因为患有肾脏病被拒绝进行其他疾病的治疗,如肿瘤。但治疗时应根据 GFR 的情况适当调整细胞毒药物剂量。(未分级)

原理

　　提出本声明的目的是使 CKD 患者得到合理的处方及治疗。特别提出推荐 4.4.1,以确保临床医师牢记在需要准确评价 GFR 的时候(狭窄的治疗窗或毒性范围),应直接测量 GFR 而不是估算。

证据基础

CKD 患者与用药相关的问题包括:

a) 对药物和/或代谢产物的清除能力下降

b) 对药物的敏感性增加(如肾病综合征患者低蛋白血症状态,与白蛋白结合的药物)

c) 对药物副作用的耐受性降低,尤其是老年人

d) 缺少药效学资料[13]

CKD 患者应尽可能获得与肾功能正常的患者一样的治疗,但是需要根据 GFR 调整剂量。

在出现急症,尤其在腹泻、呕吐等脱水的情况,某些药物的毒性作用会加重。对服用此类药物的患者,应提供合并其他疾病时调整剂量和何时重新给药的总体建议,并推荐患者一旦出现这些情况应尽快咨询医生。

在全世界范围内,草药及非处方药物应用普遍,其中有一些药物(如含有马兜铃酸的药物)[595,596]明确存在肾毒性,并且有关安全性或有效性的高质量资料还很缺乏。

表 32 列出了对 CKD 患者慎用的几类药物的意见,包括 RAAS 阻滞剂[262],β 受体阻滞剂,抗生素,锂剂[597],降糖药[598-600],降脂药[449,601-604],某些化疗药物以及抗凝剂[605]。

表 32　为 CKD 患者开具处方时的注意事项

药　物	注　意　事　项
1. 降压药/心血管用药	
RAAS 拮抗剂(ACE-Is,ARBs,醛固酮拮抗剂,直接肾素抑制剂)	• 疑诊功能性肾动脉狭窄的患者需避免使用 • 对 GFR<45mL/(min·1.73m²) 的患者需从小剂量用起 • 首次用药或增加剂量时,应在 1 周内评估 GFR 及血钾 • 在合并存在其他疾病,拟静脉使用造影剂,结肠镜检查前肠道准备或在大手术前暂时停用。 • 这些药物对 GFR<30mL/(min·1.73m²) 的患者仍然有肾脏保护作用,不需常规停药
β 受体阻滞剂	• GFR<30mL/(min·1.73m²) 的患者减量 50%
地高辛	• 根据血药浓度减量
2. 止痛药	

续表

药　物	注　意　事　项
NSAIDS	• GFR<30ml/(min·1.73m²) 的患者避免使用 • 对 GFR<60ml/(min·1.73m²) 的患者不推荐长期使用 • 服用锂剂的患者不应使用 • 服用 RAAS 阻滞剂的患者避免使用
阿片类	• GFR<60ml/(min·1.73m²) 时减量 • GFR<15ml/(min·1.73m²) 者慎用
3. 抗生素	
青霉素	• GFR<15ml/(min·1.73m²) 的患者大剂量使用有结晶尿的风险 • GFR<15ml/(min·1.73m²) 的患者大剂量使用(最大剂量 6g/天)有青霉素毒性

续表

药 物	注 意 事 项
氨基糖苷类	• GFR<60ml/(min·1.73m²)的患者应减量和/或延长用药间隔 • 监测血药浓度(谷浓度及峰浓度) • 避免同时应用耳毒性药物,如呋塞米
大环内酯类	• GFR<30ml/(min·1.73m²)时减量50%
氟喹诺酮	• GFR<15ml/(min·1.73m²)时减量50%
四环素	• GFR<45ml/(min·1.73m²)时减量
抗真菌药物	• GFR<60ml/(min·1.73m²)时避免使用两性霉素,除非无其他药物可替代 • GFR<45ml/(min·1.73m²)时,氟康唑维持剂量减量50% • GFR<60ml/(min·1.73m²)时,氟胞嘧啶用量减量
4. 降糖药	

续表

药　物	注　意　事　项
磺脲类	• 避免使用主要经肾清除的药物(如,格列本脲)
	• GFR<30ml/(min·1.73m²)时,其他主要经肝代谢的药物需减量(如,格列齐特,格列喹酮)
胰岛素	
二甲双胍	• 部分经肾清除,GFR<30ml/(min·1.73m²)时需要减量
	• GFR<30ml/(min·1.73m²)时建议避免使用,但如果 GFR 稳定,可以权衡风险-获益后使用
	• 当 GFR<45ml/(min·/1.73m²)时慎用
	• GFR≥45ml/(min·/1.73m²)可能安全
	• 出现急症的患者停用
5. 降脂药物	

续表

药　物	注　意　事　项
他汀类	• 对于 GFR<30ml/min·1.73m² 或透析的患者，辛伐他汀 20mg 联用依折麦布 10mg/d 毒性作用无增加，辛伐他汀每日 20mg/d 或辛伐他汀 20mg/d 或透析的患者，其他他汀类药物的试验也未显示出毒性增加[449]
贝特类	• 血肌酐增加约 0.13mg/dl(11μmol/L)
6. 化疗药物	
顺铂	• GFR<60ml/(min·1.73m²) 时减量 • GFR<30ml/(min·1.73m²) 时避免使用
美法仑	• GFR<60ml/(min·1.73m²) 时减量

续表

药　物	注　意　事　项
甲氨蝶呤	• GFR<60ml/(min·1.73m²) 时减量 • GFR<15ml/(min·1.73m²) 时，如果可能，避免使用
7. 抗凝剂	
低分子量肝素	• GFR<30ml/(min·1.73m²) 时剂量减半 • 对出血风险为高危的患者可考虑换用普通肝素，或监测血浆抗 Xa 因子浓度
华法林	• GFR<30ml/(min·1.73m²) 时出血风险增加 • GFR<30ml/(min·1.73m²) 时减量应用并密切监测
8. 其他药物	

续表

药　物	注意事项
锂剂	• 即使在治疗浓度范围,长期使用具有肾毒性,可能导致肾小管功能异常 • 长期使用期间至少每6个月监测GFR,电解质和锂浓度一次,更改剂量或患者出现急症时,需增加监测频率 • 避免联用NSAIDs • 在合并其他疾病时注意水化 • 在特定情况下必须权衡药物的风险-获益

缩略语:ACE-I,血管紧张素转化酶抑制剂;ARB,血管紧张素受体阻滞剂;CKD,慢性肾脏疾病;GFR,肾小球过率;RAAS,肾素-血管紧张素-醛固酮系统;Scr,血肌酐;NSAIDs,非甾体类抗炎药

国际适用性

本指南基于药学知识而提出,具有普遍适用性。国际含义主要围绕新药的价格。出乎意外的是,那些已经使用多年的药物有更充分的证据,价格更便宜,副作用的记录更详尽,因此反而更倾向使用。

儿科注意事项

由于大部分药物研究是在成年男性中进行的,未考虑 BSA 和/或儿童肾功能或肾脏清除能力便推广至儿童,所以没有专门的推荐支持或反对 CKD 儿童应用 BSA 校正的 eGFR 进行药物剂量调整。

对于已有儿童药代动力学或药效动力学研究的药物是例外。评估患儿是否需要调整剂量时,应使用计算肾功能的方法。

有多种途径可以获得儿科 CKD 及 ESRD 患者药物剂量调整的资料,包括教科书[606,607]以及网络资源[608]。

多学科儿科肾脏团队照顾 CKD 及 ESRD 儿童。他们能够为患者及其家人提供预知性的指导。最少可为患者及其家属提供书面或网络的建议,指导他们在应用从他人处获得的处方药物,选购非处方药物或营养品时获取信息。作为团队的一员,训练有素的儿科药师是不可或缺的,他们还能起到向患者家属、医生及当地药剂师等社区资源进行教育的作用。

局限性

在并非专门针对肾脏疾病的试验中,CKD患者经常被排除在外,或不清晰标注是否包含 CKD 患者。本推荐的部分内容源于药学知识,而不是基于在限定人群中进行的对照试验。

研究推荐

国内或国际研究组,关注 CKD 的组织(国际肾脏病学会,国际肾脏基金联合会以及其他国内组织)应当确保临床试验中有充分的 CKD患者代表人群,这样才能提高对 CKD 患者药代动力学的认识。

4.5　影像学研究

4.5.1:应权衡使用造影剂可能导致的急性肾损伤的风险,以及影像学检查带来的诊断价值和治疗的提示意义。(未分级)

原理

已有报道指出,使用放射性碘造影剂与AKI 相关。根据不同的研究人群、所使用的造影剂的类型以及肾毒性的定义,AKI 发生率在$0 \sim 11\%$[609]。下面的推荐与美国影像学协会(ACR)[610],欧洲泌尿生殖影像学会(ESUR)[611]以及 KDIGO 急性肾损伤临床实践指南[7]一致。

放射性造影剂推荐

4.5.2: 推 荐 所 有 **GFR < 60ml/(min · 1.73m²)** 的 患 者 (**GFR 分级 G3a-G5**) 进行使用血管内放射性碘造影剂的检查时,应遵循 *KDIGO AKI* 临床实践指南进行相应处理,包括:

- 避免高渗造影剂(*1B*);
- 造影剂剂量尽可能降到最低(*未分级*);
- 在操作前后停用潜在肾毒性药物(*1C*);
- 在检查前、检查中及检查后,均给予生理盐水进行充分水化(*1A*);
- 操作后 48~96 小时测定 GFR(*1C*)。

原理

这些声明的提出是为了强调 CKD 患者安全地进行影像学检查,避免影像学检查所带来的肾脏毒性。

证据基础

大多数造影剂相关的 AKI 是可预防的。虽然没有国际统一定义,但是大多数研究使用的定义是:操作 3 天内 Scr 值升高 >0.5mg/dl (44μmol/L) 和/或比基础升高 25%[7,609-611]。流行病学研究以及病案报道指出下列因素为 AKI 的高危因素:

a) GFR <60ml/(min · 1.73m²) [尤其是 <30ml/(min · 1.73m²)]

   b) 糖尿病

   c) 同时存在脱水状态

   d) CHF

   e) 年龄>70 岁

   f) 同时使用已知具有肾毒性的药物,如 NSAIDs

   g) 使用高渗性造影剂[尤其是对 GFR <60ml/(min·1.73m^2)的患者]

   h) 大剂量使用造影剂

   i) 动脉内注射

   j) 痛风(高尿酸血症)

关于预防策略,已进行的多项研究得出如下结论:

   a) CKD 患者使用高渗造影剂使 AKI 的风险升高[609]。

   b) 一些但不是所有研究提示,与低渗造影剂相比,等渗造影剂降低 AKI 的风险。对存在 AKI 高危风险的 CKD 患者应当尽可能使用等渗对比剂(尽管价格更昂贵)[612]。

   c) GFR<60ml/(min·1.73m^2)时 AKI 的风险升高,GFR<30ml/(min·1.73m^2)时 AKI 发生率显著升高(在一项研究中达到 7.8%)。对所有 GFR<60ml/(min·1.73m^2)的患者给予预防性措施不现实,较为可行的是充分考虑危险因素并进行风险等级评估。有一些指南,如美国影像学协会[610]及 ESUR[611]提供了在影像学检查前确定 AKI 风险的清单。

d) 尽管没有高质量的试验提供一个理想的流程,增加细胞外容量被广为推荐[609]。持续静脉滴注 0.9% 盐水优于 0.45% 盐水或推注的方式。没有一致性的证据说明碳酸氢钠优于盐水。目前的指南建议在影像学检查前及检查后 3～12 小时以 1ml/kg 体重/小时的速度,或者在检查前 6～12 小时、检查后 4～12 小时以 100ml/h 的速度静脉滴注 0.9% 盐水[609,610]。

e) N-乙酰半胱氨酸或抗坏血酸作为预防措施未得到一致性的结果。

国际适用性

尽管等渗造影剂比较昂贵,但这份指南具有广泛适用性。

局限性

部分指导意见的证据基础有限,需要更多针对简易的预防性措施,如检查前再水化(见下述)的研究。既往没有造影剂相关 AKI 的统一定义。KDIGO AKI 指南推荐无论病因如何均使用通用的 AKI 定义及分期以反映肾功能的变化。

研究推荐

需要使用造影剂前后直接测量 GFR 的前瞻性研究来明确 AKI 的发生率。这样的研究也能够验证肌酐或其他估算 GFR 的方式在影像学检查过程中的应用。

迫切需要关于不同水化方案(盐水,碳酸盐,Hartmann's 液)及估计 GFR 的方法的前瞻性对照研究。

关于 N-乙酰半胱氨酸和其他抗氧化剂的研究有助于确定这些药物的有效性。

钆造影剂

钆是一种稀土元素,自然状态下具有剧毒。与专用螯合剂结合后,它在肾功能正常的人体中形成惰性物质,是 MRI 良好的对比剂。这些螯合物以原型经肾小球滤过排出,肾毒性比传统的放射性碘造影剂低许多[613]。但是 CKD 患者使用钆造影剂后出现硬皮样改变的报道超过 200 例,如今称为肾源性系统纤维化(NSF)[613,614]。

> **4.5.3**:推荐 GFR<15ml/(min · 1.73m^2)的患者(GFR 分级 G5),除非没有合适的替代检查,否则不使用含钆的造影剂。(*1B*)
>
> **4.5.4**:建议 GFR <30ml/(min · 1.73m^2)(GFR 分级 G4-G5)需要使用钆造影剂的患者,首选大环类螯合剂进行造影前准备。(*2B*)

原理

本声明的提出主要是为了保证 CKD 患者安全使用钆造影剂。与 CKD 人群的所有检查一样,临床医师需要了解 GFR 15 ~ 29ml/ (min · 1.73m²) 的患者使用钆的风险-获益比。

证据基础

NSF 是 CKD 患者使用含钆造影剂后出现的一种无法治疗、有时甚至是致死性的合并症,因此预防是最好的方法。除非有临床适应证,否则应避免使用含钆造影剂。必须使用时,应选择最低风险的剂型和最低的剂量[613,615]。

尽管应用含碘造影剂后出现 AKI 的风险远远大于应用钆后出现 NSF 的风险,但是前者可以进行透析治疗,而后者不然。因此对所有 GFR<30ml/ (min · 1.73m²) 的患者应该优先考虑传统造影技术[610,613-615]。

最近的荟萃分析及文献回顾强调最高危的患者是 GFR<15ml/ (min · 1.73m²) 的患者,发生 NSF 的 OR 值为 20 ~ 50[614]。

尽管普遍认同 GFR>15ml/ (min · 1.73m²) 的患者风险增高,但却无法获得确切的风险估计。GFR>30ml/ (min · 1.73m²) 发生 NSF 的患者均合并肝衰竭[614]。

有人认为钆的制备类型起重要作用[614,615]:线性螯合如酰化钆更易引起 NSF,应避免用于 GFR<30ml/ (min · 1.73m²) 的患者。如果临床上认为增强 MRI 是必需的检查,那么应该考虑使用钆特醇 (gadoteridol),钆布醇 (gadobutrol) 或者钆特酸 (gadoterate)[610,613,615]。再者,钆可被

透析清除[616],大多数指南推荐 GFR < 15ml/
$(min \cdot 1.73m^2)$ 或已经透析的患者在检查结束
后即刻(24 小时后可重复)进行透析[610,615]。透
析对 GFR>15ml/$(min \cdot 1.73m^2)$的患者的作用
还不确定。

国际适用性

尽管非线性螯合的钆更昂贵,但这份指南
具有广泛适用性。

儿科注意事项

关于推荐 4.5.3 和 4.5.4,除了对 GFR <
30ml/$(min \cdot 1.73m^2)$的儿童及新生儿不建议
应用钆对比剂,还应考虑到钆制剂的问题。特
别提出的是,FDA 至今并未批准 2 岁以下儿童
使用任何含钆造影剂(GBCA)。同样,欧洲药
监局警告不要在 1 岁以下幼儿使用 GBCA。

此外,如果以肾脏清除作为分析 GBCA 暴
露风险的基础,由于对新生儿或小婴儿不能准
确估计 GFR,导致难以评估他们的风险。在近
期的一篇文献中[617],Meng 及其同事调查了不同
国家的心脏病和影像学医师在儿科 MRI 检查
中使用钆的情况。93% 的应答者表示他们在自
己的某些或所有病人中进行肾功能评估:54%
使用估算公式,其中大多数应用的是 Schwartz
公式。其余的根据 Scr 值或尿量情况判断肾功
能,分别占 31% 和 6% 。更值得关注的是只有

33% 和 31% 的"新生儿患者"或"出生<1 周的患者"接受了肾功能评估。此外,13% 的应答者在患儿 GFR<30ml/(min·1.73m^2)时仍使用钆造影剂。

由于不能准确测量新生儿的 GFR,也不了解一些复合物(如钆)的清除,肾脏医师及影像学医师在这个高危人群中使用 GBCA 应格外慎重。在考虑使用含钆造影剂之前,应当优先选择其他的影像学方法。

局限性

证据更多基于个案报道而不是前瞻性研究或 RCTs。

研究推荐

像含碘造影剂一样,在 CKD 患者中进行含钆造影剂的 MRI 的前瞻性研究,有助于确定 GFR 的变化,验证反映 GFR 的标记物。NSF 后果严重,因此尽管会有因为伦理问题导致病人入选困难的障碍,但在 GFR < 30ml/(min·1.73m^2)的 CKD 患者中开展透析清除含钆造影剂的 RCT 研究有助于明确这些患者的风险-获益。

肠道准备的推荐

结肠镜作为结肠癌的筛查工具应用越来越普遍,患者需要口服含磷酸钠的准备剂进行肠道准备。有个案报道,经过活检证实,磷酸盐在肾脏沉积可导致急性及慢性不可逆的肾衰竭,称之为磷酸盐肾病[618,619]。已报道的病例不到 40 例,我们均进行了深入回顾。

4.5.5：推荐 GFR < 60ml/(min · 1.73m²)(GFR 分级 G3a-G5)或已存在高磷肾病危险因素的患者,不使用口服含磷肠道准备剂。(*1A*)

原理

此声明的目的是保证需要接受肠道疾病检查的 CKD 患者安全地进行肠道准备。

证据基础

有报道口服磷酸盐肠道准备剂的正常志愿者会出现电解质紊乱,有的甚至很严重,包括高磷血症,低钙血症,低钠或高钠血症及低钾血症[620]。也有关于个别人出现肾损伤的报道,但有可能存在漏报。最近一份来自冰岛的研究估计其发生率大概为 1/1000[621],其他的研究提示发生率介于 1% 至 4%[618,619]。

肾损伤主要有两种类型。一类为早期出现与严重高磷血症及低钙血症相关的症状,另一类为迟发的(数天到数月)与肾小管间质磷酸钙沉积相关的不可逆肾损伤[618,619]。

尽管目前还缺乏确凿的证据,但是在许多个案中报道了以下因素与肾损伤关联,被认为是极高危人群:

a) GFR<60ml/(min·1.73m²)

b) 年龄>60 岁

c) 女性

d) 高血压

e) 糖尿病

f) CHF

g) 脱水

h) 活动性结肠炎

i) 同时使用 RAAS 阻滞剂,利尿剂,锂剂,NSAIDs

j) 大量和/或反复使用口服磷酸盐肠道准备剂

k) 甲状旁腺功能减退

FDA 禁止使用口服磷酸盐溶液作为肠道准备剂。其实应用片剂没有本质的区别。美国胃肠内镜学会现行的指南推荐高危患者二者都应避免使用[622]。

肾损伤的原因是完全归咎于脱水还是磷酸盐本身,现在仍存在争议[623]。如果脱水是肾损伤唯一的原因,那么就很难理解为什么会出现磷酸钙沉积并引起迟发肾损伤。

只有一个关于磷酸盐与非磷酸盐肠道准备剂的 RCT 研究,但是该研究仅观察了 Scr 的变化而未报道基线 GFR[624]。尽管存在这些不足,但结果显示应用含磷酸钠的准备剂的患者的血钾、钙、磷变化更加明显。

所有上述人群均应使用不含磷的肠道准备

剂(由于在健康志愿者中观察到了生化异常,有观点认为应在所有人中推广)。如果需要造影剂,不管是否使用肠道准备剂,虚弱及患病的个体还应该使用盐水再水化。

国际适用性

本指南具有广泛适用性。但是不含磷的肠道准备剂更昂贵,所以在世界不同地区的使用也各不相同。

局限性

资料主要基于小样本的病例报道和回顾性人群研究。

研究推荐

迫切需要在肾功能正常的人群以及不同严重程度的 CKD 患者中的前瞻性研究,以明确含磷肠道准备剂对生化及代谢的急性影响。同样也需要在所有使用肠道准备剂的患者中开展研究,以探讨肠道准备剂对 GFR 的影响以及并发症的发生率。另外,急需对进行肠道准备的 CKD 患者再水化治疗(种类及容量)的更多确定性研究。

4.6　CKD 及感染、AKI、住院率及死亡率的风险

由于 CKD 患者在感染、AKI、CVD、住院、死亡等事件的风险增加,以下部分给出了 CKD 患

者医疗上的一些指南。理解这些风险并施行下
述推荐有望改善患者预后。在尚无充足证据基
础的领域,制定相应的卫生政策以及有力的研
究流程很重要。

CKD 及感染风险

CKD 与严重的感染合并症相关,发生率是
普通人群的 3 ~ 4 倍。感染是肾衰竭患者的一
个重要合并症,是继 CVD 后的第二大死亡原
因。如同 CKD 对 CVD 的作用,CKD 可能是急
性感染相关死亡的风险加倍器。尽管对疫苗的
反应欠佳,还是有证据支持 CKD 患者与普通人
群一样能从免疫接种中获益。

4.6.1:我们推荐所有 CKD 成年患者除非有
　　　禁忌,否则每年注射流感疫苗。(1B)

4.6.2:我们推荐所有 eGFR<30ml/(min·
　　　1.73m^2)(GFR 分组为 G4-G5)的成
　　　年患者,以及存在肺炎球菌感染高危
　　　风险的患者(如,肾病综合征,糖尿病
　　　或接受免疫抑制治疗)除非有禁忌,
　　　否则可接受多效价肺炎球菌疫苗。
　　　(1B)

4.6.3:我们推荐所有接受过肺炎球菌疫苗的
　　　CKD 成年患者 5 年内再行疫苗注射。
　　　(1B)

4.6.4:我们推荐所有存在 CKD 进展高危风险
　　　以及 GFR<30ml/(min·1.73m^2)(GFR
　　　分组为 G4-G5)的成年患者注射乙型乙

　　　　肝病毒的疫苗,并从血清学检查上证实
　　　　获得确切的免疫效果。(**1B**)

4.6.5:为患者注射活株疫苗需要考虑的内容包
　　　　括了解患者存在免疫状态,该活株疫苗
　　　　需与从官方或政府机构推荐的一致。
　　　　(未分级)

4.6.6:为 **CKD** 患儿施行的儿科免疫计划应当
　　　　遵循国际上以及当地的官方推荐。(未
　　　　分级)

原理

　　CKD 与宿主基础免疫机制改变相关,细菌感染的风险增加(表 33)。流行病学研究提示 CKD 人群中最常见的三种感染为泌尿道感染,肺炎以及败血症。在普通人群中有很强的证据支持预防性措施对成人有效,也有资料表明 CKD 患者能从免疫治疗中获益。

表 33. CKD 患者发生感染的危险因素

高龄
合并疾病较多,如糖尿病
低白蛋白血症[625]
使用免疫抑制治疗[628]
肾病综合征[634]
尿毒症
贫血及营养不良[635]
功能障碍的发生率高

缩略语:CKD,慢性肾脏病

证据基础

既往调查已明确证实 ESRD 是感染性合并症的重要危险因素[625-628]。然而鲜有流行病学资料报道未透析的 CKD 患者的感染风险[629,630]。来自美国肾脏数据系统(USRDS)的资料显示,与非 CKD 患者相比,CKD 患者由于菌血症住院的比例更高[631]。但是现在还缺乏涵盖全部 CKD 的不同类型感染的绝对发生率,危险因素,临床过程以及预后的深入研究。

在 CKD 患者中,调查感染的发生率或患病率的研究非常少,描述 GFR 不同分期的感染率的资料更是一片空白。在参加美国医疗保险系统的 66 岁以上人群,CKD 的患者因肺炎及败血症而住院的比率显著升高[628]。与非 CKD 患者相比,除了感染住院率增加外,CKD 患者因感染住院的时间也更长[632]。

USRDS 数据对不同病因住院率的统计显示,CKD 患者因 CVD 及感染而住院的比例比非 CKD 患者高出 38% ~46%[633]。肺炎发生率高了近 3 倍。因菌血症/败血症的住院率高了近 4 倍。泌尿道感染的住院率高了 3 倍。

ESRD 的患者多核白细胞,淋巴细胞,单核细胞的功能都有改变,导致对炎症的宿主反应受损[636-638]。然而,这些问题在 CKD 患者中还没有得到充分探讨。

越来越多的证据显示在普通人群中，免疫接种可使感染率、住院率及死亡率下降。目前的资料提示，作为预防性治疗方法，免疫接种在 CKD 及 ESRD 人群中的使用不充分[639]。CKD 患者免疫治疗的潜在障碍尚未经过系统分析。ESRD 人群对疫苗的反应较弱，中晚期 CKD 患者对疫苗的反应程度仍然不清楚[640-642]。在 CKD 或 ESRD 人群中已开展的关于疫苗的研究受有多处不足，如样本小，随访时间长短不一，确定疫苗效果的方法不是疫苗预防感染的有效性，而是诸如抗体反应，注射疫苗后抗体滴度下降速度等替代指标[643]。

甲型流感疫苗与乙型流感疫苗 尽管透析患者抗体反应受损，美国医疗保健系统一项为期 2 年的分析提出，注射甲型、乙型流感疫苗后该人群的住院率及全因死亡率显著下降[644]。该研究可能提示这个人群注射疫苗的临床有效性，但是由于是观察性研究，也可能反映的是注射疫苗和未注射疫苗的患者之间临床状态的差异。透析患者中没有发现与流感疫苗相关的特殊不良事件。

肺炎球菌疫苗 肾脏病患者注射肺炎球菌疫苗后产生与正常对照不同的血清型特异滴度，抗体滴度水平更低，而且抗体消失速度更快[639,645,646]。医师需要了解每种疫苗的反应以及持续时间。根据以上认识,接种肺炎球菌疫苗后还需要进行强化免疫。

乙型肝炎病毒疫苗　除了增强对血液制品检测力度以及推行降低透析室乙型肝炎病毒(HBV)感染的指南的作用,广泛为新进入透析的患者接种疫苗显著降低 ESRD 患者 HBV 的感染率[647]。由于疫苗剂量,注射疫苗的次数,以及研究人群不同,中晚期 CKD 患者对 HBV 疫苗的反应波动于 60% ~ 80%。对于 GFR 水平是否影响 CKD 患者对疫苗反应的结论不一[640,642],但是 GFR 较高的患者更易出现血清转换,并独立于其他因素[640]。

金黄色葡萄球菌疫苗　StaphVAX 降低金黄色葡萄球菌菌血症风险的有效性并未在血透患者中得到证实[648,649]。目前没有 CKD 患者的相关资料。

活疫苗　由于 CKD 患者常为免疫耐受状态,活疫苗只能谨慎地个体化使用。

总体而言,有些疫苗(如流感病毒)在常规剂量时即有保护作用,有些疫苗(HBV 及肺炎球菌)则需要更频繁注射或更大剂量才能达到并维持保护性滴度。疫苗注射的频率和种类因当地环境及患病率而有所不同。

国际适用性

世界范围内不同疫苗获得的难易程度不同,特定细菌、病毒及其他感染的流行程度也不

同。因此应当根据当地的实践制定合理疫苗免
疫方案。

对临床实践及公共政策的影响

　　根据大多数国家由当地、区域或全国顾问
委员会制定的免疫方案,目前推荐 CKD 患者使
用流感病毒,乙型肝炎病毒以及肺炎球菌疫苗。
　　现行的推荐是:
- CKD 患者每年注射流感疫苗
- 首次注射肺炎球菌疫苗 5 年后接受一次加
  强免疫
- 为可能需要 RRT 的 CKD 患者注射 HBV 疫
  苗。尽管本推荐针对的是严重的 CKD 患者
  [GFR<30ml/(min・1.73m²)],但是有资料
  支持更早期使用能够达到免疫机会最大
  化[640]。这样也确保了所有患者在接受移植
  前有 HBV 的免疫力。由于保护性抗体水平
  可能会下降,应该复查抗体水平(可能的话,
  每年一次),必要时给予加强。

存在争议、困惑或未达共识领域

　　在 CKD 患者对感染的宿主反应受损方面,
还有许多有待认识。
- 需要开展进一步研究以了解 CKD 各个 GFR
  和白蛋白尿分级、不同 CKD 病因的患者发
  生不同类型感染的绝对发生率,危险因素及

其临床经过。

- 需要确定 CKD 人群不同程度急性感染的结局。

- 需要开展研究评估 CKD 患者疫苗注射后抗体滴度下降的速率以及免疫治疗的有效性。

儿科注意事项

美国疾病控制及预防中心[650]及美国儿科研究院[651]规律更新儿童计划免疫方案。

现行的儿童 CKD 患者免疫接种的推荐是 2012 年由 Neu 公布的[652]。文章关注了正在接受免疫抑制治疗和等待肾移植的患儿的疫苗使用情况,描述了疫苗的保护性抗体滴度以及对其意义的解读。

如果用一句话总结该推荐,即为:除了正在接受免疫抑制治疗的患儿不能接种活疫苗外,应为每个 CKD 患儿提供所有推荐的儿童疫苗。同样,透析的儿童不应该接种流感病毒减毒活疫苗,而其他 CKD 患儿应该每年接种一次。肺炎球菌疫苗对肾病综合征及 CKD 的儿童尤其重要,现行的免疫计划及产品需要认真评价,以确保所提供的疫苗能够合理覆盖血清型。乙型肝炎病毒的检测及疫苗对所有可能接受透析治疗的儿童极为重要,此外需要认真查阅关于监测及解释抗体水平的特殊推荐。

CKD 与 AKI 风险

由于 CKD 与 AKI 之间存在的流行病学关系,以及众多观察性研究报道了已经存在的 CKD 与 AKI 之间关系,CKD 被一致认为是 AKI 的高危因素。然而,AKI、CKD 以及 ESRD 的潜在关联至今还未被充分研究,也没被最终确定。这节内容将 AKI 作为 CKD 患者需要处理的合并症。由于 AKI 与 CKD 进展之间的关系,在 CKD 进展部分也会做相应介绍。

4.6.7:我们推荐应该认为所有 CKD 患者 AKI 风险增高。(*1A*)

4.6.7.1:在处理并发疾病期间 AKI 风险升高的 CKD 患者时,或 CKD 患者在进行可能致 AKI 风险升高的检查或操作时,应当遵循 KDIGO AKI 指南推荐中的细节。(未分级)

原理

观察性资料提示已经存在的 CKD 状态与 AKI 之间存在强相关。上述声明的目的是要认识到 CKD 患者更容易出现 AKI。然而方法学问题可能会影响所观察到的相关性的有效性,如在临床研究中 CKD 及 AKI 的定义不一致,不同研究中对合并症的统计学校正方法不一致等。

证据基础

由于 CKD 与 AKI 的流行病学相关性[263,264],CKD 被认为是 AKI 的危险因素之一。不同试验设计的多项研究均报道了已经存在的 CKD 状态及 AKI 之间的相关性[265-271]。在使用造影剂[272],大手术[273],以及其他医疗情况时[274],CKD 是肾功能急性衰退的一个强有力预测因子。

Hsu 等[14]利用北加州 Kaiser Permanete 医疗保险系统的数据,比较了 1764 例住院期间发生了需要透析治疗的 AKI 患者与 600 820 例未发生 AKI 患者入院前的 GFR(应用 MDRD 公式计算)。将基线 GFR≥60ml/(min · 1.73m^2)作为参考,GFR 45~59ml/(min · 1.73m^2)者出现院内 AKI 的校正 OR 值为 1.66(95% CI 1.40~1.97),GFR 为 15~29ml/(min · 1.73m^2)者的校正 OR 值为 20.42(95% CI 为 17.40~23.96)。糖尿病,高血压,蛋白尿的患者出现院内 AKI 的可能性增加,校正 OR 值分别为 1.99(95% CI 1.78~2.23),1.55(95% CI 1.37~1.76)及 2.84(95% CI 2.52~3.19)。作者总结 CKD 是住院期间出现 AKI 的主要危险因素。Singh 等人的一项研究中定义 AKI 为需要透析的急性肾衰竭[275]。由于患者进行透析治疗的临床决策往往受 Scr 水平,是否有血管通路,是否将不可避免地进展到 ESRD 等因素的影响,这样的 AKI 定义使研究人群产生偏倚,使 CKD 中 AKI 患者的例数增加。此外,在晚期 CKD 患者进展到 ESRD 的过程中,有时很难区分出慢性肾衰竭急性加重。LaFrance 等人的研究随访了不列颠哥伦比亚的一组 CKD 患者直至出现 GFR ≤30ml/(min · 1.73m²),中位随访时间为 19.4 个月。44% 的患者至少出现一次 AKI[276]。在加拿大艾伯塔的一项涉及 90,985 名成年人的队列研究中,参加者为非透析患者,至少有一次 Scr 及蛋白尿的门诊测量值。结果发现蛋白尿程度较重、GFR 下降者因 AKI 住院的风险升高[16]。

国际适用性

这些关于 AKI 的指南在全世界范围都是适用的。尽管在不同地区、国家、社会经济状态以及年龄中,AKI 的病因不同,但是 AKI 的预后是相似的。如果缺乏 AKI 或 CKD 的支持设施,患者将会死亡。

存在争议、困惑或未达共识领域

对已经存在的 CKD 与发生 AKI 可能性增加的数据的解读,受到一些问题的干扰。比如 CKD 的合并症,反复接触不同肾毒性损伤因素或院内错误的影响[57,277],或主要源于 CKD 生理的改变。还有方法学上的问题,比如临床研究中如何定义 CKD 与 AKI,以及对合并症统计学校正方法的不同,都会影响所观察到的相关性的有效性。

　　另一个更重要的、需要澄清的是已有的 CKD 是否会影响 AKI 的预后。目前还没有单独的生物标志物能够鉴别急、慢性肾脏病,因此也无助于解决上述问题。让人吃惊的是,几个大型的观察性研究及数据库研究报道,与对照组相比,CKD 基础上发生 AKI 患者的院内死亡率反而更低[278-283]。PICARD 数据发现与发生 AKI 的非 CKD 患者相比,尽管有 CKD 基础的患者出院后透析率较高,但住院死亡率较低,留住 ICU 的中位时间较短[284]。

儿科注意事项

　　KDIGO AKI 指南中专门针对儿科的指南相对较少(由于缺少高质量的研究)。这提示对此有兴趣的医生在深入解读此部分时应使用儿科数据、参考儿科文献及相关儿科肾脏病教科书,将儿科数据应用于临床实践[653-658]。

研究推荐

　　需要具有清晰统一的 CKD 与 AKI 定义,校正合并症因素的前瞻设计的临床研究。这些临床研究的目的是确定:

- CKD 患者 AKI 事件的发生频率
- CKD 患者发生 AKI 的预后
- 蛋白尿和 GFR 下降对 AKI 的作用

CKD 与住院及死亡风险

不管使用何种方法估算 GFR，CKD 患者住院率及死亡率均很高。由于合并症及严重程度不同，CKD 确切的发生率也不一样，而且也未清晰定义。能够降低 CKD 患者住院率，患病率，死亡率及医疗费用的干预措施尚未充分研究。

4.6.8：应当发展 **CKD** 疾病的管理流程，以利于使 **CKD** 患者的社区管理合理化，并降低住院的风险。（*未分级*）

4.6.9：降低 **CKD** 患者住院率和死亡率的干预性措施需要密切注意对相关的合并情况的管理，尤其是心血管疾病。（*未分级*）

原理

观察性研究及数据库研究报道了 CKD 与住院及死亡之间的相关性。了解 CKD 患者住院率、住院原因及危险因素有利于评估 CKD 的经济负担，确定资源消耗较大的高危人群。CKD 患者的治疗措施是为了降低患病率，住院率，死亡率及医疗费用。意识到在与资源分配相关的问题上建立证据基础非常困难，这些声明提示整合了诊断与治疗的流程能够改善预后，并意在成为"最佳实践"的声明。（表 34）

表 34. 社区 CKD 管理项目的组成

疾病监测

与其他慢性疾病(包括糖尿病,高血压及心力衰竭)

管理整合

药物治疗以及饮食建议

贫血管理方案

疫苗接种方案

信息及精神社会支持

肾脏替代治疗(透析及移植)教育

晚期护理计划以及临终关怀(适当时)

缩略语:CKD,慢性肾脏病

证据基础

尽管有透析疗法,死亡率仍然很高(16% ~ 22%),其中超过一半的死亡与 CVD 有关。对 GFR 降低但尚未进入维持性透析治疗患者的死亡率、CVD 发生率以及医疗资源使用情况了解甚少。几乎没有 CKD 与住院风险的相关性的研究。

来自 USRDS 的资料提示住院率因合并症情况、CKD 的程度而不同。经校正,CKD 患者的住院率升高 38%。其中 GFR<60ml/(min·1.73m^2)的患者比 GFR>60ml/(min·1.73m^2)的 CKD 患者高 19%,后者又比没有 CKD 的患者高 20%,揭示肾脏病进展对预后的影响呈等级式。CKD 患者,尤其是比较严重的 CKD 患者,心血管住院率升高[659]。在 CKD 以及非 CKD 人群中,住院率随合并症增加而增加。例如

2008 年患有糖尿病和 CHF 的 CKD 患者的住院风险是 726/千人年,比不合并糖尿病或 CHF 的 CKD 患者的 393/千人年高 85%。GFR 分级更高的患者 CVD 住院率更高。医疗保健系统中,GFR<60ml/(min · $1.73m^2$)者的住院率是 141/千人年,GFR≥60ml/(min · $1.73m^2$)的 CKD 患者住院率是 112/千人年,相差 26%。MarketScan 和 Ingenix i3 报道的 GFR < 60ml/(min · $1.73m^2$)者的住院率分别是 101/千人年及 90/千人年,比 GFR≥60ml/(min · $1.73m^2$)者分别增加 48% 及 16%[633]。USRDS 2008 年报告的校正死亡率随年龄而增加,GFR 最低组的校正死亡率最高:GFR<60ml/(min · $1.73m^2$)的患者比无 CKD 者高 31% ~72%。男性 CKD 患者死亡率为 91.8/千人年,而女性为 85.6/千人年。总体上白人与美国黑人 CKD 患者死亡率相近,但在 GFR<60ml/(min · $1.73m^2$)的患者中,美国黑人的死亡率比白人高 18%,分别为 95/千人年及 80.5/千人年[633]。

Khan 等人[660]证实 CKD 患者更频繁地就医。在中位时间为 11.4 个月的随访过程中,47% 的患者至少有一次住院,平均每人每年住院次数 0.96,住院时间 6.6 天,肾内科就诊 4.0 次。心脏病/高血压是最常见的住院原因,占第二位的是 CKD 进展/急性肾衰竭。该作者此前报道过该中心的透析患者平均每人每年住院 2.2 次,住院时间 14.8 天[659],与美国 1996—

1998 期间的血透患者数据相近——每人每年住院 1.9 次,住院时间 14 天[661]。而 1998 年普通人群每人每年住院 0.31 次,住院时间 1.9 天[662]。

Go 等人[58]对医疗保健服务系统的 1 120 295 名成人资料进行分析,这些患者在 1996—2000 年期间测量了 Scr,且未进入透析或肾脏移植。结果指出 GFR 与死亡,心血管事件及住院存在独立、等级性相关。GFR < 60ml/(min · 1.73m²)者风险显著增加,GFR <45ml/(min · 1.73m²)的患者尤其突出。

CKD 患者比普通人群更频繁就医、CKD 及 ESRD 患者合并症及住院原因类似的现实,证实了我们的猜想:ESRD 患者的并发症及合并症在疾病早期即已出现。既往的研究显示透析患者的年龄,性别,种族,心脏疾病,外周血管病,血浆白蛋白与红细胞压积水平,与医疗资源使用情况相关[659,663,664]。Holland 等人[665]通过 362 名透析前患者的一项回顾性研究寻找首次非择期住院的基线预测指标。经过基线肌酐浓度校正,多因素分析显示高龄(RR 1.02;95% CI 1.01 ~ 1.03),胸痛(RR 1.9;CI 1.37 ~ 2.61),周围血管疾病(RR 1.55,CI 1.05 ~ 2.27)以及 Hb(RR 0.99,CI 0.94 ~ 0.98)是住院的独立预测指标。这些合并状况随着肾脏病进展而逐渐加重,并导致很大比例的患者在进入肾脏替代治疗时存在严重并发症。

降低 CKD 患者住院率及死亡率的措施应该密切关注相关合并症及 CVD 的处理[666]。对心脏病的关注度增加改善了该人群的预后[667]。

纠正贫血对住院率的影响存在争议。Drüeke 等人[668]将存在轻中度贫血(Hb 11.0 ~ 12.5g/dl[110 ~ 125g/L])的 GFR 15 ~ 35ml/(min·1.73m^2)的 603 名患者进行随机分组,至 Hb 目标值为正常(13.0 ~ 15.0g/dl[130 ~ 150g/L])或略低于正常(10.5 ~ 11.5g/dl[105 ~ 115g/L])。两组患者在住院率(分别为 61% 及 59%),因心血管疾病入院的平均住院日(分别为 33.0 和 28.2 天)上没有显著性差异。Singh 等[669]分析 1432 名 CKD 患者,其中 715 名被随机分组到接受 α 促红素治疗至目标 Hb 13.5g/dl(135g/L),另 717 名则被分组到接受促红素治疗至目标 Hb 为 11.3g/dl(113g/L)。研究时间中位数为 16 个月。主要终点事件为死亡,MI,因 CHF 住院(无需 RRT)及卒中。结果观察到高 Hb 组患者比低 Hb 组患者发生复合主要终点事件的风险增高,其中死亡及因 CHF 住院共占 74.8%。阿法达贝泊汀治疗减少心血管事件的研究(TREAT)[375]中共纳入 4038 名糖尿病,CKD 及贫血患者。这些患者被随机分组到应用阿法达贝泊汀治疗组或安慰剂组。治疗组维持 Hb 至 13g/dl 左右(130g/L)。在安慰剂组,当患者 Hb 低于 9.0g/dl(90g/L)时使用阿法达贝泊汀给予挽救性治疗。主要终点事件是死亡或心血管事件(非致死性 MI,CHF,卒中,或因心肌缺血住院)的复合事件、死亡或 ESRD。在所关注的结局方面,组间没有显著的差异。

国际适用性

认识到 CKD 人群正在使用越来越多的医疗资源在各地都很重要。识别大量消耗医疗资源的高风险 CKD 人群以及经济负担后,应随之出台降低风险或利用资源的策略。对能够降低该人群住院率、患病率,死亡率及医疗费用的治疗方式需要进行评估。

免责声明

出版商、编辑委员会和 ISN 尽力避免该杂志中相关数据、意见和陈述的不准确性和误导性,但是同时声明该文章和宣传中的数据和意见应该由作者、版权所有者以及宣传者负责。相应地,出版商、编辑委员会和 ISN 以及他们的雇员、官员和代理不承担由于相关数据、意见和陈述的不准确性和误导性导致的任何后果。尽管已经尽力确认药物剂量和其他数字的准确性,但是建议读者在涉及新方法或技术应用的药物剂量时,需要结合药物生产商出版的相关说明。

第5章 专科转诊和护理模式

对于 CKD 患者进行早期诊断和及时转诊有可能逆转、延缓或防止疾病的进展,这也是国际范围内肾脏病领域指南的一个核心内容。早期诊断和及时转诊的目的包括:

1. 能够进行基于病因诊断的专科治疗

2. 延缓/阻止 CKD 进展

3. 对合并症的评估和处理

4. 心血管疾病(CVD)的预防和处理

5. CKD 相关并发症的诊断、预防和处理(如营养不良、贫血、骨病、酸中毒)

6. 肾脏替代治疗(RRT)的选择和准备工作(如替代方式的选择,血管通路的建立和管理,无透析肾移植)

7. 提供必要的社会心理支持、保守治疗和姑息治疗。

5.1 专科转诊

5.1.1:当 CKD 患者存在以下情况,我们推荐将该患者向肾脏病专科转诊 (*1B*):

- **AKI 或 GFR 短期内持续下降;**

- GFR<30ml/（min · 1.73m²①）（按 GFR 分期为 G4-G5）；

- 持续存在的显著白蛋白尿[ACR ≥ 300mg/g（≥30mg/mmol）或 AER ≥ 300mg/天；相当于 PCR ≥ 500mg/g（≥50mg/mmol）或 PER ≥ 500mg/天]

- CKD 进展（见 2.1.3 推荐的定义）；

- 尿红细胞管形，原因不明确且持续存在的 RBC>20 个/高倍镜视野；

- CKD 合并难治高血压(4 种或以上降压药,血压控制仍不理想)；

- 持续存在的血钾异常；

- 复发性肾结石或多发肾结石；

- 遗传性肾脏病。

5.1.2：若经可靠的风险预测工具评估,进展性 CKD 患者在 1 年内出现肾衰竭风险等于或高于 10%～20%②,推荐及时转诊至肾病专科制定肾脏替代治疗方案。(*1B*)

---

① 若此指标单一存在,那么转诊正规流程(如专科转诊咨询和后续健康管理)可能不必要,专科医生的建议只有在提供患者最好的医疗服务这一前提下是必需的。这一点依赖于卫生保健体系。

② 目的是避免晚转诊,其定义为转诊至肾脏病专科时间距离开始 RRT 不超过 1 年。

原理

本指南提醒医务人员应该意识到需及时向肾病专科转诊患者以制定 RRT 计划,从而确保最佳的医疗决策以及患者预后。"及时"的概念并没有明确的时间界限,需要综合评估患者本人和医疗体系的相关因素。实际上,为了保证患者得到足够的教育、充分理解 RRT 及转诊到其他相关专科医师那里(如血管通路医师、肾移植团队等),至少需要 1 年的准备时间。第二部分指南指出肾脏疾病进展较快的患者(相比于稳定患者)更能通过及时转诊得到获益。因此,需要借助预测工具来明确疾病进展的危险因素。由于不同患者和地区能获得的信息不尽相同,我们并未推荐选择哪个预测工具。新近文献中有一些预测工具可供参考[257,260,261]。

肾脏病临床实践的范围很广,不仅包括终末期肾病(ESRD),还包括累及肾脏的各类急性、慢性、原发性和系统性疾病、难治高血压以及血生化指标紊乱。除了一些被广泛认可的益处外,肾脏专科转诊还具有更多的潜在获益,比如及时发现 CKD 进展的可逆因素、提供延缓 CKD 进展的策略,处理中晚期 CKD 伴发的代谢紊乱合并症,为透析或肾移植做准备。

某些特定人群(如糖尿病患者)可能发生 GFR 严重下降以及进展迅速的肾衰竭。对于这些患者,我们倡导早期向肾脏专科转诊。而对于肾功能相对稳定的患者（GFR 每年下降速度<5ml/(min · 1.73m²)），我们建议采用下表作为转诊的指导（图21）。标有星号的"转诊"指医师可根据具体情况与肾脏专科医生进行相关讨论。

			按持续白蛋白水平分期		
			A1	**A2**	**A3**
			正常或轻度升高	中度升高	重度升高
			<30mg/g <3mg/mmol	30~300mg/g 3~30mg/mmol	>300mg/g >30mg/mmol
按GFR水平分期[ml/(min·1.73m²)]	G1	正常或稍高	≥90		监测	转诊*
	G2	轻度下降	60~89		监测	转诊*
	G3a	轻-中度下降	45~59	监测	监测	转诊
	G3b	中-重度下降	30~44	监测	监测	转诊
	G4	重度下降	15~29	转诊*	转诊*	转诊
	G5	肾衰竭	<15	转诊	转诊	转诊

图21. 基于 GFR 和白蛋白尿水平做出转诊决定。 *转诊医师可能希望和肾科沟通关于监测或转诊问题，根据各地安排。GFR，肾小球滤过率。此图的调整得到 Macmillan 出版有限公司许可：Kidney International. Levey AS, de Jong PE, Coresh J, et al.[30] The definition, classification, and prognosis of chronic kidney disease: a KDIGO controversies conference report. Kidney Lnt 2011; 80: 17-28; accessed http://www.nature.com/ki/journal/v80/n1/full/ki2010483a.html

证据基础

尽管不同文献对于转诊的建议并不一致，

肾科转诊指标包括 Scr（或 GFR），蛋白尿，血尿，血压和电解质紊乱[670]。关于肾小球病、高血压、AKI 和糖尿病患者的转诊情况数据在相关指南中亦有详细阐述[7,8,10,262]。

本节将简要总结对计划接受 RRT 的进展性 CKD 患者及时转诊的证据。在过去 20 余年间，晚转诊相关研究的结论非常一致；包括临床研究和综述均表明了晚转诊的大量不良后果以及早转诊的临床获益（表35）。

表35. 早转诊和晚转诊比较:不良后果及获益

晚转诊不良后果	早转诊获益
贫血和骨病	延迟 RRT 开始时间
严重高血压和高容量负荷	永久血管通路成功比例高
永久血管通路成功比例低	治疗方案有更好选择
肾移植延迟	急诊透析需要↓
住院率↑	住院天数和住院成本↓
1 年死亡率↑	营养状态改善
患者 RRT 可选择方式↓	CVD 和伴发合并症的管理更好
心理社会调整差	患者生存率↑

缩写词:CVD,心血管疾病;RRT,肾脏替代治疗

不能被及时转诊至肾脏专科就诊的高危因素包括年龄>75 岁、女性、非白人、无医疗保险、

社会经济地位低下、教育程度低下以及合并多种疾病者[671,672]。尚无将肾脏病患者随机分为早转诊和晚转诊的研究,而不同文献对于晚转诊的定义也不尽相同;尽管3个月是目前最广泛采用的晚转诊定义,但是它远远达不到RRT患者临床评估、教育以及建立血管通路所需的最短时间。共有超过50个已发表的临床研究和一篇包括其中22个来自10个不同国家临床研究的荟萃分析提示了一些关键信息(表36),这些信息包括死亡率和住院时间上的差别,且均表明以晚转诊患者低白蛋白血症非常突出[673]。

表36. 早转诊和晚转诊预后比较

变量	早转诊 均数(标准差)	晚转诊 均数(标准差)	P值
全因死亡率(%)	11(3)	23(4)	<0.0001
1年死亡率(%)	13(4)	29(5)	0.028
住院时间(天)	13.5(2.2)	25.3(3.8)	0.0007
开始RRT的血白蛋白水平 g/dl [g/L]	3.62(0.05) [36.2(0.5)]	3.40(0.03) [34.0(0.3)]	0.001
开始RRT的血细胞比容(%)	30.54(0.18)	29.71(0.10)	0.013

缩写词:RRT,肾脏替代治疗

一篇包括27个前瞻性队列研究的系统综述纳入17 646例患者的随访资料,其中11 734为早转诊组,5912(33%)为晚转诊组[674]。早转诊组在随访3个月的死亡率显著低于晚转诊组（OR值0.51；95%置信区间0.44～0.59；P<0.0001），且在随访5年时仍有统计学意义（OR值0.45；95%置信区间0.38～0.53；P<0.0001）。早转诊患者的首次住院时间较晚转诊者少8.8天（95%置信区间−10.7至−7.0天；P<0.0001）。在校正了糖尿病、既往CAD史、血压控制率、血磷和人血白蛋白水平后，两组死亡率和住院时间的比较仍存在统计学差异。早转诊患者的血液透析通路准备更充分，通路建立时间更早，腹膜透析的操作也更好。

近10年前McLaughlin等评估了早转诊和晚转诊对医疗成本的影响[675]。终点变量包括医疗相关的全部花费、患者生存时间、非替代治疗的生存时间以及累积住院时间。结果表明每名早转诊患者5年平均总的医疗花费为87,711美元，晚转诊患者为110,056美元；早转诊和晚转诊患者的平均生存时间分别为3.53年和3.36年，非替代治疗的生存时间分别为2.18年和1.76年。早转诊患者住院时间显著低于晚转诊患者（25天与41天）。随后Klebe等评估了落实转诊指南每年所需的花费[676]。尽管执行CKD转诊指南增加了肾脏专科就诊及相关检查项目，每10,000名患者中就有1名患者的透析被推迟1年带来的获益能够抵消这些增加的费用。

国际相关性

各地医疗模式和可用资源对于各地的转诊原则有决定性作用;但是不论何种医疗体系,延缓或防止 CKD 及相关并发症势必带来获益。各地组织应决定患者、专科医生和全科医生之间的交流和互动的最佳方式。

对于临床实践和公共政策的意义

转诊方案的实施不可避免地会增加肾脏专科医生的工作量。但是,联合全科医生的地区性倡议能够改善转诊的合理性和转诊的质量。不管可用资源的多少,将地区性倡议与国家政策和改变医疗实践相结合必能改善 CKD 患者的预后。

关于儿童

尽管儿童的转诊原则和成人一致,当今全球许多国家推荐儿童转诊的肾功能水平界值普遍高于成人。许多儿童肾脏病医师的介入发生在婴儿期,甚至产前胎儿期,在这些时期中通过子宫影像学检查即可辨别是否属于"高危"患儿。在儿童期许多肾脏疾病的症状和体征并不特异,导致了转诊医师对于儿童肾病过度怀疑,而肾脏专科接受这些转诊的标准也相对较低。

与成人类似,制定统一的儿童肾病专科转诊指南有赖于当地资源,并应该广泛思考对于各种具体类型的肾脏疾病儿童肾病专家转诊能够给接诊医生和医患带来何种获益。

在最近的一篇综述中，Barakat[677] 通过概括明确诊断肾脏病患儿最常见的临床表现来回答关于儿童转诊的一系列问题。Barakat 和 Chesney 指出了全科医生能够在一些领域（如首诊评估、治疗和随访等）中就肾病患儿诊治和发挥作用，并提供了一些启动转诊的指标[678]。

尽管转诊标准不尽相同，当出现以下情况时仍推荐转诊：急性或慢性肾功能下降，控制不佳的血压或重度高血压，严重的电解质紊乱，泌尿系解剖结构的显著异常，或者系统性疾病累及肾脏。同样，进展性疾病患者的教育、肾穿刺以及相关结果的解释，缓解病人和家属焦虑情绪也可作为转诊的合理原因。

目前并没有关于肾功能的"最低可接受阈值"，即低于这个阈值时会出现肾脏清除功能的异常、电解质紊乱以及与患儿肾脏病进展相关的其他副作用如生长发育障碍或认知问题。然而，KDOQI 制定的 CKD 指南中明确指出，当患儿 eGFR<30ml/（min · 1.73m^2）时必须向儿童肾脏专科转诊。实际上，明确诊断 CKD 的患儿，尤其那些 eGFR<60ml/（min · 1.73m^2）者，考虑转诊至儿童肾脏专科进行进一步评估和治疗也是合理的[43]。

基于成人研究的结果，可以合理推论对于儿童来说"早"转诊或"高"于肾功能最低界定阈值时转诊能够为患者及家属;但相关数据在儿科肾病领域甚少。对于这两个概念最翔实的报告来源于两篇研究儿童晚转诊的文献,这些儿童最终进入 ESRD。Kennedy 等[679]的研究结果表明,转诊至其临床中心的 1 岁以上患儿通过 Schwartz 公式计算的 eGFR 中位数仅为 27(IQR 9~52)ml/(min・1.73m^2),实际上 55% 患儿在转诊时 eGFR 已经 < 30ml/(min・1.73m^2),符合晚转诊两个定义中的一种。当采用文献中广泛应用的晚转诊第二个定义时,即开始替代治疗时间距离转诊时间不超过 90 天,队列中 30% 的患儿在 90 天窗口期内即开始替代治疗。晚转诊对于患儿的指标有不利影响:和 eGFR > 30ml/(min・1.73m^2)的患儿相比,晚转诊患儿平均血红蛋白(Hb)水平较低[8.7±0.6g/dl(87±6g/L)]比[12.8±0.6g/dl(128±6g/L)],尿素水平较高{34(IQR 5~14)mmol/L[203(IQR 30~84)mg/dl]比 6(IQR 5~14)mmol/L[36(IQR 30~84)mg/dl],P < 0.001}。当以 eGFR 60ml/(min・1.73m^2)为界值进行次要分析时也得到了一致的结果。第二篇文献由 Boehm 团队[680]完成,这项单中心回顾性分析纳入了超过 30 年的转诊资料(N = 111),若以 RRT 开始时间距离转诊时间不超过 90 天为晚转诊定义,24% 的患儿符合这一标准。在这些晚转诊患儿中,Schwartz 公式计算的 eGFR 显著低于对照组(14.9 比 34.2ml/

（min·1.73m^2），$P<0.001$），Hb 也显著低于对照组（8.0g/dl［80g/L］比 10.5±2.3g/dl［105±23g/L］，$P<0.001$）。最重要的是，Hb 低下状态一直持续到 RRT 开始（晚转诊组 Hb 8.5g/dl［85g/L］，对照组 9.8±1.9g/dl［98±19g/L］，$P<0.01$）。这些作者在评价晚转诊的不良后果时纳入了另一个指标，即无透析肾移植。Boehm 团队指出晚转诊患儿中只有 11% 为无透析肾移植，而在转诊时间距离 RRT 时间超过 90 天的患儿中有 40% 为无透析肾移植；但 Kennedy 等的研究并不支持这一发现。有趣但与预期不同的是，Boehm 的研究结果发现血液透析的比例在晚转诊和早转诊组并无统计学差异（62% 比 67%，$P<0.05$）。

对于肾功能迅速恶化至肾衰竭的患儿，及时转诊至儿科肾病专科是毋庸置疑的。可是，目前在儿童肾病领域尚缺乏评估肾病进展风险的有效工具。肾功能下降到什么程度时可能需要被"关注"，这一问题可以从 CKiD 研究中的前瞻性碘海醇评估 GFR 数据中找到最好的证据。这个研究指出有肾小球疾病的患儿肾功能每年下降率为 -10.5%，而非肾小球疾病的患儿肾功能每年下降率只有 -3.9%[71]。对于相应病因的患儿，若肾功能进展速率超过这两个界值，那至少需要强化随访和/或评估是否有延缓肾功能进展的可纠正因素。在此强调并非指在这些范围内肾功能下降是"正常"的，在任何患儿应采取一切手段延缓肾功能进展至关重要。

5.2　进展性 CKD 患者的管理

接下来主要讲述进展性 CKD 患者的推荐管理要点。这些指南是为了建立医疗实践的最佳模式,但需要理解的是不同医疗卫生体系、地域、经济水平会不同程度地影响这些指南的具体实施。

进展性 CKD 患者管理的主要内容,包括临终前管理或 RRT 方式的选择将在本章节具体说明。

5.2.1:建议给予进展性 CKD 患者多学科医疗管理。(*2B*)

5.2.2:多学科医疗团队应包括饮食咨询、RRT 方式选择的教育咨询、移植选择、血管通路手术、伦理、心理和社会关怀;或能够获得以上内容的医疗指导。(未分级)

原理

最佳医疗实践就是能给患者本人、人群和社会带来最佳预后的医疗保健。医疗模式根据 CKD 病情严重程度的不同而变化,这也决定了管理的靶人群和目标。这一指南主要针对的是即将进入 ESRD 的患者。CKD 的医疗管理和其他慢病的医疗模式遵循相同的原则(图 22)。CKD 医疗模式中的特殊组成包括:实验室检查和临床随访操作手册;关注心血管合并症和

CKD 相关并发症如贫血；疫苗接种计划（见 4.6.4 章）；针对一般 CKD 患者和针对 RRT 患者（包括某些保守治疗患者）的教育规划；患者自我管理；生活方式的调整如饮食、运动、戒烟；对于丧亲、抑郁和焦虑等因素的辅导和支持。

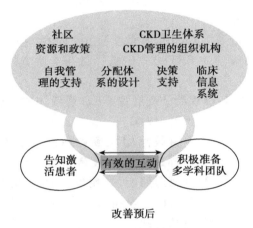

图 22. CKD 慢性管理模式。CKD，慢性肾脏病。此图引用获得 BMJ 出版有限公司许可。Improving the quality of health-care for chronic conditions. Epping-Jordan JE, Pruitt SD, Bengoa R, et al.[681] Qual Saf Health Care. 13: 299-305, 2004; accessed http://qualitysafety. bmj. com/content/13/4/299. full. pdf+html

国际相关性

应该采用标准的、符合当地文化的管理方案。大家已经认识到不同地区和同一地区内部的医疗资源水平具有不均衡性。本指南主要基于医疗模式的基本原则,这些原则在全球应该是基本适用的。

对于临床实践和公共政策的意义

CKD 临床状态复杂,同时合并其他多种慢性疾病。因此 CKD 医疗模式需要综合考虑临床状态的复杂性、患者为中心的理念及卫生保健环境。这一医疗模式的基本原则是全球统一的,但具体实施可因地而异。

关于儿童

多学科一体化门诊对于儿童 CKD 患者管理的必要性和有效性的论文业已发表。2012年 Ajarmeh 等发表了一项回顾性比较一家大型医院两个 0 ~ 18 岁儿童队列的单中心研究。研究随访时间为 1 年,一组数据来自多学科一体化门诊管理前;另一组数据来自多学科一体化门诊管理之后,包括儿科肾病医师、肾科护理人员、药师、营养师、社会工作者和肾脏病数据库管理人员的共同管理[682]。2009 年, Menon 等[683]发表了一项来源于美国儿科肾病中心的大规模数据分析,比较了其中一个 5 年随访队列患者在特殊慢性肾功能不全门诊实施前后的预后。此慢性肾功能不全门诊人员组成包括儿科肾病医师,临床护士,移植协调员,营养师,社会工作者,以及心理学家。

Ajarmeh 等[682]比较了两个队列在随访期间的若干指标,而 Menon 等[683]观察每一个患儿开始 RRT 前 12 个月的状态。这两项研究关注的研究变量不同,在组间比较的方法学上也有些许差异;但这两个研究均观察到接受多学科管理阶段的患者 eGFR 下降速率减慢,Hb 水平升高,以及骨矿物质代谢紊乱某些方面的改善。此外,这两个研究观察到多学科管理阶段资源成本的下降,这一结果是基于中位住院天数[682]和每年每名患者非计划住院次数这两个指标[683]。同样值得一提的是,Menon 等指出,和一般肾脏病门诊时期比较,多学科门诊管理时期开始的血液透析患儿中(这是进入队列的标准)使用成熟的动静脉瘘或动静脉移植物者比例更高(85.7% 比 20%,$P=0.02$)。

5.3　肾脏替代治疗时机

5.3.1:当存在以下一种或多种情况时,建议透析治疗:出现肾衰竭相关症状或体征(浆膜炎,酸碱平衡或电解质紊乱,瘙痒);难以控制的容量负荷过重或高血压;通过饮食难以纠正的营养状态进行性恶化;认知功能障碍。这些状态多在 GFR 5~10ml/(min·1.73m²) 出现。(2B)

5.3.2:在成人中,GFR<20ml/(min·1.73m²)时需要考虑活体肾无透析肾移植,因有证据表明之后的 6~12 个月内患者

会出现 CKD 不可逆的进展。（未分级）

原理

本指南谨慎地选择措辞,目的是强调 RRT 开始的时机要重点考虑临床症状,而避免仅仅基于反映残余肾功能的一个数字来武断透析治疗的时机。考虑到 RRT 的风险和获益,以及实验室指标的潜在不准确性,患者的治疗应该根据临床症状和体征,而不应该仅仅基于实验室结果。

来自国家登记系统的数据表明开始 RRT 治疗后会出现 GFR 的稳定增长。这一增长一方面源于改善营养状态的愿望,另一方面早期观察研究的数据表明开始 RRT 与不良预后的关系见于更低的 GFR。但这些早期观察研究的数据有较多混杂因素的干扰。RCT 研究表明早透析并没有带来生存获益(早透析和晚透析研究,Initiating Dialysis Early and Late〔IDE-AL〕,见下文的证据基础);校正了混杂因素后的大型登记数据分析结果也支持这一结论。因此,此指南应该能帮助临床医师平衡临床症状和实验室检查指标,并做出最终决策。

此指南关于活体肾移植的内容是为了保证医疗工作者在 RRT 方式选择上要考虑到这一方式。这也需要和当地活体肾移植捐献政策保持一致。其目的在于强调无透析肾移植患者应进行风险获益的评估。值得注意的是,本指南虽然要求临床医师考虑到这一方式,但没有指明需考虑无透析肾移植的具体 GFR 水平,这是因为这一方式的实施还要考虑到当地的具体政策以及患者本人的意愿。

证据基础

早透析能带来生存获益的观点遭到了来自荷兰透析充分性合作研究(Netherlands Cooperative Study on the Adequacy of Dialysis Study Group[NECOSAD])结果的质疑[684]。在 253 例新近进入 ESRD 的患者中,94 例(37%)为晚透析患者[GFR 4.9 ± 1.7ml/(min · 1.73m²)],157 例为按时透析患者[GFR 7.1 ± 2.4ml/(min · 1.73m²)]。尽管按时透析组在透析 3 年后的生存时间长于晚透析组(2.5 个月),但两组比较并无统计学差异,而且这一延长的生存时间也被估算的 4.1 ~ 8.3 个月领先时间偏倚所抵消。Traynor 等发现在去除了领先时间偏倚后,早透析治疗并无生存时间的获益[685]。早透析患者(N = 119)中位肌酐清除率(CrCl)为 10.4(IQR 9.1 ~ 11.9)ml/min,而晚透析患者(N = 116)中位 CrCl 为 6.7(IQR 5.6 ~ 7.5)ml/min。在校正了多种混杂因素后,开始透析时的 CrCl 每增加 1ml/min,死亡风险就增加 11%(HR 1.11;95% CI 1.01 ~ 1.21;$P = 0.024$)。随后的观察型研究,包括来自全球的大样本透析登记研究,均发现早透析会增加死亡风险[686-696]。这些研究在下结论时面临了许多来自观察方法学方面的难题,如领先时间偏倚,在低肌肉量和/或容量负荷过重人群中通过血肌酐计算 eGFR 的问题,有症状和/或有较多合并症人群开始透析时间较早的事实,以及刚透析即死亡患者所造成的生存偏倚(排除透析前死亡病人)。这些混杂因素大多数被一项多中心对照研究所校正,此研究包括 828 例 CrCl 为 $10 \sim 15ml/(min \cdot 1.73m^2)$ 的进展性 CKD 成年患者。他们被随机分配到早透析组(CrCl 10 ~ 14ml/min [0.17 ~ 0.23ml/s])和晚透析组(CrCl 5 ~ 7ml/min [0.08 ~ 0.12ml/s])[697]。当研究者认为临床有需要时,研究方案允许早透析。尽管透析开始时两组 GFR 存在显著差异[早透析组 CrCl 12.0,晚透析组 CrCl 9.8ml/min,MDRD 公式计算的 GFR 为 9.0 与 7.2ml/$(min \cdot 1.73m^2)$],这个差异的程度低于研究预期,这是因为 19% 早透析患者更晚透析而 76% 晚透析患者更早透析。两组间的死亡率和次要终点(心血管事件、感染、透析并发症)并没有显著性差异。另一个观察性研究探讨早透析对生存的影响,此研究对象为无糖尿病,除高血压病外无其他合并症的相对"健康"的 81 176 名 ESRD 患者[698]。在开始透析时,非校正的 1 年死亡率在对照组为 6.8% [GFR<5.0ml/$(min \cdot 1.73m^2)$],而在高 GFR

组[$\geqslant 15.0 \text{ml}/(\text{min} \cdot 1.73\text{m}^2)$]为20.1%,其中 GFR 是基于 MDRD 估算公式得到的。针对35 665 例透析前人血白蛋白 $\geqslant 3.5\text{g}/\text{dl}$ 的更健康群体的亚组分析结果显示,其1年死亡率为4.7%。这组人群校正后的死亡风险比在 GFR $5.0 \sim 9.9\text{ml}/(\text{min} \cdot 1.73\text{m}^2)$ 组为1.27,GFR $10.0 \sim 14.9\text{ml}/(\text{min} \cdot 1.73\text{m}^2)$ 组为1.53,GFR $\geqslant 15.0\text{ml}/(\text{min} \cdot 1.73\text{m}^2)$ 组为2.18[对照组为 GFR $<5.0\text{ml}/(\text{min} \cdot 1.73\text{m}^2)$]。

国际相关性

在全球不同地区,各种资源(包括正规多学科管理团队,教育资料,营养专家的咨询途径,透析前咨询、血管通路的准备以及无透析肾移植等)差别很大。本指南的目的是为了提议或鼓励达到"最佳临床实践"。在患者管理方面,全球范围内对于教育、规划和专家团队的需求是一直的;而具体方法、频率和手段可根据地区具体情况进行调整。

对于临床实践和公共政策的意义

对于 eGFR 水平较低的 CKD 患者,需要将定期的症状评估作为 CKD 随访内容之一。个人评估和可用资源将决定具体的治疗时机。

在给予患者建议之前,临床医师应该知道早透析对于患者的生活质量的影响[699]。

关于儿童

透析时机的选择　和我们预期的一样,目前缺乏儿童最佳透析时机的相关资料。因此,儿童透析时机的选择需要借鉴成人研究的指南。Greenbaum 和 Schaefer[700]综述了目前公认的儿童透析时机的相对和绝对适应证。绝对适应证包括尿毒症相关的神经症状;降压药物难以控制的高血压;利尿剂不能纠正的肺水肿;心包炎;出血倾向以及难以控制的胃肠道反应。同时,作者也明确指出目前儿童透析时机相对适应证的有效性仍然存在争议,特别是需要透析的具体界值没有达成统一的观点。开始透析的相对适应证包括相对轻的尿毒症症状,高钾血症,高磷血症,营养不良和生长发育障碍。作者同时指出由于缺乏儿童的相关数据,无法回答关于儿童"早"透析和"晚"透析的问题。而在儿童需考虑一些特殊因素如生长发育、社会心理发育,更倾向肾移植及需要更长时间进入透析或移植,从而使设计临床试验回答透析时机的问题几乎是不可能的。

活体肾移植的时机选择　目前并没有直接证据指导儿科肾病医生儿童活体肾移植的"最佳"时机。针对每个患儿,我们考虑改善尿毒症症状及治疗 CKD 带来的疾病负担时,需要平衡移植手术本身及后续长期使用免疫抑制剂的风险。和维持性透析治疗比较,肾移植给儿童带来的生存获益是肯定的(平均期望寿命 63 年比 38 年)[701];目前尚不明确开始肾移植的最佳残余肾功能水平。

同样需要我们注意的是,不能只依靠 GFR 这一指标来确定肾移植的时机,病人的症状和/或家庭因素可能在活体肾移植时机选择上起着非常重要的作用(例如祖父母在 60 岁时的年龄和健康状态比 63 岁时更适合捐献肾脏,这样应该尽早进行移植)。

5.4 综合保守管理的构架和流程

5.4.1: 对于选择不接受 RRT 的患者,保守治疗是可能的选择;它的实施有赖于一个综合的管理计划。(未分级)

5.4.2: 所有 CKD 管理计划和医护人员应该能够对于有临终关怀需要的患者,包括接受保守肾脏治疗的患者,进行进一步的医疗服务。(未分级)

5.4.3: 根据各地不同情况,无论是通过全科或专科的护理,患者及其家庭应该可获得和谐的临终关怀服务。(未分级)

5.4.4: 综合保守管理计划应该包括对濒死患者及其家属提供症状和疼痛的处理,心理治疗,精神治疗和文化特异的服务(无论是在家,救济院或医疗机构),还应该提供随后适宜的哀悼支持。(未分级)

原理

这些指南的提出是为了强调全面保守治疗的必要性以及复杂病人群体管理的资源。对于濒死患者或不打算替代治疗的患者,为病人及其家属提供有组织性的医疗服务是非常重要的,这一点也得到越来越广泛的认同。参与这群病人治疗的临床医师应该认识到这一点。这些观点列入本指南也是为了宣传这样做的必要性。

在不同社会或文化背景下,这种护理的形式和构架可能差别很大,病人家属或宗教组织可能会提供专业和文化特异的照顾。在这里列出的具体内容不是指令性的,而是表明在具备资源的社区如何提供"最佳医疗实践",并为资源有限的地区提供一个框架作为参考。

证据基础

本指南遵循的证据仅限于描述不透析或终止 RRT 治疗的 CKD 患者的疾病负担和未被满足的需求。和读者想的一样,目前没有针对 CKD 患者的 RCT 研究甚至大的队列研究来回答这些问题。在肿瘤研究领域已有类似的研究数据,这些相关数据也被用于论证上述观点。

进展性 CKD 患者会经历长时间的姑息护理直至死亡。贯穿整个治疗阶段的症状负担是相当严重的[702-707]。这些患者的生理和情感症状在数量和严重程度方面和住院姑息治疗的肿瘤患者相当[703,708]。非透析治疗的进展性 CKD 患者,其症状严重程度也和肿瘤患者相当[706]。越来越多的透析患者在停止透析后死亡(从 1990 年报道 10% ~15% 到 2004 年报道为 20%),主要原因是生活质量太低;这已成为继 CVD 死亡之后的第二位主要死因。

保守性医疗服务着眼于延缓肾功能进展,积极控制症状,提前做好医护规划,以及提出恰当的姑息护理方案。在肿瘤患者中,尽早姑息护理可以提高生活质量、减少急诊就诊和住院的次数、减少临终时有创护理的几率及令人惊讶的是可延长患者生存期[709]。这些观察性研的结果显示开发一套整合性适宜姑息护理的临床模式(其中包含保守治疗路径)将会有显著的临床获益;对于那些透析不能获益的患者则可能避免透析带来的损伤。这些保守医疗计划正在缓慢发展,主要在英国和加拿大。

关于 CKD 患者特殊医疗计划和症状负担,以及呼吁更佳医疗服务的文献自 2005 年来才逐渐增多[709-716]。

由于对姑息医疗团队的重视,肿瘤患者的生活质量和住院死亡率得到了改善;这是基于姑息医疗团队提供了更积极的症状控制、心理支持以及多种护理地点的选择。文献报道当今针对肿瘤患者的姑息医疗模式不仅仅改善了病人预后和医疗质量[717-720],且没有提高医疗成本[721]。

国际相关性

每个国家都有 CKD 患者自愿或被迫中止透析治疗。针对这些患者的最好医疗模式需要考虑到文化和宗教信仰,但也同时必须基于同样的哲学基础,即维持个人的尊严。显然,尊重并明确保守医疗途径在全球范围内具有适用性。

对于临床实践和公共政策的意义

在慢病临终阶段,优质的关怀服务需要周围配套有合适的服务机构和教育机构。越来越多的群体(但非全部)开始关注这一点。资源需求的差异以及资源在不同病人群体的可获得性对于关怀医疗的实施至关重要。如果宗教和文化领袖被认为是这种服务的一部分,应该凸显他们的作用。

需要审慎评估 CKD 及其他慢病患者的最好医疗方式,这样我们才可能提供病人整个生存期间的最佳医疗服务。全球的研究者正在积极地开展这项工作,以便于我们有更好的工具和规划,最终使患者得到更好的预后。

关于儿童

尽管缺乏相关文献的证实,对于即将进入 ESRD 的患者需要考虑保守和姑息治疗时,没有理由相信患儿及其家庭不能从此指南中获益。当一名儿童被确定不会进行 RRT 时,儿科肿瘤或姑息治疗团队、伦理学家和牧师可协助儿童肾脏中心开发、定义、和/或明确当地的可用资源。

声明

出版商,编辑部和国际肾脏病协会(ISN)尽一切努力以期此指南中不要有不正确的或有误导的数据、观点或声明。我们希望此指南中所有的数据和观点都清晰易懂,相关广告由提供商、版权持有人,或广告商负责。出版商,ISN,编辑部,以及其雇主,办公人员和代理对相关不正确或有误导的数据,观点或声明产生的后果概不负责。此外,我们尽力保证此指南中的药物剂量和其他数字的准确性,但我们建议读者,此指南中关于药物使用的相关新方法和技术应该以相关药物生产商发表的文献为准。

治疗建议总结

第1章　CKD 的定义和分级

1.1　CKD 定义

1.1.1：CKD 定义是指持续超过 3 个月,具有
"影响健康"意义的肾脏结构或功能
的异常。(未分级)

<table>
<tr><th colspan="2">CKD 的诊断标准(下述任一种情况
存在超过 3 个月)</th></tr>
<tr><td>肾损伤指标</td><td>白蛋白尿(AER≥30mg/d;ACR≥
30mg/g[≥3mg/mmol])</td></tr>
<tr><td>(1 项或多项)</td><td>尿沉渣异常</td></tr>
<tr><td></td><td>肾小管功能障碍导致的电解质异
常及其他异常</td></tr>
<tr><td></td><td>组织病理学异常</td></tr>
<tr><td></td><td>影像学检查提示的肾脏结构异常</td></tr>
<tr><td></td><td>肾移植经历</td></tr>
<tr><td>GFR 降低</td><td>GFR < 60ml/(min · 1.73m^2)
(GFR 分级 G3a-G5)</td></tr>
</table>

缩写:CKD,慢性肾脏病;GFR,肾小球滤过率

1.2　CKD 分期

1.2.1：推荐根据病因,GFR 分级及白蛋白尿

分级(CGA)进行 CKD 分期。(*1B*)

1.2.2:根据是否存在系统性疾病以及病变在肾脏内的定位(基于看到的或推测的病理-解剖结果)确定病因(未分级)

1.2.3:按下表进行 GFR 分类(未分级):

CKD 的 GFR 分级

GFR 类别	GFR(ml/min · 1.73m^2)	描述
G1	≥90	正常或增高
G2	60~89	轻度下降*
G3a	45~59	轻度到中度下降
G3b	30~44	中度到重度下降
G4	15~29	重度下降
G5	<15	肾衰竭

缩写:CKD,慢性肾脏病;GFR,肾小球滤过率。

* 相对于年轻成人水平。

在没有肾损伤证据的情况下,GFR 分级中的 G1 或 G2 都不符合 CKD 的诊断标准

1.2.4:按下表进行白蛋白尿的分类(未分级):

* 请注意,不能够测量白蛋白尿时,可以用尿试剂条检测代替(表7)

CKD 的白蛋白尿的分级

类别	AER	ACR(近似等同于)		说明
	(mg/d)	(mg/mmol)	(mg/g)	
A1	<30	<3	<30	正常至轻度增高
A2	30～300	3～30	30～300	中度增高*
A3	>300	>30	>300	严重增高**

缩写:AER,白蛋白排泌率;ACR,白蛋白肌酐比值;CKD,慢性肾脏病。

* 相对于年轻成人水平

** 包括肾病综合征(白蛋白排泌通常>2200mg/d[ACR>2220mg/g;>220mg/mmol])。

1.3 预测 CKD 的预后

1.3.1:预测 CKD 预后风险时,需确认以下变量:1)CKD 的病因;2)GFR 分级;3)白蛋白尿分级;4)其他危险因素和合并症。(未分级)

1.3.2:对于 CKD 患者,应对伴随的合并症和预后进行风险评估,以指导 CKD 并发症检测和治疗(图9)。(未分级)

1.3.3:对 CKD 人群,将具有相似 CKD 预后相对风险的 GFR 和白蛋白尿的类别归类,以进行风险分级(图9)。(未分级)

按GFR和白蛋白尿分级评估CKD预后：KDIGO 2012			持续白蛋白尿分级描述和范围		
			A1	A2	A3
			正常至轻度增加	中度增加	重度增加
			<30mg/g <3mg/mmol	30~300mg/g 3~30mg/mmol	>300mg/g >30mg/mmol
GFR分级[ml/(min·1.73m²)]描述和范围	G1	正常或偏高	≥90		
	G2	轻度下降	60~89		
	G3A	轻度至中度下降	45~59		
	G3B	中度至重度下降	30~44		
	G4	重度下降	15~29		
	G5	肾衰竭	<15		

深灰,低度危险(如果没有肾脏病的其他标记物,无CKD);白色,中度增加的风险;浅灰,高度危险;浅黑,极高危

1.4 慢性肾脏病的评估

1.4.1：慢性的评估

1.4.1.1：对 GFR<60ml/min/1.73m² (GFR 分级 3a-G5) 或存在肾损伤指标者,应回顾既往病史及检查以判断罹患肾脏疾病的时间。(未分级)

- 如果持续时间>3 月,可确诊 CKD。遵循针对 CKD 的指南推荐。
- 如持续时间不足 3 个月或时间不详,则不能确认为 CKD,患者可能存在 CKD 或急性肾脏病(包括急性肾损伤),或两者兼有,应重复进行相应的检查。

1.4.2 对病因的评估

1.4.2.1：评估临床的整体情况,包括个人

史和家族史,社会和环境因素,用药,体格检查,实验室检查,影像学检查以及病理检查以确定肾脏病病因。(未分级)

1.4.3 GFR 的评估

1.4.3.1:推荐使用血清肌酐和 GFR 估计公式进行初始评价。(*1A*)

1.4.3.2:在某些特殊情况下,当基于血肌酐的 **eGFR** 不够准确时,建议进行其他检测以确定肾功能(如 **cystatin C** 或清除率检测)。(*2B*)

1.4.3.3:推荐临床医生(*1B*):

- 应用 GFR 估测公式通过肌酐得到 GFR(eGFRcreat),而非单纯依赖血肌酐水平。

- 了解在哪些临床情况下 eGFRcreat 不够准确。

1.4.3.4:推荐临床实验室(*1B*):

- 血清肌酐的检测应使用可溯源至国际标准参照物质校正,使其与同位素稀释质谱法(IDMS)偏差达到最小。

- 对成人,除报告血清肌酐浓度之外报告 eGFRcreat,并注明 eGFRcreat 所使用的公式。

- 使用 2009CKD-EPI 肌酐公式报告成人的 eGFRcreat。如有其他公式被证实其对 GFR 评估的准确度优于 2009 年 CKD-EPI 公式,也可以使用。

当报告血清肌酐时:

- 如果采用国际标准单位($\mu mol/l$),按照四舍五入原则报告整数;如果采用传统单位（mg/dl），按照四舍五入原则报告至小数点后2位。

当报告 eGFRcreat 时:

- 推荐按照四舍五入原则报告整数位,并以体表面积校正,使用 $ml/(min \cdot 1.73m^2)$ 作为单位。

- 推荐 eGFRcreat < $60ml/(min \cdot 1.73m^2)$ 时,报告为"降低"。

  1.4.3.5:建议对于 eGFRcreat 45～59ml/ $(min \cdot 1.73m^2)$ 而不伴有其他肾损伤指标的成人进一步检测 Cystatin C 以明确是否存在 CKD。(2C)

- 如果 eGFRcys 也 < $60ml/(min \cdot 1.73m^2)$,CKD 诊断明确。

- 如果 eGFRcys≥ $60ml/(min \cdot 1.73m^2)$,不能确诊 CKD。

  1.4.3.6:如果测定了胱抑素 C,建议医务人员(2C):

- 使用基于 Cystatin C 的估算公式估算 GFR,而不是仅仅依赖 CystatinC 浓度。

- 了解在哪些临床情况下,eGFRcys 不够准确。

  1.4.3.7:推荐临床实验室测定胱抑素 C (Cystatin C)时(1B):

- 使用可溯源至国际标准物质对 Cystatin C 检

测方法进行校正。

- 成人除了报告血清 Cystatin C 的浓度外,还要报告经 Cystatin C 计算的 eGFR,并注明 eGFRcys 或 eGFRcreat-cys 使用的公式。

- 使用2012CKD-EPI Cystatin C 公式或2012CKD-EPI 肌酐-Cystatin C 公式报告 eGFRcys 或 eGFRcreat-cys。如有其他基于 Cystatin C 的 GFR 公式被证明对 GFR 评估的准确度优于以上两公式,也可使用。

当报告血清胱抑素 C 时:

- 以传统单位(mg/L)表示血清胱抑素 C 的浓度时,推荐按照四舍五入原则报告至小数点后 2 位。

当报告 eGFRcys 和 eGFRcreat-cys 时:

- 推荐成人 eGFRcys 和 eGFRcreat-cys 应按照四舍五入原则报告至整数位,并以体表面积校正,单位为 ml/(min · 1.73m²)。

- 推荐当 eGFRcys 和 eGFRcreat-cys 小于 60ml/(min · 1.73m²)时,报告为"降低"。

1.4.3.8:当 **eGFR** 的准确性影响治疗决策时,建议使用外源性可滤过标记物检测 **GFR**。(*2B*)

1.4.4 白蛋白尿评价

1.4.4.1:建议使用以下检测方法作为蛋白尿的初始检测(按照优先次序降序排列,晨尿标本为佳)(*2B*):

1)尿白蛋白/肌酐比值(ACR);

2）尿蛋白/肌酐比值（PCR）；

3）采用自动读数的试纸条尿液分析方法检测总蛋白；

4）采用人工读数的试纸条尿液分析方法检测总蛋白。

1.4.4.2：推荐临床实验室对随机尿标本，除报告尿白蛋白和尿蛋白浓度外，还报告 ACR 和 PCR。（*1B*）

1.4.4.2.1：实验室不再继续使用微量白蛋白尿这一术语。（*未分级*）

1.4.4.3：临床医生应了解可能对白蛋白尿检测结果的解读造成影响的因素，并在有指征时要求进行确证试验（未分级）：

- 对试纸条法阳性的白蛋白尿和蛋白尿的结果，采用定量的方法进行确证，并尽可能表示为与肌酐的比值。
- 对随机非定时尿 ACR $\geq$30mg/g（$\geq$3mg/mmol）的结果，采用清晨尿标本进行确证定。
- 如需更准确评价白蛋白尿或蛋白尿，收集定时尿以测定白蛋白的排泌率或总蛋白的排泌率。

1.4.4.4：如果怀疑存在非白蛋白的蛋白尿，检测特殊的尿蛋白（如，$\alpha 1$ 微球蛋白，单克隆重链或轻链[在一些国家被称作本周氏蛋白]）。（未分级）

第2章 CKD 进展的定义、判断和预测

2.1 CKD 进展的定义和判断

2.1.1：对 CKD 患者，每年至少评价一次 GFR 和白蛋白尿。对有进展高风险的患者，和/或上述测定值可能影响治疗决定时，应更频繁的检测 GFR 和白蛋白尿（见下图）。（未分级）

根据GFR和白蛋白尿分类建议的监测频率（每年的次数）			持续白蛋白尿分级描述和范围		
			A1	**A2**	**A3**
			正常至轻度增加	中度增加	重度增加
			<30mg/g <3mg/mmol	30~300mg/g 3~30mg/mmol	>300mg/g >30mg/mmol
GFR分级[ml/(min·1.73m²)]描述和范围	G1	正常或偏高 ≥90	1 如果是CKD	1	2
	G2	轻度下降 60~89	1 如果是CKD	1	2
	G3A	轻度至中度下降 45~59	1	2	3
	G3B	中度至重度下降 30~44	2	3	3
	G4	重度下降 15~29	3	3	4+
	G5	肾衰竭 <15	4+	4+	4+

用不同颜色的GFR和白蛋白尿格子来反映进展风险(深灰、白色、浅灰、浅黑)。格子内的数字表示建议监测的频率(每年的次数)。

2.1.2：应认识到 GFR 的小幅波动是常见现象，并不一定意味着 CKD 进展。（未分级）

2.1.3：基于以下一项或多项表现，定义 CKD

的进展(未分级):

- GFR 分级的下降[≥90(G1),60~89(G2),45~59(G3a),30~44(G3b),15~29(G4),<15(G5)ml/(min·1.73m²)]。eGFR 的下降是指 GFR 分级的下降,伴有与基线相比25%或更多的降低。
- 快速进展是指持续 eGFR 下降超过 5ml/(1.73m²·year)。
- 评价 CKD 进展的可信度随着血清肌酐测定次数的增加和随访时间的延长而增加。

2.1.4:按上述指标确定的 CKD 进展者,应回顾现行的治疗方案,检查有无引起进展的可逆因素,并考虑转诊给专科医生。(未分级)

2.2 进展的预测指标

2.2.1:明确与 CKD 进展相关的因素,可预测预后。包括 CKD 病因,GFR 水平,白蛋白尿水平,年龄,性别,种族,血压升高,高血症,脂代谢紊乱,吸烟,肥胖,心血管病史,持续的肾毒性药物的暴露史,以及其他。(未分级)

第3章 CKD 进展和并发症的管理

3.1 预防 CKD 进展

血压和肾素血管紧张素醛固酮系统阻断(RAAS)

3.1.1：根据 KIDGO 2012 年血压指南，依据年龄、并存心血管疾病和其他合并症、CKD 进展的风险、是否存在视网膜病变（伴有糖尿病的 CKD 患者）和对于治疗的耐受性，个体化制定血压靶目标值和选择药物。（未分级）

3.1.2：对于服用降压药物的 CKD 患者，需常规询问有无体位性眩晕、检查有无体位性低血压。（未分级）

3.1.3：对老年 CKD 患者，要在仔细考虑年龄、合并症以及同时接受的其他治疗的基础上，制订血压治疗方案，缓慢加量，密切观察有无与降压治疗有关的不良事件发生，包括电解质紊乱，肾功能急剧衰退，体位性低血压以及药物副作用。（*未分级*）

3.1.4：推荐对所有诊室收缩压持续>140mmHg 或舒张压持续>90mmHg，尿白蛋白排泌 <30mg/24h（或等同此水平*）的成人 CKD 患者，无论是否合并糖尿病，都应降压治疗以使血压稳定 ≤ 140/90mmHg。（*1B*）

3.1.5：建议对所有诊室收缩压>130mmHg 或舒张压>80mmHg，尿白蛋白排泌 ≥ 30mg/24h（或等同此水平*）的成人 CKD 患者，无论是否合并糖尿病，都应降压治疗以使血压稳定 ≤ 130/80mmHg。（*2D*）

3.1.6：建议对有糖尿病且尿白蛋白排泌30 ~
300mg/24h(或等同此水平*)的成人
CKD 患者，使用 ARB 或 ACE-I 治
疗。(*2D*)

3.1.7：推荐对尿白蛋白排泌>300mg/24 小
时(或等同*)的成人 CKD 患者，无论
是否合并糖尿病，使用 ARB 或 ACE-I
治疗。(*1B*)

3.1.8：没有充分的证据推荐联合 ACE-I 和
ARBs 的治疗以预防 CKD 的进展。
(未分级)

3.1.9：推荐对儿童 CKD 患者，当血压持续
高于同年龄、性别、身高组百分之九十
分位时，开始降压治疗。(*1C*)

3.1.10：建议对儿童 CKD 患者(尤其是有蛋
白尿者)，除非出现低血压的迹象或
症状，血压应控制到同年龄、性别、身
高组的百分之五十分位及以下。
(*2D*)

3.1.11：建议对有降压治疗指征的儿童 CKD
患者，无论蛋白尿的水平，应使用
ARB 或 ACE-I。(*2D*)

　　*与24 小时尿白蛋白排泌近似等同的其
他表示方法——24 小时尿蛋白定量，白蛋白肌
酐比，蛋白肌酐比，尿蛋白试纸条结果——详见
第1 章表7.

CKD 和 AKI 的风险

　　3.1.12：推荐将所有 CKD 患者视为 AKI 风

险增加的人群。(*1A*)

3.1.12.1：KDIGO AKI 指南中关于 AKI 危险人群治疗并发疾病以及接受可能增加 AKI 风险的检查及操作的推荐,适用于 CKD 患者(未分级)

蛋白质摄入

3.1.13：建议对合并糖尿病(*2C*)或不合并糖尿病(*2B*)且 GFR < 30ml/(min·1.73m^2)的成人患者进行教育,摄入蛋白质为 0.8g/kg·day 的低蛋白饮食。

3.1.14：建议存在 CKD 进展风险的成人患者避免高蛋白饮食(>1.3g/kg·day)。(*2C*)

血糖控制

3.1.15：推荐糖化血红蛋白(HbA$_{1C}$)的目标值为 7.0%(53mmol/mol),以预防包括糖尿病肾病在内的糖尿病微血管并发症的发生,或延缓其进展。(*1A*)

3.1.16：推荐对于有低血糖风险的患者,HbA$_{1C}$ 的目标值不低于 7.0%(< 53mmol/mol)。(*1B*)

3.1.17：建议对于有合并疾病、预期寿命有限和有低血糖风险的患者,HbA$_{1C}$ 的目标值可以高于 7.0%(53mmol/mol)。(*2C*)

3.1.18：对有 CKD 及糖尿病的患者应给予一体化干预治疗:控制血糖、强调血压和心血管风险控制、在有临床指征时应用 ACEI 或 ARB、他汀类药物和抗血小板治疗药物,都是一体化干预治疗的组成部分。(未分级)

盐的摄入

3.1.19:除非有禁忌证,推荐成人低盐饮食,每日钠的摄入量<90mmol(<2g)(相当于5g 氯化钠)。(*1C*)

3.1.19.1:推荐对合并高血压(收缩压和/或舒张压高于 95 百分位)或高血压前期(收缩压和或舒张压 90-95 百分位之间)的儿童 CKD 患者,遵循基于年龄推荐的每日摄入量限制盐的摄入。(*1C*)

3.1.19.2:推荐对多尿的儿童 CKD 患者补充自由水和钠的摄入,以避免慢性血管内容量丢失,促进生长。(*1C*)

高尿酸血症

3.1.20:没有充分的证据支持或反对患有高尿酸血症的 CKD 患者进行降尿酸治疗以延缓 CKD 的进展,无论是否伴有高尿酸血症的症状。(未分级)

生活方式

3.1.21:推荐 CKD 患者进行与心血管健康状况和耐受性相宜的体力锻炼(目标为,至少每周 5 次,每次 30 分钟),达到健康体重(BMI20-25,根据各国

标准),并戒烟。(*1D*)

其他饮食建议

3.1.22:推荐 CKD 患者进行营养专家的饮食咨询和接受相关教育项目,并根据 CKD 的严重程度以及是否有指征干预盐、磷、钾和蛋白的摄入而调整饮食。(*1B*)

3.2 与肾功能丢失相关的合并症

CKD 时贫血的定义和确认

3.2.1:成人及 15 岁以上儿童 CKD 患者,男性血红蛋白浓度<13.0g/dl (<130g/L),女性血红蛋白浓度<12.0g/dl (<120g/L),诊断为贫血。(未分级)

3.2.2:0.5-5 岁儿童 CKD 患者血红蛋白浓度<11.0g/dl(<110g/L),5 ~ 12 岁者血红蛋白浓度<11.5g/dl(115g/L),12 ~ 15 岁者血红蛋白浓度<12.0g/dl (120g/L),诊断为贫血。(未分级)

CKD 患者贫血的评估

3.2.3:为明确 CKD 患者是否合并贫血,要进行血红蛋白浓度的检测(未分级):

* GFR ≥ 60ml/(min·1.73m²) 者(GFR 分级 G1-G2),当有临床指征时检测;
* GFR 30 ~ 59ml/(min·1.73m²) 者(GFR 分级 G3a-G3b),每年至少检查一次;
* GFR < 30ml/(min·1.73m²) 者(GFR 分级 G4-G5),每年至少检查两次。

3.3 CKD 代谢性骨病,包括实验室异常

3.3.1: 推荐对 GFR<45ml/（min·1.73m^2）的成人（GFR 分级 G3a-G3b），至少应检查一次血清钙、磷、PTH 和碱性磷酸酶活性，以明确基础值，为使用预测公式提供信息。（*1C*）

3.3.2: 建议对 GFR<45ml/（min·1.73m^2）者（GFR 分级 G3b-G5），不常规进行骨密度检查，因为结果可能带来误导或没有帮助。（*2B*）

3.3.3: 建议对 GFR<45ml/（min·1.73m^2）者（GFR 分级 G3b-G5），维持血磷浓度在当地实验室检查参考值的正常范围内。（*2C*）

3.3.4: GFR<45ml/（min·1.73m^2）患者（GFR 分级 G3b-G5）的最佳 PTH 水平尚不清楚。建议，对 iPTH 高于正常上限的患者首先进行高磷血症、低钙血症和维生素 D 缺乏的评估。（*2C*）

CKD 患者维生素 D 的补充和双磷酸盐药物的应用

3.3.5: 建议，在没有可疑或明确维生素 D 缺乏的情况下，非常规给非透析 CKD 患者处方维生素 D 或其类似物以抑制 PTH 升高。（*2B*）

3.3.6: 建议，对 GFR<30ml/（min·1.73m^2）（GFR 分级 G4-G5）且没有强烈临床指征的 CKD 患者，非处方双磷酸盐类药物。（*2B*）

3.4 酸中毒

3.4.1：建议,除非有禁忌,对血清碳酸氢根浓度<22mmol/l 的 CKD 患者,给予口服重碳酸盐治疗,以使血清碳酸氢根浓度维持在正常水平。(*2B*)

第4章 慢性肾脏病(CKD)的其他合并症:心血管疾病(CVD),药物剂量,患者安全,感染,住院以及调查 CKD 合并症的附加说明

4.1 CKD 和 CVD

4.1.1：推荐,应将所有 CKD 患者视为 CVD 风险增高人群。(*1A*)

4.1.2：推荐,对 CKD 患者缺血性心脏病的治疗力度不应因合并 CKD 而减弱。(*1A*)

4.1.3：建议,除非出血风险增加,应该给予有动脉粥样硬化风险的成人 CKD 患者抗血小板治疗。若存在出血风险,则需要与心血管获益进行权衡。(*2B*)

4.1.4：建议,对 CKD 心衰患者的治疗力度应与不合并 CKD 的心衰患者相同。(*2A*)

4.1.5：对 CKD 心衰患者,当出现治疗升级和/或临床情况恶化时,应该加强对 eGFR 和血清钾浓度的监测。(未分级)

4.2 对 CKD 患者 CVD 检查结果的解读的附

加说明

脑钠肽（BNP）/N 端脑钠尿肽前体（NT-proB-NP）

4.2.1：推荐，对 GFR<60ml/（min · 1.73m^2）的患者（GFR 分级 G3a-G5），在诊断心衰及评价容量状态时，应结合患者的 GFR 谨慎解读血清 BNP/NT-proBNP 浓度的意义。（*1B*）

肌钙蛋白

4.2.2：推荐，对 GFR<60ml/（min · 1.73m^2）的患者（GFR 分级 G3a-G5）谨慎根据血清肌钙蛋白浓度诊断急性冠脉综合征。（*1B*）

无创检查

4.2.3：推荐对出现胸痛的 CKD 患者，应按照当地无 CKD 患者的检查常规，进行心脏病以及其他疾病的检查（并开始其后的治疗）。（*1B*）

4.2.4：建议临床医生应熟悉心脏无创检查方法在成人 CKD 患者中的局限性（如，运动心电图，核素显像，超声心动等），并对结果进行相应解读。（2B）

4.3　CKD 和外周动脉疾病

4.3.1：推荐成人 CKD 患者定期进行外周动脉疾病的检查，并接受常规治疗。（*1B*）

4.3.2：建议合并糖尿病的成人 CKD 患者常规进行糖尿病足的评估。（*2A*）

4.4 CKD 患者药物治疗及安全性

4.4.1：推荐，医师在处方药物剂量时应考虑到 GFR 水平。(*1A*)

4.4.2：推荐当要求准确评价 GFR（由于很窄的药物治疗窗或毒性范围）和/或估计 GFR 可能不可靠时（如肌肉容量低），应用基于胱抑素 C 的方法计算 GFR 或直接测定 GFR。(*1C*)

4.4.3：推荐在 GFR<60ml/（min · 1.73m^2）者（GFR 分级 G3a-G5）同时并发可能增加 AKI 风险的严重疾病时，暂时停用潜在肾毒性和经肾脏清除的药物。这些药物包括但不仅限于：RAAS 阻滞剂（包括 ACE-Is，ARBs，醛固酮抑制剂，直接肾素抑制剂），利尿剂，非甾体消炎药，二甲双胍，锂制剂和地高辛。(*1C*)

4.4.4：推荐成人 CKD 患者在使用非处方药或营养类蛋白补充品时，应征询医生或药师的建议。(*1B*)

4.4.5：推荐 CKD 患者不要使用草药治疗。(*1B*)

4.4.6：推荐 GFR≥45ml/（min · 1.73m^2）者（GFR 分级 G1-G3a）可以继续使用二甲双胍；GFR 30～44ml/（min · 1.73m^2）者慎用（GFR 分级 G3b）；GFR<30ml/（min · 1.73m^2）者（GFR 分级 G4-G5）停用。(*1C*)

4.4.7:推荐所有患者在使用潜在肾毒性药物,如锂制剂和钙调神经磷酸酶抑制剂时,应规律监测 GFR,电解质和药物浓度。(*1A*)

4.4.8:CKD 患者不应因为患有肾脏病被拒绝进行其他疾病的治疗,如肿瘤。但治疗时应根据 GFR 的情况适当调整细胞毒药物剂量。(*未分级*)

4.5　影像学研究

4.5.1:应权衡使用造影剂可能导致的急性肾损伤的风险,以及影像学检查带来的诊断价值和治疗的提示意义。(*未分级*)

放射性造影剂推荐

4.5.2:推荐所有 GFR < 60ml/(min · 1.73m^2) 的患者(GFR 分级 G3a-G5)进行使用血管内放射性碘造影剂的检查时,应遵循 *KDIGO AKI* 临床实践指南进行相应处理,包括:

- 避免高渗造影剂(*1B*);
- 造影剂的剂量尽可能降到最低(*未分级*);
- 在操作前后停用潜在肾毒性药物(*1C*);
- 在检查前、检查中及检查后,均给予生理盐水进行充分水化(*1A*);
- 操作后 48~96 小时测定 GFR(*1C*).

钆造影剂

4.5.3:推荐 GFR<15ml/(min · 1.73m^2) 的患者(GFR 分级 G5),除非没有合适

的替代检查,否则不使用含钆的造影剂。(*1B*)

> **4.5.4**:建议 GFR < 30ml/(min · 1.73m²)(GFR 分级 G4-G5)需要使用钆造影剂的患者,首选大环类螯合剂进行造影前准备。(*2B*)

肠道准备的推荐

> **4.5.5**:推荐 GFR < 60ml/(min · 1.73m²)(GFR 分级 G3a-G5)或已存在高磷肾病危险因素的患者,不使用口服含磷肠道准备剂。(*1A*)

4.6 CKD 和感染,AKI,住院及死亡的风险

CKD 和感染风险

> **4.6.1**:推荐,除非有禁忌证,成人 CKD 患者每年均应接种流感疫苗。(*1B*)

> **4.6.2**:推荐,除非有禁忌证,eGFR < 30ml/(min · 1.73m²)(GFR 分级 G4-G5)和有肺炎双球菌感染高风险者(如肾病综合征,糖尿病,或接受免疫抑制者)应接受多价肺炎双球菌疫苗免疫。(*1B*)

> **4.6.3**:推荐,所有接受过肺炎双球菌疫苗接种的成人 CKD 患者在 5 年内复种。(*1B*)

> **4.6.4**:推荐,有 CKD 进展高风险及 GFR < 30ml/(min · 1.73m²)的成人 CKD 患者(GFR 分级 G4-G5)均应接种乙肝疫苗,并进行血清检测查看接种是

否成功。(*1B*)

4.6.5：考虑接种活疫苗时应综合患者的免疫状态并与官方或政府的推荐保持一致。(*未分级*)

4.6.6：应遵循国际的和地方的官方推荐,完成 CKD 儿童的免疫接种计划。(*未分级*)

CKD 与 AKI 风险

4.6.7：推荐应将所有 CKD 患者视为发生 AKI 风险增加。(*1A*)

4.6.7.1：在治疗 CKD 患者并发疾病或进行可能增加 AKI 发生风险的检查时,应遵循 KDIGO AKI 指南中详细的推荐。(*未分级*)

CKD 和住院及死亡的风险

4.6.8：CKD 治疗方案应为了优化 CKD 患者的社区管理和减少住院风险而制定。(*未分级*)

4.6.9：减少 CKD 患者住院及死亡风险的干预措施应同时密切关注对相关并发症,尤其是心血管疾病的处理。(*未分级*)

第5章 专科转诊和医疗模式

5.1 专科转诊

5.1.1：推荐在以下情况时将患者转诊至肾脏病专科(*1B*)：

- AKI 或 GFR 的突然持续下降；
- GFR<30ml/（min · 1.73m^2）（GFR 分级 G4-G5）*；
- 持续的显著白蛋白尿［ACR ≥ 300mg/g（≥ 30mg/mmol）或 AER≥300mg/24h，约相当于 PCR ≥ 500mg/g（≥ 50mg/mmol）或 PER ≥ 500mg/24h］；
- CKD 进展（定义见第二章 1.3）；
- 尿红细胞管型，不易解释的持续尿 RBC>20/高倍视野；
- CKD 合并难治性高血压，需要 4 种或更多的药物；
- 持续血钾异常；
- 反复或迁延的肾结石；
- 遗传性肾脏病

  5.1.2：推荐，对于经确证的风险预测工具评估，1 年之内发生肾衰竭风险为 10%～20%或更高的进展性 CKD 患者†，应及时转诊以规划肾脏替代治疗（RRT）。（1B）

*如果仅有此现象且状态稳定，可能并不需要正式转诊（即正式的咨询和医疗管理），而来自专科医师的建议对照顾好病人即足够。这取决于医疗体系。

†目的是避免延误转诊，指晚于 RRT 开始前 1 年转诊。

				持续白蛋白尿分级 描述和范围		
				A1	**A2**	**A3**
				正常至轻度增加	中度增加	重度增加
				<30mg/g <3mg/mmol	30~300mg/g 3~30mg/mmol	>300mg/g >30mg/mmol
GFR分期[ml/(min·1.73m²)] 描述和范围	G1	正常或偏高	≥90		监测	转诊*
	G2	轻度下降	60~89		监测	转诊*
	G3A	轻度至中度下降	45~59	监测	监测	转诊
	G3B	中度至重度下降	30~44	监测	监测	转诊
	G4	重度下降	15~29	转诊*	转诊*	转诊
	G5	肾衰竭	<15	转诊	转诊	转诊

根据GFR和白蛋白尿决定转诊
*指医生希望根据当地监测和转诊的安排与肾科医生讨论

5.2　进展性 CKD 患者的管理

5.2.1：建议进展性 CKD 患者应接受多学科治疗团队管理。(*2B*)

5.2.2：多学科治疗团队应该包括(或能够有途径)进行饮食咨询,不同肾脏替代治疗方式的教育和咨询,移植选择,血管通路手术,伦理、心理及社会照顾。(未分级)

5.3　开始肾脏替代治疗的时机

5.3.1：建议出现以下一条或多条表现时开始透析:肾衰竭的症状或体征(浆膜炎,酸碱或电解质紊乱,瘙痒);无法控制的容量状态或血压;进行性恶化且对干预无反应的营养状态;或认知障碍。

这些经常但不一定会在 GFR 5 ~ 10ml/(min · 1.73m^2)的患者中出现。(*2B*)

5.3.2：当 GFR<20ml/(min · 1.73m^2),并在之前 6 ~ 12 个月里有 CKD 不可逆进展的证据时,可以优先考虑活体供肾的肾移植。(未分级)

5.4 综合保守治疗的结构和流程

5.4.1：保守治疗是那些选择不进行肾脏替代治疗者的一种选择,并应有一个综合的治疗计划来支撑。(未分级)

5.4.2：所有 CKD 计划制定及治疗提供者应能为那些有明确的临终关怀需求,包括那些进行肾脏保守治疗者提供预先的护理计划。(未分级)

5.4.3：对有需求的个人和家庭,整合的临终关怀护理应通过初级保健或依据地区情况指定的专科护理而实现。(未分级)

5.4.4：综合保守治疗方案应包括对症状和疼痛的治疗方案,心理护理,精神看护,以及对临终患者及其家庭的一些人文意义上敏感问题的护理(无论是在家里,收容所还是医院),继之提供以人文上恰当的丧亲之痛的支持。(未分级)

重要参考信息

指南推荐等级的术语和描述

推荐的等级被分为等级 1, 等级 2, 未分级, 证据的质量被分为 A, B, C, 和 D.

	含义		
等级*	病人	医生	政策
等级 1 推荐	绝大部分处在该状况的人需要应用推荐的内容,只有小部分不需要	绝大部分病人应接受推荐的内容	指南可供制定政策或工作指标所需
等级 2 建议	大部分处在该状况的人需要应用推荐的内容,但是也有不少人不需要	不同病人适用不同的内容。根据个体情况帮助不同的病人定制方案	在决定政策之前,指南可能需要进一步的论证和相关利益人的参与

*另有"未分级",通常基于一般的认识,或者该领域还没有充分的证据。最常见的例子包括对于监测间隔、咨询、转诊至其他专科医生的推荐等。这类推荐通常被写为简单的宣言性声明,但是不能被解释为比等级 1 和 2 更强

等级	证据强调	意义
A	高	我们确信真实的效果与评估的效果非常接近
B	中等	真实的效果与评估的效果可能非常接近,但是有可能有差距
C	低	真实的效果可能与评估的效果有很大不同
D	极低	评估的效果非常不肯定,常常与真实效果有差距

成人 GFR 估计公式

2009 CKD-EPI 肌酐公式：

$141 \times \min(SCr/k, 1)^a \times \max(SCr/k, 1)^{-1.209} \times 0.993^{年龄}$ [×1.018 如为女性] [×1.159 如为黑人],SCr 为血清肌酐(mg/dl),k(Kappa) 在女性中为 0.7,在男性中为 0.9,a 在女性为 0.329,在男性为 0.411,min 为 SCr/k 和 1 中的最小值,max 是 SCr/k 或 1 中的最大值。

基于性别和血清肌酐水平的公式表达

性别	血清肌酐	估计 GFR 公式
女	≤0.7mg/dl（≤ 62μmol/L）	$144\times(SCr/0.7)^{-0.329}\times0.993^{年龄}$（×1.159 如为黑人）
女	>0.7mg/dl（> 62μmol/L）	$144\times(SCr/0.7)^{-1.209}\times0.993^{年龄}$（×1.159 如为黑人）
男	≤0.9mg/dl（≤ 80μmol/L）	$141\times(SCr/0.9)^{-0.411}\times0.993^{年龄}$（×1.159 如为黑人）
男	>0.9mg/dl（> 80μmol/L）	$141\times(SCr/0.9)^{-1.209}\times0.993^{年龄}$（×1.159 如为黑人）

2012CKD-EPIcystatin C 公式：

$$133\times\min(SCysC/0.8,1)^{-0.499}\times\max(SCysC/0.8,1)^{-1.328}\times0.996^{年龄}[\times0.932 \text{ 如为女性}]$$

SCysC，血清 cystatin C（mg/L），min 为 SCysC/0.8 或 1 中的最小值，max 为 SCysC/0.8 或 1 中的最大值。

基于血清 cystatin C 水平的公式表达

	血清 cystatin C	估计 GFR 公式
男性或女性	≤0.8mg/L	$133\times(SCysC/0.8)^{-0.499}\times0.996^{年龄}$（×0.932 如为女性）
男性或女性	>0.8mg/L	$133\times(SCysC/0.8)^{-1.328}\times0.996^{年龄}$（×0.932 如为女性）

2012 CKD-EPI 肌酐-cystatin C 公式：

$135 \times \min(SCr/k,1)^{a} \times \max(SCr/k,1)^{-0.601} \times \min(SCysC/0.8,1)^{-0.375} \times \max(SCysC/0.8,1)^{-0.711} \times 0.995^{Age}(\times 0.969$ 如为女性$)(\times 1.08$ 如为黑人$)$，SCr 为血清肌酐(mg/dl)，SCysC is 血清 cystatin C (mg/L)，k（Kappa）在女性中为 0.7，在男性为 0.9，a 在女性中为 -0.248，在男性为 -0.207，$\min(SCr/k,1)$ 为 SCr/k 和 1 中的最小值，$\max(SCr/k,1)$ 为 SCr/k 和 1 中的最大值；$\min(SCysC/0.8,1)$ 为 SCysC/0.8 或 1 中的最小值，$\max(SCysC/0.8,1)$ 为 SCysC/0.8 或 1 中的最大值

基于性别、血肌酐、Cystatin C 水平的公式表达

性别	血清肌酐	血清 cystatin C	估计 GFR 公式
女	$\leq 0.7mg/dl$ ($\leq 62\mu mol/L$)	$\leq 0.8mg/L$	$130 \times (SCr/0.7)^{-0.248} \times (SCysC/0.8)^{-0.375} \times 0.995^{Age}(\times 1.08$ 如为黑人$)$
		$>0.8mg/L$	$130 \times (SCr/0.7)^{-0.248} \times (SCysC/0.8)^{-0.711} \times 0.995^{Age}(\times 1.08$ 如为黑人$)$
女	$>0.7mg/dl$ ($>62\mu mol/L$)	$\leq 0.8mg/L$	$130 \times (SCr/0.7)^{-0.601} \times (SCysC/0.8)^{-0.375} \times 0.995^{Age}(\times 1.08$ 如为黑人$)$
		$>0.8mg/L$	$130 \times (SCr/0.7)^{-0.601} \times (SCysC/0.8)^{-0.711} \times 0.995^{Age}(\times 1.08$ 如为黑人$)$

续表

性别	血清肌酐	血清 cystatin C	估计 GFR 公式
男	≤0.9mg/dl (≤80μmol/L)	≤0.8mg/L	$135 \times (SCr/0.9)^{-0.207} \times (SCysC/0.8)^{-0.375} \times 0.995^{Age}$（×1.08 如为黑人）
		>0.8mg/L	$135 \times (SCr/0.9)^{-0.207} \times (SCysC/0.8)^{-0.711} \times 0.995^{Age}$（×1.08 如为黑人）
男	>0.9mg/dl (>80μmol/L)	≤0.8mg/L	$135 \times (SCr/0.9)^{-0.601} \times (SCysC/0.8)^{-0.375} \times 0.995^{Age}$（×1.08 如为黑人）
		>0.8mg/L	$135 \times (SCr/0.9)^{-0.601} \times (SCysC/0.8)^{-0.711} \times 0.995^{Age}$（×1.08 如为黑人）

儿童 GFR 估测公式

基于肌酐的公式

$$41.3 \times (height/SCr)$$
$$40.7 \times (height/SCr)^{0.64} \times (30/BUN)^{0.202}$$

BUN，血尿素氮，单位 mg/dl；height，身高，单位米；SCr，血清肌酐，单位 mg/dl

基于 Cystatin C 的公式

$$70.69 \times (SCysC)^{-0.931}$$

SCysC，血清 cystatin C，单位 mg/L

慢性肾脏病命名标准

慢性肾脏病（CKD）定义是指具有"影响健康"的肾脏结构或功能的异常>3个月。CKD的分期主要根据病因、GFR分级和白蛋白尿分级（CGA）。

按GFR和白蛋白尿分级的CKD预后

按GFR和白蛋白尿分级评估CKD预后：KDIGO 2012			持续白蛋白尿分级描述和范围		
			A1	A2	A3
			正常至轻度增加	中度增加	重度增加
			<30mg/g <3mg/mmol	30~300mg/g 3~30mg/mmol	>300mg/g >30mg/mmol
GFR分级(ml/min·1.73m²) 描述和范围	G1	正常或偏高 ≥90			
	G2	轻度下降 60~89			
	G3A	轻度至中度下降 45~59			
	G3B	中度至重度下降 30~44			
	G4	重度下降 15~29			
	G5	肾衰竭 <15			

深灰,低度危险(如果没有肾脏病的其他标记物,无CKD);白色,中度增加的风险;浅灰,高度危险; 浅黑,极高危

十进制与国际公制单位的换算方法

参数	十进制单位	换算系数	国际公制单位
白蛋白(血清)	g/dl	10	g/dl
血尿素氮(BUN)	mg/dl	0.357	mmol/L
肌酐(血清)	mg/dl	88.4	μmol/L
肌酐清除率	ml/min	0.01667	ml/s
血红蛋白	g/dl	10	g/L
磷(血清)	mg/dl	0.323	mmol/L
PTH(甲状旁腺激素,血清)	pg/ml	0.106	pmol/L
尿素(血清)	mg/dl	0.167	mmol/L
尿酸	mg/dl	59.485	μmol/L
1,25-二羟维生素 D	ng/ml	2.496	nmol/L

注:十进制单位×换算系数=国际公制单位

糖化血红蛋白(HbA$_{1C}$)换算表

DCCT (%)	IFCC (mmol/ mol)	DCCT (%)	IFCC (mmol/ mol)	DCCT (%)	IFCC (mmol/ mol)	DCCT (%)	IFCC (mmol/ mol)	DCCT (%)	IFCC (mmol/ mol)
5.0	31	6.0	42	7.0	53	8.0	64	9.0	75
5.1	32	6.1	43	7.1	54	8.1	65	9.1	76
5.2	33	6.2	44	7.2	55	8.2	66	9.2	77
5.3	34	6.3	45	7.3	56	8.3	67	9.3	78
5.4	36	6.4	46	7.4	57	8.4	69	9.4	79
5.5	37	6.5	48	7.5	58	8.5	69	9.5	80
5.6	38	6.6	49	7.6	60	8.6	70	9.6	81

续表

DCCT (%)	IFCC (mmol/mol)	DCCT (%)	IFCC (mmol/mol)	DCCT (%)	IFCC (mmol/mol)	DCCT (%)	IFCC (mmol/mol)	DCCT (%)	IFCC (mmol/mol)
5.7	39	6.7	50	7.7	61	8.7	72	9.7	83
5.8	40	6.8	51	7.8	62	8.8	73	9.8	84
5.9	41	6.9	52	7.9	63	8.9	74	9.9	85
10.0	86	11.0	97	12.0	108	13.0	119	14.0	130
10.1	87	11.1	98	12.1	109	13.1	120	14.1	131
10.2	88	11.2	99	12.2	110	13.2	121	14.2	132
10.3	89	11.3	100	12.3	111	13.3	122	14.3	133
10.4	90	11.4	101	12.4	112	13.4	123	14.4	134
10.5	91	11.5	102	12.5	113	13.5	124	14.5	135
10.6	92	11.6	103	12.6	114	13.6	125	14.6	136
10.7	93	11.7	104	12.7	115	13.7	126	14.7	137
10.8	95	11.8	105	12.8	116	13.8	127	14.8	138
10.9	96	11.9	107	12.9	117	13.9	128	14.9	139

IFCC-HbA1c (mmol/mol) = [DCCT-HbA1c (%) − 2.15] ×10.929

Abbreviations:DCCT,糖尿病控制和并发症研究;IFCC,国际临床化学联合会

来源:Diabetes UK,www.diabetes.org.uk

缩写词和缩略语

4C CKD	儿童心血管疾病研究
AASK	非洲裔美国人肾脏病和高血压研究
ABPM	动态血压监测
ACCORD	糖尿病患者心血管风险控制研究
ACE-I	血管紧张素转换酶抑制剂
ACR	白蛋白肌酐比
ACS	急性冠脉综合征
ADVANCE	糖尿病和血管病变:培哚普利吲达帕胺片和格列齐特片缓释片对照研究
AER	白蛋白排泌率
AGREE	指南研究与评价的评审系统
AKD	急性肾脏病
AKDN	Alberta 肾脏病网络
AKI	急性肾损伤
ANP	心房利钠肽
APPROACH	亚伯达省冠心病预后评估研究

AusDiab	澳大利亚糖尿病,肥胖和生活方式研究
ARB	血管紧张素受体拮抗剂
BMD	骨密度
BMI	体重指数
BNP	B-型利钠肽
BP	血压
BSA	体表面积
BUN	血尿素氮
CAD	冠心病
CAPRICORN	卡维地洛对心梗后左室功能障碍者生存控制研究
CGA	病因,GFR 分级和白蛋白尿分级系统
CHARM	坎地沙坦在心衰中的应用-降低死亡率和患病率的评估
CHF	充血性心衰
CHS	心血管健康研究
CI	可信区间
CIBIS Ⅱ	比索洛尔心衰研究 Ⅱ
CKD	慢性肾脏病
CKD-EPI	慢性肾脏病流行病学协作研究
CKD-MBD	慢性肾脏病-矿物质及骨代谢异常

CKiD	儿童慢性肾脏病研究
COGS	指南标准化会议
COPERNICUS	卡维地洛前瞻性随机累积生存研究
COX-2	环氧化酶-2
Cr-EDTA	铬-乙二胺四乙酸
CREATE	使用 β 促红素早期治疗贫血对降低心血管风险的研究
CREDO	氯吡格雷减少观察期事件的研究
CrCl	肌酐清除率
CRIC	慢性肾功能不全队列
CRP	C 反应蛋白
cTnI	心肌肌钙蛋白
cTnT	心肌肌钙蛋白 T
CVD	心血管疾病
DCCT/EDIC	糖尿病控制和并发症研究/糖尿病干预和并发症流行病学
DIG	洋地黄干预组
DPI	饮食蛋白摄入
DXA	双能 x 线吸光测定法
ECG	心电图
eGFR	估计肾小球滤过率
EMU	晨尿

ERT	证据回顾组
ESA	促红细胞生成素
ESCAPE	严格血压控制和使用 ACEI 对儿科患者慢性肾衰竭进展效果的研究
ESRD	终末期肾脏病
ESUR	欧洲泌尿放射协会
FGF-23	成纤维细胞生长因子-23
GBCA	钆造影剂
GFR	肾小球滤过率
GN	肾小球肾炎
GRADE	推荐等级的评估、制定与评价系统
Hb	血红蛋白
HbA1c	糖化血红蛋白
HBV	乙型肝炎病毒
HDL-C	高密度脂蛋白胆固醇
HOPE	心脏预后预防评估研究
HOT	高血压最佳治疗研究
HR	风险比
HR-pQCT	高分辨率外周定量计算机断层扫描
HUNT 2 Nord-Trøndelag	健康研究（1995—1997）

ICD	国际疾病分类
ICU	重症监护病房
IDF	国际糖尿病联盟
IDMS	同位素稀释质谱分析法
IQR	四分位区间
IRMM	参考物质与测量研究所
ItalKid	意大利儿童慢性肾衰竭登记
JCTLM	检验医学溯源性联合委员会
KDIGO	肾脏病:改善全球预后
KDOQI	肾脏病预后质量倡议
LDL-C	低密度脂蛋白胆固醇
LIFE	氯沙坦减少高血压终点事件研究
LPD	低蛋白饮食
LVH	左心室肥厚
MAP	评价动脉压
MDRD	慢性肾脏病饮食改良研究
MESA	动脉粥样硬化多种族研究
MI	心肌梗死
MRI	磁共振成像
NAPRTCS	北美儿童肾脏试验和合作研究
NCEP Ⅲ	美国国家胆固醇教育计划第三次报告
NECOSAD	荷兰透析充分性合作研究组

NHANES	国家健康和营养调查
NICE	国家卫生与临床优化研究所
NIH	国立卫生研究院
NKDEP	国家肾脏病教育计划
NKF	美国肾脏病基金会
NSAID	非甾体类消炎药
NSF	肾源性系统性纤维化
NT-proBNP	N 端脑钠尿肽前体
ONTARGET	单用替米沙坦及联合雷米普利全球终点事件研究
OR	比值比
PAD	周围动脉病
PCR	蛋白肌酐比
PER	蛋白排泌率
PICARD	改善急性肾脏病治疗计划
PICODD	人群, 干预或预测, 比较, 预后, 研究设计和随访时间
PREVEND	预防肾脏和血管终末期疾病
PTH	甲状旁腺激素
QOL	生活质量
RAAS	肾素-血管紧张素-醛固酮系统
RBC	红细胞
RCT	随机对照研究

RENAAL	使用血管紧张素 Ⅱ 受体拮抗剂氯沙坦减少非胰岛素依赖型糖尿病终点事件
RR	相对风险
RRT	肾脏替代治疗
SCORE	系统冠脉风险评估
SCr	血清肌酐
SCysC	血清胱抑素 C
SD	标准差
SEEK	早期肾脏病评估研究
SHARP	心肾保护研究
SPECT	单光子发射计算机断层扫描
SUA	血清尿酸
TREAT	阿法达贝泊汀治疗减少心血管事件的研究
UKPDS	英国前瞻性糖尿病研究
USA-PRC	美国-中国心血管及心肺疾病流行病学合作研究
USRDS	美国肾脏病数据系统
VADT	退伍军人事务部糖尿病研究
Val-HeFT	缬沙坦心衰研究
VLPD	极低蛋白饮食
WBC	白细胞
WHO	世界卫生组织

参考文献

1. National Kidney Foundation. K/DOQI clinical practice guidelines for chronic kidney disease: evaluation, classification, and stratification. *Am J Kidney Dis* 2002; **39**: S1–266.
2. Astor BC, Matsushita K, Gansevoort RT *et al.* Lower estimated glomerular filtration rate and higher albuminuria are associated with mortality and end-stage renal disease. A collaborative meta-analysis of kidney disease population cohorts. *Kidney Int* 2011; **79**: 1331–1340.
3. Gansevoort RT, Matsushita K, van der Velde M *et al.* Lower estimated GFR and higher albuminuria are associated with adverse kidney outcomes. A collaborative meta-analysis of general and high-risk population cohorts. *Kidney Int* 2011; **80**: 93–104.
4. Matsushita K, van der Velde M, Astor BC *et al.* Association of estimated glomerular filtration rate and albuminuria with all-cause and cardiovascular mortality in general population cohorts: a collaborative meta-analysis. *Lancet* 2010; **375**: 2073–2081.
5. van der Velde M, Matsushita K, Coresh J *et al.* Lower estimated glomerular filtration rate and higher albuminuria are associated with all-cause and cardiovascular mortality. A collaborative meta-analysis of high-risk population cohorts. *Kidney Int* 2011; **79**: 1341–1352.
6. Levey AS, Stevens LA, Coresh J. Conceptual model of CKD: applications and implications. *Am J Kidney Dis* 2009; **53**: S4–16.
7. KDIGO AKI Work Group. KDIGO clinical practice guideline for acute kidney injury. *Kidney inter., Suppl.* 2012; **2**: 1–138.
8. KDIGO GN Work Group. KDIGO clinical practice guideline for glomerulonephritis. *Kidney inter., Suppl.* 2012; **2**: 139–274.
9. KDIGO CKD-MBD Work Group. KDIGO clinical practice guideline for the diagnosis, evaluation, prevention, and treatment of Chronic Kidney Disease-Mineral and Bone Disorder (CKD-MBD). *Kidney Int Suppl* 2009; **76**(Suppl 113): S1–130.
10. KDIGO BP Work Group. KDIGO clinical practice guideline for the management of blood pressure in chronic kidney disease. *Kidney inter., Suppl.* 2012; **2**: 337–414.
11. KDIGO Anemia Work Group. KDIGO clinical practice guideline for anemia in chronic kidney disease. *Kidney inter., Suppl.* 2012; **2**: 279–335.
12. Herzog CA, Asinger RW, Berger AK *et al.* Cardiovascular disease in chronic kidney disease. A clinical update from Kidney Disease: Improving Global Outcomes (KDIGO). *Kidney Int* 2011; **80**: 572–586.
13. Matzke GR, Aronoff GR, Atkinson AJ, Jr. *et al.* Drug dosing consideration in patients with acute and chronic kidney disease-a clinical update from Kidney Disease: Improving Global Outcomes (KDIGO). *Kidney Int* 2011; **80**: 1122–1137.
14. Hsu CY, Ordonez JD, Chertow GM *et al.* The risk of acute renal failure in patients with chronic kidney disease. *Kidney Int* 2008; **74**: 101–107.
15. Hailpern SM, Melamed ML, Cohen HW *et al.* Moderate chronic kidney disease and cognitive function in adults 20 to 59 years of age: Third National Health and Nutrition Examination Survey (NHANES III). *J Am Soc Nephrol* 2007; **18**: 2205–2213.

16. James MT, Hemmelgarn BR, Wiebe N et al. Glomerular filtration rate, proteinuria, and the incidence and consequences of acute kidney injury: a cohort study. *Lancet* 2010; **376**: 2096–2103.
17. James MT, Quan H, Tonelli M et al. CKD and risk of hospitalization and death with pneumonia. *Am J Kidney Dis* 2009; **54**: 24–32.
18. Wilhelm-Leen ER, Hall YN, M KT et al. Frailty and chronic kidney disease: the Third National Health and Nutrition Evaluation Survey. *Am J Med* 2009; **122**: 664–671 e662.
19. Levey AS, Coresh J. Chronic kidney disease. *Lancet* 2012; **379**: 165–180.
20. Wesson L. Physiology of the human kidney. Grune & Stratton: New York, 1969.
21. Rowe JW, Andres R, Tobin JD. Letter: Age-adjusted standards for creatinine clearance. *Ann Intern Med* 1976; **84**: 567–569.
22. Poggio ED, Rule AD, Tanchanco R et al. Demographic and clinical characteristics associated with glomerular filtration rates in living kidney donors. *Kidney Int* 2009; **75**: 1079–1087.
23. Rule AD, Amer H, Cornell LD et al. The association between age and nephrosclerosis on renal biopsy among healthy adults. *Ann Intern Med* 2010; **152**: 561–567.
24. Barai S, Gambhir S, Prasad N et al. Levels of GFR and protein-induced hyperfiltration in kidney donors: a single-center experience in India. *Am J Kidney Dis* 2008; **51**: 407–414.
25. Eastwood JB, Kerry SM, Plange-Rhule J et al. Assessment of GFR by four methods in adults in Ashanti, Ghana: the need for an eGFR equation for lean African populations. *Nephrol Dial Transplant* 2010; **25**: 2178–2187.
26. Jafar TH, Islam M, Jessani S et al. Level and determinants of kidney function in a South Asian population in Pakistan. *Am J Kidney Dis* 2011; **58**: 764–772.
27. Stevens LA, Coresh J, Greene T et al. Assessing kidney function– measured and estimated glomerular filtration rate. *N Engl J Med* 2006; **354**: 2473–2483.
28. Remuzzi G, Benigni A, Remuzzi A. Mechanisms of progression and regression of renal lesions of chronic nephropathies and diabetes. *J Clin Invest* 2006; **116**: 288–296.
29. KDIGO Transplant Work Group. KDIGO clinical practice guideline for the care of kidney transplant recipients. *Am J Transplant* 2009; **9** (Suppl 3): S1–155.
30. Levey AS, de Jong PE, Coresh J et al. The definition, classification, and prognosis of chronic kidney disease: a KDIGO Controversies Conference report. *Kidney Int* 2011; **80**: 17–28.
31. Levey AS, Eckardt KU, Tsukamoto Y et al. Definition and classification of chronic kidney disease: a position statement from Kidney Disease: Improving Global Outcomes (KDIGO). *Kidney Int* 2005; **67**: 2089–2100.
32. Eckardt KU, Berns JS, Rocco MV et al. Definition and classification of CKD: the debate should be about patient prognosis–a position statement from KDOQI and KDIGO. *Am J Kidney Dis* 2009; **53**: 915–920.
33. Eknoyan G. Chronic kidney disease definition and classification: no need for a rush to judgment. *Kidney Int* 2009; **75**: 1015–1018.
34. El Nahas M. Cardio-Kidney-Damage: a unifying concept. *Kidney Int* 2010; **78**: 14–18.
35. Levey AS, Astor BC, Stevens LA et al. Chronic kidney disease, diabetes, and hypertension: what's in a name? *Kidney Int* 2010; **78**: 19–22.
36. Winearls CG, Glassock RJ. Dissecting and refining the staging of chronic kidney disease. *Kidney Int* 2009; **75**: 1009–1014.
37. Silva FG. The aging kidney: a review – part I. *Int Urol Nephrol* 2005; **37**: 185–205.
38. Silva FG. The aging kidney: a review–part II. *Int Urol Nephrol* 2005; **37**: 419–432.

39. Weinstein JR, Anderson S. The aging kidney: physiological changes. *Adv Chronic Kidney Dis* 2010; **17:** 302–307.

40. King AJ, Levey AS. Dietary protein and renal function. *J Am Soc Nephrol* 1993; **3:** 1723–1737.

41. Vehaskari VM. Orthostatic proteinuria. *Arch Dis Child* 1982; **57:** 729–730.

42. Seikaly MG, Ho PL, Emmett L *et al.* Chronic renal insufficiency in children: the 2001 Annual Report of the NAPRTCS. *Pediatr Nephrol* 2003; **18:** 796–804.

43. Hogg RJ, Furth S, Lemley KV *et al.* National Kidney Foundation's Kidney Disease Outcomes Quality Initiative clinical practice guidelines for chronic kidney disease in children and adolescents: evaluation, classification, and stratification. *Pediatrics* 2003; **111:** 1416–1421.

44. Schwartz GJ, Brion LP, Spitzer A. The use of plasma creatinine concentration for estimating glomerular filtration rate in infants, children, and adolescents. *Pediatr Clin North Am* 1987; **34:** 571–590.

45. Aperia A, Broberger O, Elinder G *et al.* Postnatal development of renal function in pre-term and full-term infants. *Acta Paediatr Scand* 1981; **70:** 183–187.

46. Bueva A, Guignard JP. Renal function in preterm neonates. *Pediatr Res* 1994; **36:** 572–577.

47. Fetterman GH, Shuplock NA, Philipp FJ *et al.* The Growth and Maturation of Human Glomeruli and Proximal Convolutions from Term to Adulthood: Studies by Microdissection. *Pediatrics* 1965; **35:** 601–619.

48. Guignard JP, Torrado A, Da Cunha O *et al.* Glomerular filtration rate in the first three weeks of life. *J Pediatr* 1975; **87:** 268–272.

49. Haycock GB. Development of glomerular filtration and tubular sodium reabsorption in the human fetus and newborn. *Br J Urol* 1998; **81** (Suppl 2): 33–38.

50. Gallini F, Maggio L, Romagnoli C *et al.* Progression of renal function in preterm neonates with gestational age < or = 32 weeks. *Pediatr Nephrol* 2000; **15:** 119–124.

51. Vieux R, Hascoet JM, Merdariu D *et al.* Glomerular filtration rate reference values in very preterm infants. *Pediatrics* 2010; **125:** e1186–1192.

52. Schwartz GJ, Furth SL. Glomerular filtration rate measurement and estimation in chronic kidney disease. *Pediatr Nephrol* 2007; **22:** 1839–1848.

53. Waters AM. Chapter 6, Part 2: Functional development of the nephron. In: Geary DF, Schaefer F (eds). *Comprehensive Pediatric Nephrology,* Mosby Elsevier: Philadelphia, PA, 2008, pp 111–129.

54. Langlois V. Chapter 2: Laboratory evaluation at different ages. In: Geary DF, Schaefer F (eds) *Comprehensive Pediatric Nephrology,* Mosby Elsevier: Philadelphia, PA, 2008, pp 39–54.

55. Furth SL, Cole SR, Moxey-Mims M *et al.* Design and methods of the Chronic Kidney Disease in Children (CKiD) prospective cohort study. *Clin J Am Soc Nephrol* 2006; **1:** 1006–1015.

56. Copelovitch L, Warady BA, Furth SL. Insights from the Chronic Kidney Disease in Children (CKiD) study. *Clin J Am Soc Nephrol* 2011; **6:** 2047–2053.

57. Seliger SL, Zhan M, Hsu VD *et al.* Chronic kidney disease adversely influences patient safety. *J Am Soc Nephrol* 2008; **19:** 2414–2419.

58. Go AS, Chertow GM, Fan D *et al.* Chronic kidney disease and the risks of death, cardiovascular events, and hospitalization. *N Engl J Med* 2004; **351:** 1296–1305.

59. Coresh J, Astor BC, Greene T *et al.* Prevalence of chronic kidney disease and decreased kidney function in the adult US population: Third National Health and Nutrition Examination Survey. *Am J Kidney Dis* 2003; **41:** 1–12.

60. Burgert TS, Dziura J, Yeckel C et al. Microalbuminuria in pediatric obesity: prevalence and relation to other cardiovascular risk factors. Int J Obes (Lond) 2006; 30: 273–280.

61. Csernus K, Lanyi E, Erhardt E et al. Effect of childhood obesity and obesity-related cardiovascular risk factors on glomerular and tubular protein excretion. Eur J Pediatr 2005; 164: 44–49.

62. Houser MT, Jahn MF, Kobayashi A et al. Assessment of urinary protein excretion in the adolescent: effect of body position and exercise. J Pediatr 1986; 109: 556–561.

63. Trachtenberg F, Barregard L. The effect of age, sex, and race on urinary markers of kidney damage in children. Am J Kidney Dis 2007; 50: 938–945.

64. Brem AS. Neonatal hematuria and proteinuria. Clin Perinatol 1981; 8: 321–332.

65. Hogg RJ, Portman RJ, Milliner D et al. Evaluation and management of proteinuria and nephrotic syndrome in children: recommendations from a pediatric nephrology panel established at the National Kidney Foundation conference on proteinuria, albuminuria, risk, assessment, detection, and elimination (PARADE). Pediatrics 2000; 105: 1242–1249.

66. Jones CA, Francis ME, Eberhardt MS et al. Microalbuminuria in the US population: third National Health and Nutrition Examination Survey. Am J Kidney Dis 2002; 39: 445–459.

67. Levey AS, Coresh J. Should the K/DOQI definition of chronic kidney disease be changed? Am J Kidney Dis 2003; 42: 626–630.

68. Uhlig K, Levey AS. Developing guidelines for chronic kidney disease: we should include all of the outcomes. Ann Intern Med 2012; 156: 599–601.

69. North American Pediatric Renal Trials and Collaborative Studies. NAPRTCS 2008 Annual Report. (https://web.emmes.com/study/ped/annlrept/Annual%20Report%20-2008.pdf). Accessed September 7, 2012.

70. Ardissino G, Dacco V, Testa S et al. Epidemiology of chronic renal failure in children: data from the ItalKid project. Pediatrics 2003; 111: e382–387.

71. Pierce CB, Cox C, Saland JM et al. Methods for characterizing differences in longitudinal glomerular filtration rate changes between children with glomerular chronic kidney disease and those with nonglomerular chronic kidney disease. Am J Epidemiol 2011; 174: 604–612.

72. Furth SL, Abraham AG, Jerry-Fluker J et al. Metabolic abnormalities, cardiovascular disease risk factors, and GFR decline in children with chronic kidney disease. Clin J Am Soc Nephrol 2011; 6: 2132–2140.

73. Wingen AM, Fabian-Bach C, Schaefer F et al. Randomised multicentre study of a low-protein diet on the progression of chronic renal failure in children. European Study Group of Nutritional Treatment of Chronic Renal Failure in Childhood. Lancet 1997; 349: 1117–1123.

74. Staples AO, Greenbaum LA, Smith JM et al. Association between clinical risk factors and progression of chronic kidney disease in children. Clin J Am Soc Nephrol 2010; 5: 2172–2179.

75. Ardissino G, Testa S, Dacco V et al. Proteinuria as a predictor of disease progression in children with hypodysplastic nephropathy. Data from the Ital Kid Project. Pediatr Nephrol 2004; 19: 172–177.

76. Wong CS, Pierce CB, Cole SR et al. Association of proteinuria with race, cause of chronic kidney disease, and glomerular filtration rate in the chronic kidney disease in children study. Clin J Am Soc Nephrol 2009; 4: 812–819.

77. Ardissino G, Testa S, Dacco V et al. Puberty is associated with increased deterioration of renal function in patients with CKD: data from the ItalKid Project. Arch Dis Child 2012; 97: 885–888.

78. Querfeld U, Anarat A, Bayazit AK et al. The Cardiovascular Comorbidity in Children with Chronic Kidney Disease (4C) study: objectives, design, and

methodology. *Clin J Am Soc Nephrol* 2010; **5:** 1642–1648.

79. Stevens LA, Levey AS. Measured GFR as a confirmatory test for estimated GFR. *J Am Soc Nephrol* 2009; **20:** 2305–2313.

80. Schwartz GJ, Munoz A, Schneider MF *et al*. New equations to estimate GFR in children with CKD. *J Am Soc Nephrol* 2009; **20:** 629–637.

81. Myers GL, Miller WG, Coresh J *et al*. Recommendations for improving serum creatinine measurement: a report from the Laboratory Working Group of the National Kidney Disease Education Program. *Clin Chem* 2006; **52:** 5–18.

82. Miller WG. Estimating glomerular filtration rate. *Clin Chem Lab Med* 2009; **47:** 1017–1019.

83. Kilpatrick ES, Verrill H. A national audit of estimated glomerular filtration rate and proteinuria reporting in the UK. *Ann Clin Biochem* 2011; **48:** 558–561.

84. McIntosh JF, Moller E, Van Slyke DD. Studies of urea excretion. III: The influence of body size on urea output. *J Clin Invest* 1928; **6:** 467–483.

85. Earley A, Miskulin D, Lamb EJ *et al*. Estimating equations for glomerular filtration rate in the era of creatinine standardization: a systematic review. *Ann Intern Med* 2012; **156:** 785–795.

86. Levey AS, Coresh J, Greene T *et al*. Using standardized serum creatinine values in the modification of diet in renal disease study equation for estimating glomerular filtration rate. *Ann Intern Med* 2006; **145:** 247–254.

87. Levey AS, Stevens LA, Schmid CH *et al*. A new equation to estimate glomerular filtration rate. *Ann Intern Med* 2009; **150:** 604–612.

88. Horio M, Imai E, Yasuda Y *et al*. Modification of the CKD epidemiology collaboration (CKD-EPI) equation for Japanese: accuracy and use for population estimates. *Am J Kidney Dis* 2010; **56:** 32–38.

89. Imai E, Horio M, Nitta K *et al*. Estimation of glomerular filtration rate by the MDRD study equation modified for Japanese patients with chronic kidney disease. *Clin Exp Nephrol* 2007; **11:** 41–50.

90. Praditpornsilpa K, Townamchai N, Chaiwatanarat T *et al*. The need for robust validation for MDRD-based glomerular filtration rate estimation in various CKD populations. *Nephrol Dial Transplant* 2011; **26:** 2780–2785.

91. Matsuo S, Imai E, Horio M *et al*. Revised equations for estimated GFR from serum creatinine in Japan. *Am J Kidney Dis* 2009; **53:** 982–992.

92. Levey AS, Greene T, Kusek J *et al*. A simplified equation to predict glomerular filtration rate from serum creatinine. *J Am Soc Nephrol* 2000; **11:** 155A.

93. Ma YC, Zuo L, Chen JH *et al*. Modified glomerular filtration rate estimating equation for Chinese patients with chronic kidney disease. *J Am Soc Nephrol* 2006; **17:** 2937–2944.

94. Levey AS, Bosch JP, Lewis JB *et al*. A more accurate method to estimate glomerular filtration rate from serum creatinine: a new prediction equation. Modification of Diet in Renal Disease Study Group. *Ann Intern Med* 1999; **130:** 461–470.

95. Murata K, Baumann NA, Saenger AK *et al*. Relative performance of the MDRD and CKD-EPI equations for estimating glomerular filtration rate among patients with varied clinical presentations. *Clin J Am Soc Nephrol* 2011; **6:** 1963–1972.

96. Lane BR, Demirjian S, Weight CJ *et al*. Performance of the chronic kidney disease-epidemiology study equations for estimating glomerular filtration rate before and after nephrectomy. *J Urol* 2010; **183:** 896–901.

97. Michels WM, Grootendorst DC, Verduijn M *et al*. Performance of the Cockcroft-Gault, MDRD, and new CKD-EPI formulas in relation to GFR, age, and body size. *Clin J Am Soc Nephrol* 2010; **5:** 1003–1009.

98. Tent H, Rook M, Stevens LA *et al*. Renal function equations before and after living kidney donation: a within-individual comparison of

performance at different levels of renal function. *Clin J Am Soc Nephrol* 2010; **5:** 1960–1968.

99. Kukla A, El-Shahawi Y, Leister E et al. GFR-estimating models in kidney transplant recipients on a steroid-free regimen. *Nephrol Dial Transplant* 2010; **25:** 1653–1661.

100. White CA, Akbari A, Doucette S et al. Estimating glomerular filtration rate in kidney transplantation: is the new chronic kidney disease epidemiology collaboration equation any better? *Clin Chem* 2010; **56:** 474–477.

101. Poge U, Gerhardt T, Stoffel-Wagner B et al. Validation of the CKD-EPI formula in patients after renal transplantation. *Nephrol Dial Transplant* 2011; **26:** 4104–4108.

102. Jones GR, Imam SK. Validation of the revised MDRD formula and the original Cockcroft and Gault formula for estimation of the glomerular filtration rate using Australian data. *Pathology* 2009; **41:** 379–382.

103. Jones GR. Use of the CKD-EPI equation for estimation of GFR in an Australian cohort. *Pathology* 2010; **42:** 487–488.

104. Cirillo M, Lombardi C, Luciano MG et al. Estimation of GFR: a comparison of new and established equations. *Am J Kidney Dis* 2010; **56:** 802–804.

105. Eriksen BO, Mathisen UD, Melsom T et al. Cystatin C is not a better estimator of GFR than plasma creatinine in the general population. *Kidney Int* 2010; **78:** 1305–1311.

106. Redal-Baigorri B, Stokholm KH, Rasmussen K et al. Estimation of kidney function in cancer patients. *Dan Med Bull* 2011; **58:** A4236.

107. Matsushita K, Mahmoodi BK, Woodward M et al. Comparison of risk prediction using the CKD-EPI equation and the MDRD study equation for estimated glomerular filtration rate. *JAMA* 2012; **307:** 1941–1951.

108. Rule AD, Teo BW. GFR estimation in Japan and China: what accounts for the difference? *Am J Kidney Dis* 2009; **53:** 932–935.

109. Stevens LA, Claybon MA, Schmid CH et al. Evaluation of the Chronic Kidney Disease Epidemiology Collaboration equation for estimating the glomerular filtration rate in multiple ethnicities. *Kidney Int* 2011; **79:** 555–562.

110. Yeo Y, Han DJ, Moon DH et al. Suitability of the IDMS-traceable MDRD equation method to estimate GFR in early postoperative renal transplant recipients. *Nephron Clin Pract* 2010; **114:** c108–117.

111. van Deventer HE, George JA, Paiker JE et al. Estimating glomerular filtration rate in black South Africans by use of the modification of diet in renal disease and Cockcroft-Gault equations. *Clin Chem* 2008; **54:** 1197–1202.

112. Teo BW, Xu H, Wang D et al. GFR estimating equations in a multiethnic Asian population. *Am J Kidney Dis* 2011; **58:** 56–63.

113. Inker LA, Schmid CH, Tighiouart H et al. Estimating glomerular filtration rate from serum creatinine and cystatin C. *N Engl J Med* 2012; **367:** 20–29.

114. Peralta CA, Shlipak MG, Judd S et al. Detection of chronic kidney disease with creatinine, cystatin C, and urine albumin-to-creatinine ratio and association with progression to end-stage renal disease and mortality. *JAMA* 2011; **305:** 1545–1552.

115. Schwartz GJ, Schneider MF, Maier PS et al. Improved equations estimating GFR in children with chronic kidney disease using an immuno-nephelometric determination of cystatin C. *Kidney Int* 2012; **82:** 445–453.

116. Inker LA, Eckfeldt J, Levey AS et al. Expressing the CKD-EPI (Chronic Kidney Disease Epidemiology Collaboration) cystatin C equations for estimating GFR with standardized serum cystatin C values. *Am J Kidney Dis* 2011; **58:** 682–684.

117. Stevens LA, Coresh J, Schmid CH et al. Estimating GFR using serum cystatin C alone and in combination with serum creatinine: a pooled analysis of 3,418 individuals with CKD. *Am J Kidney Dis* 2008; **51:** 395–406.

118. Zappitelli M, Parvex P, Joseph L et al. Derivation and validation of cystatin C-based prediction equations for GFR in children. Am J Kidney Dis 2006; **48:** 221–230.

119. Filler G, Lepage N. Should the Schwartz formula for estimation of GFR be replaced by cystatin C formula? Pediatr Nephrol 2003; **18:** 981–985.

120. Hoek FJ, Kemperman FA, Krediet RT. A comparison between cystatin C, plasma creatinine and the Cockcroft and Gault formula for the estimation of glomerular filtration rate. Nephrol Dial Transplant 2003; **18:** 2024–2031.

121. Kwong YT, Stevens LA, Selvin E et al. Imprecision of urinary iothalamate clearance as a gold-standard measure of GFR decreases the diagnostic accuracy of kidney function estimating equations. Am J Kidney Dis 2010; **56:** 39–49.

122. Lamb EJ, Price CP. Kidney function tests. In: Burtis CA, Ashwood E, (eds.) Bruns DE. Tietz Textbook of Clinical Chemistry and Molecular Diagnostics, 5th edition, Elsevier, 2012, pp 669–708.

123. Ballantyne FC, Gibbons J, O'Reilly DS. Urine albumin should replace total protein for the assessment of glomerular proteinuria. Ann Clin Biochem 1993; **30** (Pt 1): 101–103.

124. Lamb EJ, MacKenzie F, Stevens PE. How should proteinuria be detected and measured? Ann Clin Biochem 2009; **46:** 205–217.

125. Newman DJ, Thakkar H, Medcalf EA et al. Use of urine albumin measurement as a replacement for total protein. Clin Nephrol 1995; **43:** 104–109.

125a. Hallan SI, Ritz E, Lydersen S et al. Combining GFR and albuminuria to classify CKD improves prediction of ESRD. J Am Soc Nephrol 2009; **20:** 1069–1077.

125b. Brantsma AH, Bakker SJ, Hillege HL et al. Cardiovascular and renal outcome in subjects with K/DOQI stage 1–3 chronic kidney disease: the importance of urinary albumin excretion. Nephrol Dial Transplant 2008; **23:** 3851–3858.

126. Dawnay A, Wilson AG, Lamb E et al. Microalbuminuria in systemic sclerosis. Ann Rheum Dis 1992; **51:** 384–388.

127. Gross JL, de Azevedo MJ, Silveiro SP et al. Diabetic nephropathy: diagnosis, prevention, and treatment. Diabetes Care 2005; **28:** 164–176.

128. Ninomiya T, Perkovic V, de Galan BE et al. Albuminuria and kidney function independently predict cardiovascular and renal outcomes in diabetes. J Am Soc Nephrol 2009; **20:** 1813–1821.

129. Shihabi ZK, Konen JC, O'Connor ML. Albuminuria vs urinary total protein for detecting chronic renal disorders. Clin Chem 1991; **37:** 621–624.

130. Martin H. Laboratory measurement of urine albumin and urine total protein in screening for proteinuria in chronic kidney disease. Clin Biochem Rev 2011; **32:** 97–102.

131. Waugh J, Bell SC, Kilby M et al. Effect of concentration and biochemical assay on the accuracy of urine dipsticks in hypertensive pregnancies. Hypertens Pregnancy 2001; **20:** 205–217.

132. Waugh J, Bell SC, Kilby MD et al. Urine protein estimation in hypertensive pregnancy: which thresholds and laboratory assay best predict clinical outcome? Hypertens Pregnancy 2005; **24:** 291–302.

133. McElderry LA, Tarbit IF, Cassells-Smith AJ. Six methods for urinary protein compared. Clin Chem 1982; **28:** 356–360.

134. Nishi HH, Elin RJ. Three turbidimetric methods for determining total protein compared. Clin Chem 1985; **31:** 1377–1380.

135. Sedmak JJ, Grossberg SE. A rapid, sensitive, and versatile assay for protein using Coomassie brilliant blue G250. Anal Biochem 1977; **79:** 544–552.

136. de Keijzer MH, Klasen IS, Branten AJ et al. Infusion of plasma expanders may lead to unexpected results in urinary protein assays. Scand J Clin Lab Invest 1999; **59:** 133–137.

137. Marshall T, Williams KM. Extent of aminoglycoside interference in the

pyrogallol red-molybdate protein assay depends on the concentration of sodium oxalate in the dye reagent. *Clin Chem* 2004; **50**: 934–935.

138. Yilmaz FM, Yucel D. Effect of addition of hemolysate on urine and cerebrospinal fluid assays for protein. *Clin Chem* 2006; **52**: 152–153.

139. Chambers RE, Bullock DG, Whicher JT. External quality assessment of total urinary protein estimation in the United Kingdom. *Ann Clin Biochem* 1991; **28** (Pt 5): 467–473.

140. Heick HM, Begin-Heick N, Acharya C *et al.* Automated determination of urine and cerebrospinal fluid proteins with Coomassie Brilliant Blue and the Abbott ABA-100. *Clin Biochem* 1980; **13**: 81–83.

141. Marshall T, Williams KM. Total protein determination in urine: elimination of a differential response between the coomassie blue and pyrogallol red protein dye-binding assays. *Clin Chem* 2000; **46**: 392–398.

142. Miller WG. Urine albumin: Recommendations for standardization. *Scand J Clin Lab Invest Suppl* 2008; **241**: 71–72.

143. Miller WG, Bruns DE, Hortin GL *et al.* Current issues in measurement and reporting of urinary albumin excretion. *Clin Chem* 2009; **55**: 24–38.

144. Medicines and Healthcare products Regulatory Agency. MHRA 04086 Point of care devices for the quantitation of microalbuminuria. 2004.

145. Medicines and Healthcare products Regulatory Agency. MHRA 04098. Point of care devices for the detection and semi-quantitation of microalbuminuria. 2004.

146. Parsons M, Newman DJ, Pugia M *et al.* Performance of a reagent strip device for quantitation of the urine albumin: creatinine ratio in a point of care setting. *Clin Nephrol* 1999; **51**: 220–227.

147. Parsons MP, Newman DJ, Newall RG *et al.* Validation of a point-of-care assay for the urinary albumin:creatinine ratio. *Clin Chem* 1999; **45**: 414–417.

148. Graziani MS, Gambaro G, Mantovani L *et al.* Diagnostic accuracy of a reagent strip for assessing urinary albumin excretion in the general population. *Nephrol Dial Transplant* 2009; **24**: 1490–1494.

149. Guy M, Newall R, Borzomato J *et al.* Diagnostic accuracy of the urinary albumin: creatinine ratio determined by the CLINITEK Microalbumin and DCA 2000 + for the rule-out of albuminuria in chronic kidney disease. *Clin Chim Acta* 2009; **399**: 54–58.

150. Waugh JJ, Bell SC, Kilby MD *et al.* Optimal bedside urinalysis for the detection of proteinuria in hypertensive pregnancy: a study of diagnostic accuracy. *BJOG* 2005; **112**: 412–417.

151. Iseki K, Iseki C, Ikemiya Y *et al.* Risk of developing end-stage renal disease in a cohort of mass screening. *Kidney Int* 1996; **49**: 800–805.

152. Kaplan RE, Springate JE, Feld LG. Screening dipstick urinalysis: a time to change. *Pediatrics* 1997; **100**: 919–921.

153. Kitagawa T. Lessons learned from the Japanese nephritis screening study. *Pediatr Nephrol* 1988; **2**: 256–263.

154. Boulware LE, Jaar BG, Tarver-Carr ME *et al.* Screening for proteinuria in US adults: a cost-effectiveness analysis. *JAMA* 2003; **290**: 3101–3114.

155. Bowie L, Smith S, Gochman N. Characteristics of binding between reagent-strip indicators and urinary proteins. *Clin Chem* 1977; **23**: 128–130.

156. Gyure WL. Comparison of several methods for semiquantitative determination of urinary protein. *Clin Chem* 1977; **23**: 876–879.

157. James GP, Bee DE, Fuller JB. Proteinuria: accuracy and precision of laboratory diagnosis by dip-stick analysis. *Clin Chem* 1978; **24**: 1934–1939.

158. Rumley A. Urine dipstick testing: comparison of results obtained by visual reading and with the Bayer CLINITEK 50. *Ann Clin Biochem* 2000; **37** (Pt 2): 220–221.

159. Scotti da Silva-Colombeli A, Falkenberg M. Analytical interferences of drugs in the chemical examination of urinary protein. *Clin Biochem* 2007;

410

40: 1074–1076.

160. Ralston SH, Caine N, Richards I et al. Screening for proteinuria in a rheumatology clinic: comparison of dipstick testing, 24h urine quantitative protein, and protein/creatinine ratio in random urine samples. *Ann Rheum Dis* 1988; **47:** 759–763.

161. Waugh JJ, Clark TJ, Divakaran TG et al. Accuracy of urinalysis dipstick techniques in predicting significant proteinuria in pregnancy. *Obstet Gynecol* 2004; **103:** 769–777.

162. White SL, Yu R, Craig JC et al. Diagnostic accuracy of urine dipsticks for detection of albuminuria in the general community. *Am J Kidney Dis* 2011; **58:** 19–28.

163. Saudan PJ, Brown MA, Farrell T et al. Improved methods of assessing proteinuria in hypertensive pregnancy. *Br J Obstet Gynaecol* 1997; **104:** 1159–1164.

164. Beetham R, Cattell WR. Proteinuria: pathophysiology, significance and recommendations for measurement in clinical practice. *Ann Clin Biochem* 1993; **30** (Pt 5): 425–434.

165. Keane WF, Eknoyan G. Proteinuria, albuminuria, risk, assessment, detection, elimination (PARADE): a position paper of the National Kidney Foundation. *Am J Kidney Dis* 1999; **33:** 1004–1010.

166. Claudi T, Cooper JG. Comparison of urinary albumin excretion rate in overnight urine and albumin creatinine ratio in spot urine in diabetic patients in general practice. *Scand J Prim Health Care* 2001; **19:** 247–248.

167. Gatling W, Knight C, Mullee MA et al. Microalbuminuria in diabetes: a population study of the prevalence and an assessment of three screening tests. *Diabet Med* 1988; **5:** 343–347.

168. Hutchison AS, O'Reilly DS, MacCuish AC. Albumin excretion rate, albumin concentration, and albumin/creatinine ratio compared for screening diabetics for slight albuminuria. *Clin Chem* 1988; **34:** 2019–2021.

169. Marshall SM. Screening for microalbuminuria: which measurement? *Diabet Med* 1991; **8:** 706–711.

170. Marshall SM, Alberti KG. Screening for early diabetic nephropathy. *Ann Clin Biochem* 1986; **23** (Pt 2): 195–197.

171. Chitalia VC, Kothari J, Wells EJ et al. Cost-benefit analysis and prediction of 24-hour proteinuria from the spot urine protein-creatinine ratio. *Clin Nephrol* 2001; **55:** 436–447.

172. Cote AM, Brown MA, Lam E et al. Diagnostic accuracy of urinary spot protein:creatinine ratio for proteinuria in hypertensive pregnant women: systematic review. *BMJ* 2008; **336:** 1003–1006.

173. Dyson EH, Will EJ, Davison AM et al. Use of the urinary protein creatinine index to assess proteinuria in renal transplant patients. *Nephrol Dial Transplant* 1992; **7:** 450–452.

174. Ginsberg JM, Chang BS, Matarese RA et al. Use of single voided urine samples to estimate quantitative proteinuria. *N Engl J Med* 1983; **309:** 1543–1546.

175. Leanos-Miranda A, Marquez-Acosta J, Romero-Arauz F et al. Protein:-creatinine ratio in random urine samples is a reliable marker of increased 24-hour protein excretion in hospitalized women with hypertensive disorders of pregnancy. *Clin Chem* 2007; **53:** 1623–1628.

176. Lemann J, Jr., Doumas BT. Proteinuria in health and disease assessed by measuring the urinary protein/creatinine ratio. *Clin Chem* 1987; **33:** 297–299.

177. Ruggenenti P, Gaspari F, Perna A et al. Cross sectional longitudinal study of spot morning urine protein:creatinine ratio, 24 h urine protein excretion rate, glomerular filtration rate, and end stage renal failure in chronic renal disease in patients without diabetes. *BMJ* 1998; **316:** 504–509.

178. Pugliese G, Solini A, Fondelli C et al. Reproducibility of albuminuria in

type 2 diabetic subjects. Findings from the Renal Insufficiency And Cardiovascular Events (RIACE) study. *Nephrol Dial Transplant* 2011; **26:** 3950–3954.

179. Newman DJ, Pugia MJ, Lott JA *et al.* Urinary protein and albumin excretion corrected by creatinine and specific gravity. *Clin Chim Acta* 2000; **294:** 139–155.

180. Howey JE, Browning MC, Fraser CG. Selecting the optimum specimen for assessing slight albuminuria, and a strategy for clinical investigation: novel uses of data on biological variation. *Clin Chem* 1987; **33:** 2034–2038.

181. Carter JL, Tomson CR, Stevens PE *et al.* Does urinary tract infection cause proteinuria or microalbuminuria? A systematic review. *Nephrol Dial Transplant* 2006; **21:** 3031–3037.

182. Heathcote KL, Wilson MP, Quest DW *et al.* Prevalence and duration of exercise induced albuminuria in healthy people. *Clin Invest Med* 2009; **32:** E261–265.

183. Leung AK, Wong AH. Proteinuria in children. *Am Fam Physician* 2010; **82:** 645–651.

184. Boger CA, Chen MH, Tin A *et al.* CUBN is a gene locus for albuminuria. *J Am Soc Nephrol* 2011; **22:** 555–570.

185. Price CP, Newall RG, Boyd JC. Use of protein:creatinine ratio measurements on random urine samples for prediction of significant proteinuria: a systematic review. *Clin Chem* 2005; **51:** 1577–1586.

186. National Institute for Health and Clinical Excellence. NICE clinical guideline 73. Chronic kidney disease: early identification and management of chronic kidney disease in adults in primary and secondary care. 2008.

187. Montanes Bermudez R, Gracia Garcia S, Perez Surribas D *et al.* Consensus document. Recommendations on assessing proteinuria during the diagnosis and follow-up of chronic kidney disease. *Nefrologia* 2011; **31:** 331–345.

188. Johnson DW, Jones GR, Mathew TH *et al.* Chronic kidney disease and measurement of albuminuria or proteinuria: a position statement. *Med J Aust* 2012; **197:** 224–225.

189. Scottish Intercollegiate Guidelines Network. Guideline 103. Diagnosis and management of chronic kidney disease. 2008.

190. Caring for Australasians with Renal Impairment. http://www.cari.org.au/guidelines.php

191. Clarke W, Frost SJ, Kraus E *et al.* Renal function testing. In: Nichols JH (ed) *Evidence-based Practice for Point-of-Care Testing.* National Academy of Clinical Biochemistry, 2006, pp 126–134.

192. Panek R, Lawen T, Kiberd BA. Screening for proteinuria in kidney transplant recipients. *Nephrol Dial Transplant* 2011; **26:** 1385–1387.

193. Incerti J, Zelmanovitz T, Camargo JL *et al.* Evaluation of tests for microalbuminuria screening in patients with diabetes. *Nephrol Dial Transplant* 2005; **20:** 2402–2407.

194. Methven S, MacGregor MS, Traynor JP *et al.* Assessing proteinuria in chronic kidney disease: protein-creatinine ratio versus albumin-creatinine ratio. *Nephrol Dial Transplant* 2010; **25:** 2991–2996.

195. Methven S, MacGregor MS, Traynor JP *et al.* Comparison of urinary albumin and urinary total protein as predictors of patient outcomes in CKD. *Am J Kidney Dis* 2011; **57:** 21–28.

196. Methven S, Traynor JP, Hair MD *et al.* Stratifying risk in chronic kidney disease: an observational study of UK guidelines for measuring total proteinuria and albuminuria. *QJM* 2011; **104:** 663–670.

197. Nauta FL, Bakker SJ, van Oeveren W *et al.* Albuminuria, proteinuria, and novel urine biomarkers as predictors of long-term allograft outcomes in kidney transplant recipients. *Am J Kidney Dis* 2011; **57:** 733–743.

198. Ellam TJ. Albumin:creatinine ratio–a flawed measure? The merits of estimated albuminuria reporting. *Nephron Clin Pract* 2011; **118:** c324–330.

199. Comper WD, Osicka TM, Clark M *et al.* Earlier detection of micro-albuminuria in diabetic patients using a new urinary albumin assay. *Kidney Int* 2004; **65:** 1850–1855.

200. Comper WD, Osicka TM, Jerums G. High prevalence of immuno-unreactive intact albumin in urine of diabetic patients. *Am J Kidney Dis* 2003; **41:** 336–342.

201. Magliano DJ, Polkinghorne KR, Barr EL *et al.* HPLC-detected albuminuria predicts mortality. *J Am Soc Nephrol* 2007; **18:** 3171–3176.

202. Osicka TM, Comper WD. Characterization of immunochemically non-reactive urinary albumin. *Clin Chem* 2004; **50:** 2286–2291.

203. Sviridov D, Drake SK, Hortin GL. Reactivity of urinary albumin (microalbumin) assays with fragmented or modified albumin. *Clin Chem* 2008; **54:** 61–68.

204. Sviridov D, Meilinger B, Drake SK *et al.* Coelution of other proteins with albumin during size-exclusion HPLC: Implications for analysis of urinary albumin. *Clin Chem* 2006; **52:** 389–397.

205. Tsioufis C, Mazaraki A, Dimitriadis K *et al.* Microalbuminuria in the paediatric age: current knowledge and emerging questions. *Acta Paediatr* 2011; **100:** 1180–1184.

206. Rademacher ER, Sinaiko AR. Albuminuria in children. *Curr Opin Nephrol Hypertens* 2009; **18:** 246–251.

207. Wrong OM, Norden AG, Feest TG. Dent's disease; a familial proximal renal tubular syndrome with low-molecular-weight proteinuria, hyper-calciuria, nephrocalcinosis, metabolic bone disease, progressive renal failure and a marked male predominance. *QJM* 1994; **87:** 473–493.

208. Atkins RC, Briganti EM, Zimmet PZ *et al.* Association between albuminuria and proteinuria in the general population: the AusDiab Study. *Nephrol Dial Transplant* 2003; **18:** 2170–2174.

209. Gosling P. Proteinuria. In: Marshall WJ, Bangert SK (eds). *Clinical Biochemistry: Metabolic and Clinical Aspects,* 2nd Ed. Elsevier, 2008, pp 156–173.

210. Goren MP, Li JT. The Coomassie Brilliant Blue method underestimates drug-induced tubular proteinuria. *Clin Chem* 1986; **32:** 386–388.

211. Weber MH, Verwiebe R. Alpha 1-microglobulin (protein HC): features of a promising indicator of proximal tubular dysfunction. *Eur J Clin Chem Clin Biochem* 1992; **30:** 683–691.

212. Herget-Rosenthal S, Poppen D, Husing J *et al.* Prognostic value of tubular proteinuria and enzymuria in nonoliguric acute tubular necrosis. *Clin Chem* 2004; **50:** 552–558.

213. Ginevri F, Piccotti E, Alinovi R *et al.* Reversible tubular proteinuria precedes microalbuminuria and correlates with the metabolic status in diabetic children. *Pediatr Nephrol* 1993; **7:** 23–26.

214. Tomlinson PA, Smellie JM, Prescod N *et al.* Differential excretion of urinary proteins in children with vesicoureteric reflux and reflux nephropathy. *Pediatr Nephrol* 1994; **8:** 21–25.

215. Bird JM, Owen RG, D'Sa S *et al.* Guidelines for the diagnosis and management of multiple myeloma 2011. *Br J Haematol* 2011; **154:** 32–75.

216. Slack TK, Wilson DM. Normal renal function: CIN and CPAH in healthy donors before and after nephrectomy. *Mayo Clinic Proc* 1976; **51:** 296–300.

217. Rowe JW, Andres R, Tobin JD *et al.* The effect of age on creatinine clearance in men: a cross-sectional and longitudinal study. *J Gerontol* 1976; **31:** 155–163.

218. Lindeman RD, Tobin JD, Shock NW. Association between blood pressure

and the rate of decline in renal function with age. Kidney Int 1984; **26:** 861–868.

219. Halbesma N, Kuiken DS, Brantsma AH et al. Macroalbuminuria is a better risk marker than low estimated GFR to identify individuals at risk for accelerated GFR loss in population screening. J Am Soc Nephrol 2006; **17:** 2582–2590.

220. Imai E, Horio M, Yamagata K et al. Slower decline of glomerular filtration rate in the Japanese general population: a longitudinal 10-year follow-up study. Hypertens Res 2008; **31:** 433–441.

221. Matsushita K, Selvin E, Bash LD et al. Change in estimated GFR associates with coronary heart disease and mortality. J Am Soc Nephrol 2009; **20:** 2617–2624.

222. Kronborg J, Solbu M, Njolstad I et al. Predictors of change in estimated GFR: a population-based 7-year follow-up from the Tromso study. Nephrol Dial Transplant 2008; **23:** 2818–2826.

223. Hemmelgarn BR, Zhang J, Manns BJ et al. Progression of kidney dysfunction in the community-dwelling elderly. Kidney Int 2006; **69:** 2155–2161.

224. Keller C, Katz R, Sarnak MJ et al. Inflammatory biomarkers and decline in kidney function in the elderly: the Cardiovascular Health Study. Nephrol Dial Transplant 2010; **25:** 119–124.

225. John R, Webb M, Young A et al. Unreferred chronic kidney disease: a longitudinal study. Am J Kidney Dis 2004; **43:** 825–835.

226. Levey AS, Gassman JJ, Hall PM et al. Assessing the progression of renal disease in clinical studies: effects of duration of follow-up and regression to the mean. Modification of Diet in Renal Disease (MDRD) Study Group. J Am Soc Nephrol 1991; **1:** 1087–1094.

227. Klahr S, Levey AS, Beck GJ et al. The effects of dietary protein restriction and blood-pressure control on the progression of chronic renal disease. Modification of Diet in Renal Disease Study Group. N Engl J Med 1994; **330:** 877–884.

228. Wright JT, Jr., Bakris G, Greene T et al. Effect of blood pressure lowering and antihypertensive drug class on progression of hypertensive kidney disease: results from the AASK trial. JAMA 2002; **288:** 2421–2431.

229. Eriksen BO, Ingebretsen OC. The progression of chronic kidney disease: a 10-year population-based study of the effects of gender and age. Kidney Int 2006; **69:** 375–382.

230. Jones C, Roderick P, Harris S et al. Decline in kidney function before and after nephrology referral and the effect on survival in moderate to advanced chronic kidney disease. Nephrol Dial Transplant 2006; **21:** 2133–2143.

231. Levin A, Djurdjev O, Beaulieu M et al. Variability and risk factors for kidney disease progression and death following attainment of stage 4 CKD in a referred cohort. Am J Kidney Dis 2008; **52:** 661–671.

232. Al-Aly Z, Zeringue A, Fu J et al. Rate of kidney function decline associates with mortality. J Am Soc Nephrol 2010; **21:** 1961–1969.

233. Shlipak MG, Katz R, Kestenbaum B et al. Rapid decline of kidney function increases cardiovascular risk in the elderly. J Am Soc Nephrol 2009; **20:** 2625–2630.

234. Cheng TY, Wen SF, Astor BC et al. Mortality risks for all causes and cardiovascular diseases and reduced GFR in a middle-aged working population in Taiwan. Am J Kidney Dis 2008; **52:** 1051–1060.

235. Rifkin DE, Shlipak MG, Katz R et al. Rapid kidney function decline and mortality risk in older adults. Arch Intern Med 2008; **168:** 2212–2218.

236. Appel LJ, Wright JT, Jr., Greene T et al. Intensive blood-pressure control in hypertensive chronic kidney disease. N Engl J Med 2010; **363:** 918–929.

237. Hunsicker LG, Adler S, Caggiula A *et al.* Predictors of the progression of renal disease in the Modification of Diet in Renal Disease Study. *Kidney Int* 1997; **51:** 1908–1919.

238. Menon V, Wang X, Sarnak MJ *et al.* Long-term outcomes in nondiabetic chronic kidney disease. *Kidney Int* 2008; **73:** 1310–1315.

239. Adler AI, Stevens RJ, Manley SE *et al.* Development and progression of nephropathy in type 2 diabetes: the United Kingdom Prospective Diabetes Study (UKPDS 64). *Kidney Int* 2003; **63:** 225–232.

240. Caramori ML, Fioretto P, Mauer M. Enhancing the predictive value of urinary albumin for diabetic nephropathy. *J Am Soc Nephrol* 2006; **17:** 339–352.

241. Hoefield RA, Kalra PA, Baker PG *et al.* The use of eGFR and ACR to predict decline in renal function in people with diabetes. *Nephrol Dial Transplant* 2011; **26:** 887–892.

242. Rosolowsky ET, Skupien J, Smiles AM *et al.* Risk for ESRD in type 1 diabetes remains high despite renoprotection. *J Am Soc Nephrol* 2011; **22:** 545–553.

243. Hemmelgarn BR, Clement F, Manns BJ *et al.* Overview of the Alberta Kidney Disease Network. *BMC Nephrol* 2009; **10:** 30.

244. Turin TC, Coresh J, Tonelli M *et al.* One-year change in kidney function is associated with an increased mortality risk. *Am J Nephrol* 2012; **36:** 41–49.

245. Turin TC, Coresh J, Tonelli M *et al.* Short-term change in kidney function and risk of end-stage renal disease. *Nephrol Dial Transplant* 2012; **27:** 3835–3843.

246. Schmieder RE, Mann JF, Schumacher H *et al.* Changes in albuminuria predict mortality and morbidity in patients with vascular disease. *J Am Soc Nephrol* 2011; **22:** 1353–1364.

247. Li L, Astor BC, Lewis J *et al.* Longitudinal Progression Trajectory of GFR Among Patients With CKD. *Am J Kidney Dis* 2012; **59:** 504–512.

248. O'Hare AM, Batten A, Burrows NR *et al.* Trajectories of Kidney Function Decline in the 2 Years Before Initiation of Long-term Dialysis. *Am J Kidney Dis* 2012; **59:** 513–522.

249. Leblanc M, Kellum JA, Gibney RT *et al.* Risk factors for acute renal failure: inherent and modifiable risks. *Curr Opin Crit Care* 2005; **11:** 533–536.

250. Naughton CA. Drug-induced nephrotoxicity. *Am Fam Physician* 2008; **78:** 743–750.

251. Pannu N, Nadim MK. An overview of drug-induced acute kidney injury. *Crit Care Med* 2008; **36:** S216–223.

252. Solomon R, Dauerman HL. Contrast-induced acute kidney injury. *Circulation* 2010; **122:** 2451–2455.

253. Black C, Sharma P, Scotland G *et al.* Early referral strategies for management of people with markers of renal disease: a systematic review of the evidence of clinical effectiveness, cost-effectiveness and economic analysis. *Health Technol Assess* 2010; **14:** 1–184.

254. Bang H, Mazumdar M, Newman G *et al.* Screening for kidney disease in vascular patients: SCreening for Occult REnal Disease (SCORED) experience. *Nephrol Dial Transplant* 2009; **24:** 2452–2457.

255. Johnson ES, Smith DH, Thorp ML *et al.* Predicting the risk of end-stage renal disease in the population-based setting: a retrospective case-control study. *BMC Nephrol* 2011; **12:** 17.

256. Wakai K, Kawamura T, Endoh M *et al.* A scoring system to predict renal outcome in IgA nephropathy: from a nationwide prospective study. *Nephrol Dial Transplant* 2006; **21:** 2800–2808.

257. Keane WF, Zhang Z, Lyle PA *et al.* Risk scores for predicting outcomes in patients with type 2 diabetes and nephropathy: the RENAAL study. *Clin J Am Soc Nephrol* 2006; **1:** 761–767.

415

258. Fine EJ, Blaufox MD. Prediction rule for renal artery stenosis. *Ann Intern Med* 1999; **131:** 227–228.
259. Kshirsagar AV, Bang H, Bomback AS *et al.* A simple algorithm to predict incident kidney disease. *Arch Intern Med* 2008; **168:** 2466–2473.
260. Tangri N, Stevens LA, Griffith J *et al.* A predictive model for progression of chronic kidney disease to kidney failure. *JAMA* 2011; **305:** 1553–1559.
261. Halbesma N, Jansen DF, Heymans MW *et al.* Development and validation of a general population renal risk score. *Clin J Am Soc Nephrol* 2011; **6:** 1731–1738.
262. National Kidney Foundation. KDOQI Clinical Practice Guideline for Diabetes and CKD: 2012 Update. *Am J Kidney Dis* 2012; **60:** 850–886.
263. Mittalhenkle A, Stehman-Breen CO, Shlipak MG *et al.* Cardiovascular risk factors and incident acute renal failure in older adults: the cardiovascular health study. *Clin J Am Soc Nephrol* 2008; **3:** 450–456.
264. Uchino S, Kellum JA, Bellomo R *et al.* Acute renal failure in critically ill patients: a multinational, multicenter study. *JAMA* 2005; **294:** 813–818.
265. Hoste EA, Lameire NH, Vanholder RC *et al.* Acute renal failure in patients with sepsis in a surgical ICU: predictive factors, incidence, comorbidity, and outcome. *J Am Soc Nephrol* 2003; **14:** 1022–1030.
266. McCullough PA, Wolyn R, Rocher LL *et al.* Acute renal failure after coronary intervention: incidence, risk factors, and relationship to mortality. *Am J Med* 1997; **103:** 368–375.
267. Mehran R, Aymong ED, Nikolsky E *et al.* A simple risk score for prediction of contrast-induced nephropathy after percutaneous coronary intervention: development and initial validation. *J Am Coll Cardiol* 2004; **44:** 1393–1399.
268. Mehta RH, Grab JD, O'Brien SM *et al.* Bedside tool for predicting the risk of postoperative dialysis in patients undergoing cardiac surgery. *Circulation* 2006; **114:** 2208–2216.
269. Thakar CV, Worley S, Arrigain S *et al.* Influence of renal dysfunction on mortality after cardiac surgery: modifying effect of preoperative renal function. *Kidney Int* 2005; **67:** 1112–1119.
270. Waikar SS, Liu KD, Chertow GM. Diagnosis, epidemiology and outcomes of acute kidney injury. *Clin J Am Soc Nephrol* 2008; **3:** 844–861.
271. Yegenaga I, Hoste E, Van Biesen W *et al.* Clinical characteristics of patients developing ARF due to sepsis/systemic inflammatory response syndrome: results of a prospective study. *Am J Kidney Dis* 2004; **43:** 817–824.
272. Parfrey PS, Griffiths SM, Barrett BJ *et al.* Contrast material-induced renal failure in patients with diabetes mellitus, renal insufficiency, or both. A prospective controlled study. *N Engl J Med* 1989; **320:** 143–149.
273. Browner WS, Li J, Mangano DT. In-hospital and long-term mortality in male veterans following noncardiac surgery. The Study of Perioperative Ischemia Research Group. *JAMA* 1992; **268:** 228–232.
274. Hou SH, Bushinsky DA, Wish JB *et al.* Hospital-acquired renal insufficiency: a prospective study. *Am J Med* 1983; **74:** 243–248.
275. Singh P, Rifkin DE, Blantz RC. Chronic kidney disease: an inherent risk factor for acute kidney injury? *Clin J Am Soc Nephrol* 2010; **5:** 1690–1695.
276. Lafrance JP, Djurdjev O, Levin A. Incidence and outcomes of acute kidney injury in a referred chronic kidney disease cohort. *Nephrol Dial Transplant* 2010; **25:** 2203–2209.
277. Chapin E, Zhan M, Hsu VD *et al.* Adverse safety events in chronic kidney disease: the frequency of "multiple hits". *Clin J Am Soc Nephrol* 2010; **5:** 95–101.
278. Chertow GM, Christiansen CL, Cleary PD *et al.* Prognostic stratification in critically ill patients with acute renal failure requiring dialysis. *Arch Intern*

Med 1995; **155:** 1505–1511.

279. Chertow GM, Soroko SH, Paganini EP *et al.* Mortality after acute renal failure: models for prognostic stratification and risk adjustment. *Kidney Int* 2006; **70:** 1120–1126.

280. Mehta RL, Pascual MT, Gruta CG *et al.* Refining predictive models in critically ill patients with acute renal failure. *J Am Soc Nephrol* 2002; **13:** 1350–1357.

281. Paganini EP, Larive B, Kanagasundaram NS. Severity scores and outcomes with acute renal failure in the ICU setting. *Contrib Nephrol* 2001: 181–195.

282. Uchino S, Bellomo R, Morimatsu H *et al.* External validation of severity scoring systems for acute renal failure using a multinational database. *Crit Care Med* 2005; **33:** 1961–1967.

283. Waikar SS, Curhan GC, Wald R *et al.* Declining mortality in patients with acute renal failure, 1988 to 2002. *J Am Soc Nephrol* 2006; **17:** 1143–1150.

284. Khosla N, Soroko SB, Chertow GM *et al.* Preexisting chronic kidney disease: a potential for improved outcomes from acute kidney injury. *Clin J Am Soc Nephrol* 2009; **4:** 1914–1919.

285. Fouque D, Laville M. Low protein diets for chronic kidney disease in non diabetic adults. *Cochrane Database Syst Rev* 2009: CD001892.

286. Fouque D, Laville M, Boissel JP *et al.* Controlled low protein diets in chronic renal insufficiency: meta-analysis. *BMJ* 1992; **304:** 216–220.

287. Kasiske BL, Lakatua JD, Ma JZ *et al.* A meta-analysis of the effects of dietary protein restriction on the rate of decline in renal function. *Am J Kidney Dis* 1998; **31:** 954–961.

288. Pedrini MT, Levey AS, Lau J *et al.* The effect of dietary protein restriction on the progression of diabetic and nondiabetic renal diseases: a meta-analysis. *Ann Intern Med* 1996; **124:** 627–632.

289. Robertson L, Waugh N, Robertson A. Protein restriction for diabetic renal disease. *Cochrane Database Syst Rev* 2009: CD002181.

290. Menon V, Kopple JD, Wang X *et al.* Effect of a very low-protein diet on outcomes: long-term follow-up of the Modification of Diet in Renal Disease (MDRD) Study. *Am J Kidney Dis* 2009; **53:** 208–217.

291. Knight EL, Stampfer MJ, Hankinson SE *et al.* The impact of protein intake on renal function decline in women with normal renal function or mild renal insufficiency. *Ann Intern Med* 2003; **138:** 460–467.

292. Chaturvedi S, Jones C. Protein restriction for children with chronic renal failure. *Cochrane Database Syst Rev* 2007: CD006863.

293. National Kidney Foundation. KDOQI clinical practice guideline for diabetes and chronic kidney disease: 2012 Update. *Am J Kidney Dis* 2012; **60:** 850–886.

294. Patel A, MacMahon S, Chalmers J *et al.* Intensive blood glucose control and vascular outcomes in patients with type 2 diabetes. *N Engl J Med* 2008; **358:** 2560–2572.

295. Ismail-Beigi F, Craven T, Banerji MA *et al.* Effect of intensive treatment of hyperglycaemia on microvascular outcomes in type 2 diabetes: an analysis of the ACCORD randomised trial. *Lancet* 2010; **376:** 419–430.

296. Duckworth W, Abraira C, Moritz T *et al.* Glucose control and vascular complications in veterans with type 2 diabetes. *N Engl J Med* 2009; **360:** 129–139.

297. Nathan DM, Zinman B, Cleary PA *et al.* Modern-day clinical course of type 1 diabetes mellitus after 30 years' duration: the diabetes control and complications trial/epidemiology of diabetes interventions and complications and Pittsburgh epidemiology of diabetes complications experience (1983–2005). *Arch Intern Med* 2009; **169:** 1307–1316.

298. UK Prospective Diabetes Study (UKPDS) Group. Intensive blood-glucose

control with sulphonylureas or insulin compared with conventional treatment and risk of complications in patients with type 2 diabetes (UKPDS 33). *Lancet* 1998; **352:** 837–853.

299. Ichikawa H, Nagake Y, Takahashi M *et al.* What is the best index of glycemic control in patients with diabetes mellitus on hemodialysis? *Nihon Jinzo Gakkai Shi* 1996; **38:** 305–308.

300. Joy MS, Cefalu WT, Hogan SL *et al.* Long-term glycemic control measurements in diabetic patients receiving hemodialysis. *Am J Kidney Dis* 2002; **39:** 297–307.

301. Nakao T, Matsumoto H, Okada T *et al.* Influence of erythropoietin treatment on hemoglobin A1c levels in patients with chronic renal failure on hemodialysis. *Intern Med* 1998; **37:** 826–830.

302. Ng JM, Cooke M, Bhandari S *et al.* The effect of iron and erythropoietin treatment on the A1C of patients with diabetes and chronic kidney disease. *Diabetes Care* 2010; **33:** 2310–2313.

303. Shima K, Chujo K, Yamada M *et al.* Lower value of glycated haemoglobin relative to glycaemic control in diabetic patients with end-stage renal disease not on haemodialysis. *Ann Clin Biochem* 2012; **49:** 68–74.

304. Vos FE, Schollum JB, Coulter CV *et al.* Assessment of markers of glycaemic control in diabetic patients with chronic kidney disease using continuous glucose monitoring. *Nephrology (Carlton)* 2012; **17:** 182–188.

305. American Diabetes Association. Executive summary: Standards of medical care in diabetes–2012. *Diabetes Care* 2012; **35** (Suppl 1): S4–S10.

306. Jones-Burton C, Mishra SI, Fink JC *et al.* An in-depth review of the evidence linking dietary salt intake and progression of chronic kidney disease. *Am J Nephrol* 2006; **26:** 268–275.

307. Swift PA, Markandu ND, Sagnella GA *et al.* Modest salt reduction reduces blood pressure and urine protein excretion in black hypertensives: a randomized control trial. *Hypertension* 2005; **46:** 308–312.

308. Hoffmann IS, Cubeddu LX. Increased blood pressure reactivity to dietary salt in patients with the metabolic syndrome. *J Hum Hypertens* 2007; **21:** 438–444.

309. Bellizzi V, Di Iorio BR, De Nicola L *et al.* Very low protein diet supplemented with ketoanalogs improves blood pressure control in chronic kidney disease. *Kidney Int* 2007; **71:** 245–251.

310. Slagman MC, Waanders F, Hemmelder MH *et al.* Moderate dietary sodium restriction added to angiotensin converting enzyme inhibition compared with dual blockade in lowering proteinuria and blood pressure: randomised controlled trial. *BMJ* 2011; **343:** d4366.

311. Bellomo G, Venanzi S, Verdura C *et al.* Association of uric acid with change in kidney function in healthy normotensive individuals. *Am J Kidney Dis* 2010; **56:** 264–272.

312. Iseki K, Ikemiya Y, Inoue T *et al.* Significance of hyperuricemia as a risk factor for developing ESRD in a screened cohort. *Am J Kidney Dis* 2004; **44:** 642–650.

313. Mok Y, Lee SJ, Kim MS *et al.* Serum uric acid and chronic kidney disease: the Severance cohort study. *Nephrol Dial Transplant* 2012; **27:** 1831–1835.

314. Wen CP, David Cheng TY, Chan HT *et al.* Is high serum uric acid a risk marker or a target for treatment? Examination of its independent effect in a large cohort with low cardiovascular risk. *Am J Kidney Dis* 2010; **56:** 273–288.

315. Yamada T, Fukatsu M, Suzuki S *et al.* Elevated serum uric acid predicts chronic kidney disease. *Am J Med Sci* 2011; **342:** 461–466.

316. Goicoechea M, de Vinuesa SG, Verdalles U *et al.* Effect of allopurinol in chronic kidney disease progression and cardiovascular risk. *Clin J Am Soc Nephrol* 2010; **5:** 1388–1393.

317. Siu YP, Leung KT, Tong MK et al. Use of allopurinol in slowing the progression of renal disease through its ability to lower serum uric acid level. Am J Kidney Dis 2006; **47**: 51–59.

318. Kanbay M, Huddam B, Azak A et al. A randomized study of allopurinol on endothelial function and estimated glomular filtration rate in asymptomatic hyperuricemic subjects with normal renal function. Clin J Am Soc Nephrol 2011; **6**: 1887–1894.

319. Kanbay M, Ozkara A, Selcoki Y et al. Effect of treatment of hyperuricemia with allopurinol on blood pressure, creatinine clearence, and proteinuria in patients with normal renal functions. Int Urol Nephrol 2007; **39**: 1227–1233.

320. Kao MP, Ang DS, Gandy SJ et al. Allopurinol benefits left ventricular mass and endothelial dysfunction in chronic kidney disease. J Am Soc Nephrol 2011; **22**: 1382–1389.

321. Saito J, Matsuzawa Y, Ito H et al. The alkalizer citrate reduces serum uric Acid levels and improves renal function in hyperuricemic patients treated with the xanthine oxidase inhibitor allopurinol. Endocr Res 2010; **35**: 145–154.

322. Malaguarnera M, Vacante M, Russo C et al. A single dose of rasburicase in elderly patients with hyperuricaemia reduces serum uric acid levels and improves renal function. Expert Opin Pharmacother 2009; **10**: 737–742.

323. Miao Y, Ottenbros SA, Laverman GD et al. Effect of a reduction in uric acid on renal outcomes during losartan treatment: a post hoc analysis of the reduction of endpoints in non-insulin-dependent diabetes mellitus with the Angiotensin II Antagonist Losartan Trial. Hypertension 2011; **58**: 2–7.

324. Johansen KL. Exercise and chronic kidney disease: current recommendations. Sports Med 2005; **35**: 485–499.

325. Johansen KL, Chertow GM, Ng AV et al. Physical activity levels in patients on hemodialysis and healthy sedentary controls. Kidney Int 2000; **57**: 2564–2570.

326. Padilla J, Krasnoff J, Da Silva M et al. Physical functioning in patients with chronic kidney disease. J Nephrol 2008; **21**: 550–559.

327. Beddhu S, Baird BC, Zitterkoph J et al. Physical activity and mortality in chronic kidney disease (NHANES III). Clin J Am Soc Nephrol 2009; **4**: 1901–1906.

328. Churchill DN, Torrance GW, Taylor DW et al. Measurement of quality of life in end-stage renal disease: the time trade-off approach. Clin Invest Med 1987; **10**: 14–20.

329. DeOreo PB. Hemodialysis patient-assessed functional health status predicts continued survival, hospitalization, and dialysis-attendance compliance. Am J Kidney Dis 1997; **30**: 204–212.

330. Booth FW, Gordon SE, Carlson CJ et al. Waging war on modern chronic diseases: primary prevention through exercise biology. J Appl Physiol 2000; **88**: 774–787.

331. Dickinson HO, Mason JM, Nicolson DJ et al. Lifestyle interventions to reduce raised blood pressure: a systematic review of randomized controlled trials. J Hypertens 2006; **24**: 215–233.

332. Stewart KJ. Exercise training and the cardiovascular consequences of type 2 diabetes and hypertension: plausible mechanisms for improving cardiovascular health. JAMA 2002; **288**: 1622–1631.

333. Daul AE, Schafers RF, Daul K et al. Exercise during hemodialysis. Clin Nephrol 2004; **61** (Suppl 1): S26–30.

334. Deligiannis A. Cardiac adaptations following exercise training in hemodialysis patients. Clin Nephrol 2004; **61** (Suppl 1): S39–45.

335. Liu SH, C. LC, Yeh SH et al. Effect of exercise training on hemodialysis. Journal of the Formosan Medical Association 2002; **6**: 129–142.

336. Mustata S, Chan C, Lai V et al. Impact of an exercise program on arterial stiffness and insulin resistance in hemodialysis patients. J Am Soc Nephrol 2004; **15**: 2713–2718.

337. Ouzouni S, Kouidi E, Sioulis A et al. Effects of intradialytic exercise training on health-related quality of life indices in haemodialysis patients. Clin Rehabil 2009; **23**: 53–63.

338. Storer TW, Casaburi R, Sawelson S et al. Endurance exercise training during haemodialysis improves strength, power, fatigability and physical performance in maintenance haemodialysis patients. Nephrol Dial Transplant 2005; **20**: 1429–1437.

339. Vaitkevicius PV, Fleg JL, Engel JH et al. Effects of age and aerobic capacity on arterial stiffness in healthy adults. Circulation 1993; **88**: 1456–1462.

340. Mustata S, Groeneveld S, Davidson W et al. Effects of exercise training on physical impairment, arterial stiffness and health-related quality of life in patients with chronic kidney disease: a pilot study. Int Urol Nephrol 2011; **43**: 1133–1141.

341. Szromba C, Thies MA, Ossman SS. Advancing chronic kidney disease care: new imperatives for recognition and intervention. Nephrol Nurs J 2002; **29**: 547–559.

342. Chen PY, Huang YC, Kao YH et al. Effects of an exercise program on blood biochemical values and exercise stage of chronic kidney disease patients. J Nurs Res 2010; **18**: 98–107.

343. Tobita I, Suzuki S, Kobayashi T et al. A programme to encourage participation of haemodialysis patients in an exercise regimen. J Ren Care 2009; **35**: 48–53.

344. van Vilsteren MC, de Greef MH, Huisman RM. The effects of a low-to-moderate intensity pre-conditioning exercise programme linked with exercise counselling for sedentary haemodialysis patients in The Netherlands: results of a randomized clinical trial. Nephrol Dial Transplant 2005; **20**: 141–146.

345. Kosmadakis GC, John SG, Clapp EL et al. Benefits of regular walking exercise in advanced pre-dialysis chronic kidney disease. Nephrol Dial Transplant 2012; **27**: 997–1004.

346. Hall JE, Crook ED, Jones DW et al. Mechanisms of obesity-associated cardiovascular and renal disease. Am J Med Sci 2002; **324**: 127–137.

347. Wahba IM, Mak RH. Obesity and obesity-initiated metabolic syndrome: mechanistic links to chronic kidney disease. Clin J Am Soc Nephrol 2007; **2**: 550–562.

348. Wang Y, Chen X, Song Y et al. Association between obesity and kidney disease: a systematic review and meta-analysis. Kidney Int 2008; **73**: 19–33.

349. Hobbs H, Farmer C, Irving J et al. Is high body mass index independently associated with diminished glomerular filtration rate? An epidemiological study. J Ren Care 2011; **37**: 148–154.

350. Mohsen A, Brown R, Hoefield R et al. Body mass index has no effect on rate of progression of chronic kidney disease in subjects with type 2 diabetes mellitus. J Nephrol 2012; **25**: 384–393.

351. Burton JO, Gray LJ, Webb DR et al. Association of anthropometric obesity measures with chronic kidney disease risk in a non-diabetic patient population. Nephrol Dial Transplant 2012; **27**: 1860–1866.

352. Kasiske BL, Napier J. Glomerular sclerosis in patients with massive obesity. Am J Nephrol 1985; **5**: 45–50.

353. Hsu CY, McCulloch CE, Iribarren C et al. Body mass index and risk for end-stage renal disease. Ann Intern Med 2006; **144**: 21–28.

354. Navaneethan SD, Yehnert H, Moustarah F et al. Weight loss interventions in chronic kidney disease: a systematic review and meta-analysis. Clin J Am Soc Nephrol 2009; **4**: 1565–1574.

355. Afshinnia F, Wilt TJ, Duval S et al. Weight loss and proteinuria: systematic review of clinical trials and comparative cohorts. *Nephrol Dial Transplant* 2010; **25:** 1173–1183.

356. Orth SR, Hallan SI. Smoking: a risk factor for progression of chronic kidney disease and for cardiovascular morbidity and mortality in renal patients–absence of evidence or evidence of absence? *Clin J Am Soc Nephrol* 2008; **3:** 226–236.

357. Jungers P, Massy ZA, Nguyen Khoa T et al. Incidence and risk factors of atherosclerotic cardiovascular accidents in predialysis chronic renal failure patients: a prospective study. *Nephrol Dial Transplant* 1997; **12:** 2597–2602.

358. Muntner P, He J, Astor BC et al. Traditional and nontraditional risk factors predict coronary heart disease in chronic kidney disease: results from the atherosclerosis risk in communities study. *J Am Soc Nephrol* 2005; **16:** 529–538.

359. Myllymaki J, Syrjanen J, Helin H et al. Vascular diseases and their risk factors in IgA nephropathy. *Nephrol Dial Transplant* 2006; **21:** 1876–1882.

360. Shlipak MG, Fried LF, Cushman M et al. Cardiovascular mortality risk in chronic kidney disease: comparison of traditional and novel risk factors. *JAMA* 2005; **293:** 1737–1745.

361. Chase HP, Garg SK, Marshall G et al. Cigarette smoking increases the risk of albuminuria among subjects with type I diabetes. *JAMA* 1991; **265:** 614–617.

362. Gambaro G, Bax G, Fusaro M et al. Cigarette smoking is a risk factor for nephropathy and its progression in type 2 diabetes mellitus. *Diabetes Nutr Metab* 2001; **14:** 337–342.

363. Hallan SI, Orth SR. Smoking is a risk factor in the progression to kidney failure. *Kidney Int* 2011; **80:** 516–523.

364. Sawicki PT, Didjurgeit U, Muhlhauser I et al. Smoking is associated with progression of diabetic nephropathy. *Diabetes Care* 1994; **17:** 126–131.

365. Sung RS, Althoen M, Howell TA et al. Excess risk of renal allograft loss associated with cigarette smoking. *Transplantation* 2001; **71:** 1752–1757.

366. Inker LA, Coresh J, Levey AS et al. Estimated GFR, albuminuria, and complications of chronic kidney disease. *J Am Soc Nephrol* 2011; **22:** 2322–2331.

367. Levin A, Bakris GL, Molitch M et al. Prevalence of abnormal serum vitamin D, PTH, calcium, and phosphorus in patients with chronic kidney disease: results of the study to evaluate early kidney disease. *Kidney Int* 2007; **71:** 31–38.

368. World Health Organization. *Worldwide prevalence of anaemia 1993–2005: WHO global database on anaemia.* de Benoist B, McLean E, Egli I, and Cogswell M (eds), 2008.

369. Beall CM, Goldstein MC. Hemoglobin concentration of pastoral nomads permanently resident at 4,850–5,450 meters in Tibet. *Am J Phys Anthropol* 1987; **73:** 433–438.

370. Cresanta JL, Croft JB, Webber LS et al. Racial difference in hemoglobin concentration of young adults. *Prev Med* 1987; **16:** 659–669.

371. Meyers LD, Habicht JP, Johnson CL. Components of the difference in hemoglobin concentrations in blood between black and white women in the United States. *Am J Epidemiol* 1979; **109:** 539–549.

372. Pan WH, Habicht JP. The non-iron-deficiency-related difference in hemoglobin concentration distribution between blacks and whites and between men and women. *Am J Epidemiol* 1991; **134:** 1410–1416.

373. Centers for Disease Control and Prevention. CDC criteria for anemia in children and childbearing-aged women. *MMWR Morb Mortal Wkly Rep*

1989; **38:** 400–404.

374. Levin A, Djurdjev O, Thompson C et al. Canadian randomized trial of hemoglobin maintenance to prevent or delay left ventricular mass growth in patients with CKD. Am J Kidney Dis 2005; **46:** 799–811.

375. Pfeffer MA, Burdmann EA, Chen CY et al. A trial of darbepoetin alfa in type 2 diabetes and chronic kidney disease. N Engl J Med 2009; **361:** 2019–2032.

376. Roger SD, McMahon LP, Clarkson A et al. Effects of early and late intervention with epoetin alpha on left ventricular mass among patients with chronic kidney disease (stage 3 or 4): results of a randomized clinical trial. J Am Soc Nephrol 2004; **15:** 148–156.

377. Moranne O, Froissart M, Rossert J et al. Timing of onset of CKD-related metabolic complications. J Am Soc Nephrol 2009; **20:** 164–171.

378. Vassalotti JA, Uribarri J, Chen SC et al. Trends in mineral metabolism: Kidney Early Evaluation Program (KEEP) and the National Health and Nutrition Examination Survey (NHANES) 1999–2004. Am J Kidney Dis 2008; **51:** S56–68.

379. Stevens LA, Djurdjev O, Cardew S et al. Calcium, phosphate, and parathyroid hormone levels in combination and as a function of dialysis duration predict mortality: evidence for the complexity of the association between mineral metabolism and outcomes. J Am Soc Nephrol 2004; **15:** 770–779.

380. Gutierrez OM, Isakova T, Andress DL et al. Prevalence and severity of disordered mineral metabolism in Blacks with chronic kidney disease. Kidney Int 2008; **73:** 956–962.

381. Gutierrez OM, Farwell WR, Kermah D et al. Racial differences in the relationship between vitamin D, bone mineral density, and parathyroid hormone in the National Health and Nutrition Examination Survey. Osteoporos Int 2011; **22:** 1745–1753.

382. National Kidney Foundation. KDOQI clinical practice guideline for nutrition in children with CKD: 2008 update. Am J Kidney Dis 2009; **53:** S1–124.

383. Nickolas TL, Leonard MB, Shane E. Chronic kidney disease and bone fracture: a growing concern. Kidney Int 2008; **74:** 721–731.

384. Bacchetta J, Boutroy S, Vilayphiou N et al. Early impairment of trabecular microarchitecture assessed with HR-pQCT in patients with stage II-IV chronic kidney disease. J Bone Miner Res 2010; **25:** 849–857.

385. Nickolas TL, Stein E, Cohen A et al. Bone mass and microarchitecture in CKD patients with fracture. J Am Soc Nephrol 2010; **21:** 1371–1380.

386. Nickolas TL, Cremers S, Zhang A et al. Discriminants of prevalent fractures in chronic kidney disease. J Am Soc Nephrol 2011; **22:** 1560–1572.

387. Palmer SC, Hayen A, Macaskill P et al. Serum levels of phosphorus, parathyroid hormone, and calcium and risks of death and cardiovascular disease in individuals with chronic kidney disease: a systematic review and meta-analysis. JAMA 2011; **305:** 1119–1127.

388. Adeney KL, Siscovick DS, Ix JH et al. Association of serum phosphate with vascular and valvular calcification in moderate CKD. J Am Soc Nephrol 2009; **20:** 381–387.

389. Moe SM, Zidehsarai MP, Chambers MA et al. Vegetarian compared with meat dietary protein source and phosphorus homeostasis in chronic kidney disease. Clin J Am Soc Nephrol 2011; **6:** 257–264.

390. Sigrist MK, Chiarelli G, Lim L et al. Early initiation of phosphate lowering dietary therapy in non-dialysis chronic kidney disease: a critical review. J Ren Care 2009; **35** (Suppl 1): 71–78.

391. Lynch KE, Lynch R, Curhan GC et al. Prescribed dietary phosphate

restriction and survival among hemodialysis patients. *Clin J Am Soc Nephrol* 2011; **6**: 620–629.

392. Navaneethan SD, Palmer SC, Vecchio M *et al*. Phosphate binders for preventing and treating bone disease in chronic kidney disease patients. *Cochrane Database Syst Rev* 2011: CD006023.

393. Mehrotra R, Kermah D, Budoff M *et al*. Hypovitaminosis D in chronic kidney disease. *Clin J Am Soc Nephrol* 2008; **3**: 1144–1151.

394. Navaneethan SD, Schold JD, Arrigain S *et al*. Low 25-hydroxyvitamin D levels and mortality in non-dialysis-dependent CKD. *Am J Kidney Dis* 2011; **58**: 536–543.

395. Kandula P, Dobre M, Schold JD *et al*. Vitamin D supplementation in chronic kidney disease: a systematic review and meta-analysis of observational studies and randomized controlled trials. *Clin J Am Soc Nephrol* 2011; **6**: 50–62.

396. Palmer SC, McGregor DO, Craig JC *et al*. Vitamin D compounds for people with chronic kidney disease not requiring dialysis. *Cochrane Database Syst Rev* 2009: CD008175.

397. Miller PD. The kidney and bisphosphonates. *Bone* 2011; **49**: 77–81.

398. Torregrosa JV, Ramos AM. [Use of bisphosphonates in chronic kidney disease]. *Nefrologia* 2010; **30**: 288–296.

399. Bhan I, Dubey A, Wolf M. Diagnosis and management of mineral metabolism in CKD. *J Gen Intern Med* 2010; **25**: 710–716.

400. Courtney AE, Leonard N, McCloskey MC *et al*. Bisphosphonate prescribing in chronic kidney disease. *J R Coll Physicians Edinb* 2009; **39**: 4–9.

401. Ayus JC, Krothapalli RK. Effect of bicarbonate administration on cardiac function. *Am J Med* 1989; **87**: 5–6.

402. Bailey JL, Wang X, England BK *et al*. The acidosis of chronic renal failure activates muscle proteolysis in rats by augmenting transcription of genes encoding proteins of the ATP-dependent ubiquitin-proteasome pathway. *J Clin Invest* 1996; **97**: 1447–1453.

403. Domrongkitchaiporn S, Pongskul C, Sirikulchayanonta V *et al*. Bone histology and bone mineral density after correction of acidosis in distal renal tubular acidosis. *Kidney Int* 2002; **62**: 2160–2166.

404. Kovesdy CP, Anderson JE, Kalantar-Zadeh K. Association of serum bicarbonate levels with mortality in patients with non-dialysis-dependent CKD. *Nephrol Dial Transplant* 2009; **24**: 1232–1237.

405. Mak RH. Effect of metabolic acidosis on insulin action and secretion in uremia. *Kidney Int* 1998; **54**: 603–607.

406. Menon V, Tighiouart H, Vaughn NS *et al*. Serum bicarbonate and long-term outcomes in CKD. *Am J Kidney Dis* 2010; **56**: 907–914.

407. Mitch WE, Price SR. Mechanisms activated by kidney disease and the loss of muscle mass. *Am J Kidney Dis* 2001; **38**: 1337–1342.

408. Navaneethan SD, Schold JD, Arrigain S *et al*. Serum bicarbonate and mortality in stage 3 and stage 4 chronic kidney disease. *Clin J Am Soc Nephrol* 2011; **6**: 2395–2402.

409. Raphael KL, Wei G, Baird BC *et al*. Higher serum bicarbonate levels within the normal range are associated with better survival and renal outcomes in African Americans. *Kidney Int* 2011; **79**: 356–362.

410. Shah SN, Abramowitz M, Hostetter TH *et al*. Serum bicarbonate levels and the progression of kidney disease: a cohort study. *Am J Kidney Dis* 2009; **54**: 270–277.

411. Bright R. *Reports of Medical Cases, Selected with a View of Illustrating the Symptoms and Cure of Diseases by a Reference to Morbid Anatomy, Volume 1*. London: Brown & Green. 1827.

412. Osman AA. The value of alkalis in the treatment of chronic nephritis. *Lancet* 1930; **2**: 945–959.

423

413. Lyon DM, Dunlop DM, Stewart CP. The alkaline treatment of chronic nephritis. *Lancet* 1931; **2**: 1009–1013.

414. Rustom R, Grime JS, Costigan M *et al*. Oral sodium bicarbonate reduces proximal renal tubular peptide catabolism, ammoniogenesis, and tubular damage in renal patients. *Ren Fail* 1998; **20**: 371–382.

415. Mathur RP, Dash SC, Gupta N *et al*. Effects of correction of metabolic acidosis on blood urea and bone metabolism in patients with mild to moderate chronic kidney disease: a prospective randomized single blind controlled trial. *Ren Fail* 2006; **28**: 1–5.

416. de Brito-Ashurst I, Varagunam M, Raftery MJ *et al*. Bicarbonate supplementation slows progression of CKD and improves nutritional status. *J Am Soc Nephrol* 2009; **20**: 2075–2084.

417. Phisitkul S, Khanna A, Simoni J *et al*. Amelioration of metabolic acidosis in patients with low GFR reduced kidney endothelin production and kidney injury, and better preserved GFR. *Kidney Int* 2010; **77**: 617–623.

418. Husted FC, Nolph KD, Maher JF. NaHCO3 and NaCl tolerance in chronic renal failure. *J Clin Invest* 1975; **56**: 414–419.

419. Husted FC, Nolph KD. NaHCO3 and NaCl tolerance in chronic renal failure II. *Clin Nephrol* 1977; **7**: 21–25.

420. Hallan SI, Dahl K, Oien CM *et al*. Screening strategies for chronic kidney disease in the general population: follow-up of cross sectional health survey. *BMJ* 2006; **333**: 1047.

421. McCullough PA, Li S, Jurkovitz CT *et al*. Chronic kidney disease, prevalence of premature cardiovascular disease, and relationship to short-term mortality. *Am Heart J* 2008; **156**: 277–283.

422. Anavekar NS, McMurray JJ, Velazquez EJ *et al*. Relation between renal dysfunction and cardiovascular outcomes after myocardial infarction. *N Engl J Med* 2004; **351**: 1285–1295.

423. Shlipak MG, Heidenreich PA, Noguchi H *et al*. Association of renal insufficiency with treatment and outcomes after myocardial infarction in elderly patients. *Ann Intern Med* 2002; **137**: 555–562.

424. Wright RS, Reeder GS, Herzog CA *et al*. Acute myocardial infarction and renal dysfunction: a high-risk combination. *Ann Intern Med* 2002; **137**: 563–570.

425. Sarnak MJ. Cardiovascular complications in chronic kidney disease. *Am J Kidney Dis* 2003; **41**: 11–17.

426. Hemmelgarn BR, Manns BJ, Lloyd A *et al*. Relation between kidney function, proteinuria, and adverse outcomes. *JAMA* 2010; **303**: 423–429.

427. Klausen K, Borch-Johnsen K, Feldt-Rasmussen B *et al*. Very low levels of microalbuminuria are associated with increased risk of coronary heart disease and death independently of renal function, hypertension, and diabetes. *Circulation* 2004; **110**: 32–35.

428. Gerstein HC, Mann JF, Yi Q *et al*. Albuminuria and risk of cardiovascular events, death, and heart failure in diabetic and nondiabetic individuals. *JAMA* 2001; **286**: 421–426.

429. Hallan S, Astor B, Romundstad S *et al*. Association of kidney function and albuminuria with cardiovascular mortality in older vs younger individuals: The HUNT II Study. *Arch Intern Med* 2007; **167**: 2490–2496.

430. Ibsen H, Wachtell K, Olsen MH *et al*. Albuminuria and cardiovascular risk in hypertensive patients with left ventricular hypertrophy: the LIFE Study. *Kidney Int Suppl* 2004; **92**: S56–58.

431. Menon V, Shlipak MG, Wang X *et al*. Cystatin C as a risk factor for outcomes in chronic kidney disease. *Ann Intern Med* 2007; **147**: 19–27.

432. Peralta CA, Katz R, Sarnak MJ *et al*. Cystatin C identifies chronic kidney disease patients at higher risk for complications. *J Am Soc Nephrol* 2011; **22**: 147–155.

433. Phrommintikul A, Haas SJ, Elsik M *et al*. Mortality and target

haemoglobin concentrations in anaemic patients with chronic kidney disease treated with erythropoietin: a meta-analysis. *Lancet* 2007; **369:** 381–388.

434. Strippoli GF, Tognoni G, Navaneethan SD et al. Haemoglobin targets: we were wrong, time to move on. *Lancet* 2007; **369:** 346–350.

435. Eckardt KU, Scherhag A, Macdougall IC et al. Left ventricular geometry predicts cardiovascular outcomes associated with anemia correction in CKD. *J Am Soc Nephrol* 2009; **20:** 2651–2660.

436. Kestenbaum B, Sampson JN, Rudser KD et al. Serum phosphate levels and mortality risk among people with chronic kidney disease. *J Am Soc Nephrol* 2005; **16:** 520–528.

437. Groothoff JW, Gruppen MP, Offringa M et al. Mortality and causes of death of end-stage renal disease in children: a Dutch cohort study. *Kidney Int* 2002; **61:** 621–629.

438. McDonald SP, Craig JC. Long-term survival of children with end-stage renal disease. *N Engl J Med* 2004; **350:** 2654–2662.

439. Oh J, Wunsch R, Turzer M et al. Advanced coronary and carotid arteriopathy in young adults with childhood-onset chronic renal failure. *Circulation* 2002; **106:** 100–105.

440. Parekh RS, Carroll CE, Wolfe RA et al. Cardiovascular mortality in children and young adults with end-stage kidney disease. *J Pediatr* 2002; **141:** 191–197.

441. Kavey RE, Allada V, Daniels SR et al. Cardiovascular risk reduction in high-risk pediatric patients: a scientific statement from the American Heart Association Expert Panel on Population and Prevention Science; the Councils on Cardiovascular Disease in the Young, Epidemiology and Prevention, Nutrition, Physical Activity and Metabolism, High Blood Pressure Research, Cardiovascular Nursing, and the Kidney in Heart Disease; and the Interdisciplinary Working Group on Quality of Care and Outcomes Research: endorsed by the American Academy of Pediatrics. *Circulation* 2006; **114:** 2710–2738.

442. Wilson AC, Schneider MF, Cox C et al. Prevalence and correlates of multiple cardiovascular risk factors in children with chronic kidney disease. *Clin J Am Soc Nephrol* 2011; **6:** 2759–2765.

443. Litwin M, Wuhl E, Jourdan C et al. Altered morphologic properties of large arteries in children with chronic renal failure and after renal transplantation. *J Am Soc Nephrol* 2005; **16:** 1494–1500.

444. Mitsnefes MM, Kimball TR, Kartal J et al. Cardiac and vascular adaptation in pediatric patients with chronic kidney disease: role of calcium-phosphorus metabolism. *J Am Soc Nephrol* 2005; **16:** 2796–2803.

445. Mitsnefes MM. Cardiovascular disease in children with chronic kidney disease. *J Am Soc Nephrol* 2012; **23:** 578–585.

446. Shroff R, Weaver DJ, Jr., Mitsnefes MM. Cardiovascular complications in children with chronic kidney disease. *Nat Rev Nephrol* 2011; **7:** 642–649.

447. Halimi JM, Giraudeau B, Vol S et al. Effects of current smoking and smoking discontinuation on renal function and proteinuria in the general population. *Kidney Int* 2000; **58:** 1285–1292.

448. Boyce ML, Robergs RA, Avasthi PS et al. Exercise training by individuals with predialysis renal failure: cardiorespiratory endurance, hypertension, and renal function. *Am J Kidney Dis* 1997; **30:** 180–192.

449. Baigent C, Landray MJ, Reith C et al. The effects of lowering LDL cholesterol with simvastatin plus ezetimibe in patients with chronic kidney disease (Study of Heart and Renal Protection): a randomised placebo-controlled trial. *Lancet* 2011; **377:** 2181–2192.

450. Jardine MJ, Ninomiya T, Perkovic V et al. Aspirin is beneficial in hypertensive patients with chronic kidney disease: a post-hoc subgroup analysis of a randomized controlled trial. *J Am Coll Cardiol* 2010; **56:**

956–965.

451. Angiolillo DJ, Bernardo E, Capodanno D et al. Impact of chronic kidney disease on platelet function profiles in diabetes mellitus patients with coronary artery disease taking dual antiplatelet therapy. J Am Coll Cardiol 2010; **55:** 1139–1146.

452. Best PJ, Steinhubl SR, Berger PB et al. The efficacy and safety of short- and long-term dual antiplatelet therapy in patients with mild or moderate chronic kidney disease: results from the Clopidogrel for the Reduction of Events During Observation (CREDO) trial. Am Heart J 2008; **155:** 687–693.

453. Graham I, Atar D, Borch-Johnsen K et al. European guidelines on cardiovascular disease prevention in clinical practice: executive sum- mary. Fourth Joint Task Force of the European Society of Cardiology and other societies on cardiovascular disease prevention in clinical practice (constituted by representatives of nine societies and by invited experts). Eur J Cardiovasc Prev Rehabil 2007; **14** (Suppl 2): E1–40.

454. Hippisley-Cox J, Coupland C, Vinogradova Y et al. Predicting cardiovas- cular risk in England and Wales: prospective derivation and validation of QRISK2. BMJ 2008; **336:** 1475–1482.

455. Joint British Societies. JBS 2: Joint British Societies' guidelines on prevention of cardiovascular disease in clinical practice. Heart 2005; **91** (Suppl 5): v1–52.

456. Wu Y, Liu X, Li X et al. Estimation of 10-year risk of fatal and nonfatal ischemic cardiovascular diseases in Chinese adults. Circulation 2006; **114:** 2217–2225.

457. Liau SY, Izham MI, Hassali MA et al. A literature review of the cardiovascular risk-assessment tools: applicability among Asian popula- tion. Heart Asia 2010; **2:** 15–18.

458. Nakayama M, Sato T, Sato H et al. Different clinical outcomes for cardiovascular events and mortality in chronic kidney disease according to underlying renal disease: the Gonryo study. Clin Exp Nephrol 2010; **14:** 333–339.

459. Irie F, Iso H, Sairenchi T et al. The relationships of proteinuria, serum creatinine, glomerular filtration rate with cardiovascular disease morta- lity in Japanese general population. Kidney Int 2006; **69:** 1264–1271.

460. Yang JG, Li J, Lu C et al. Chronic kidney disease, all-cause mortality and cardiovascular mortality among Chinese patients with established cardiovascular disease. J Atheroscler Thromb 2010; **17:** 395–401.

461. Zhang L, Zuo L, Wang F et al. Cardiovascular disease in early stages of chronic kidney disease in a Chinese population. J Am Soc Nephrol 2006; **17:** 2617–2621.

462. Banerjee D, Chitalia N, Raja R et al. Metabolic syndrome in chronic kidney disease and renal transplant patients in North India. Int Urol Nephrol 2012; **44:** 937–943.

463. Di Angelantonio E, Chowdhury R, Sarwar N et al. Chronic kidney disease and risk of major cardiovascular disease and non-vascular mortality: prospective population based cohort study. BMJ 2010; **341:** c4986.

464. Parikh NI, Hwang SJ, Larson MG et al. Chronic kidney disease as a predictor of cardiovascular disease (from the Framingham Heart Study). Am J Cardiol 2008; **102:** 47–53.

465. Eiland LS, Luttrell PK. Use of statins for dyslipidemia in the pediatric population. J Pediatr Pharmacol Ther 2010; **15:** 160–172.

466. McAlister FA, Ezekowitz J, Tonelli M et al. Renal insufficiency and heart failure: prognostic and therapeutic implications from a prospective cohort study. Circulation 2004; **109:** 1004–1009.

467. Smith GL, Lichtman JH, Bracken MB et al. Renal impairment and outcomes in heart failure: systematic review and meta-analysis. J Am Coll

Cardiol 2006; **47:** 1987–1996.

468. Hillege HL, Nitsch D, Pfeffer MA *et al.* Renal function as a predictor of outcome in a broad spectrum of patients with heart failure. *Circulation* 2006; **113:** 671–678.

469. Shlipak MG, Smith GL, Rathore SS *et al.* Renal function, digoxin therapy, and heart failure outcomes: evidence from the digoxin intervention group trial. *J Am Soc Nephrol* 2004; **15:** 2195–2203.

470. Smith GL, Shlipak MG, Havranek EP *et al.* Race and renal impairment in heart failure: mortality in blacks versus whites. *Circulation* 2005; **111:** 1270–1277.

471. Anand IS, Bishu K, Rector TS *et al.* Proteinuria, chronic kidney disease, and the effect of an angiotensin receptor blocker in addition to an angiotensin-converting enzyme inhibitor in patients with moderate to severe heart failure. *Circulation* 2009; **120:** 1577–1584.

472. Ezekowitz J, McAlister FA, Humphries KH *et al.* The association among renal insufficiency, pharmacotherapy, and outcomes in 6,427 patients with heart failure and coronary artery disease. *J Am Coll Cardiol* 2004; **44:** 1587–1592.

473. Gottlieb SS, Abraham W, Butler J *et al.* The prognostic importance of different definitions of worsening renal function in congestive heart failure. *J Card Fail* 2002; **8:** 136–141.

474. Middleton RJ, Parfrey PS, Foley RN. Left ventricular hypertrophy in the renal patient. *J Am Soc Nephrol* 2001; **12:** 1079–1084.

475. Levin A, Singer J, Thompson CR *et al.* Prevalent left ventricular hypertrophy in the predialysis population: identifying opportunities for intervention. *Am J Kidney Dis* 1996; **27:** 347–354.

476. Ha SK, Park HS, Kim SJ *et al.* Prevalence and patterns of left ventricular hypertrophy in patients with predialysis chronic renal failure. *J Korean Med Sci* 1998; **13:** 488–494.

477. Parfrey PS, Foley RN, Harnett JD *et al.* Outcome and risk factors for left ventricular disorders in chronic uraemia. *Nephrol Dial Transplant* 1996; **11:** 1277–1285.

478. Cerasola G, Nardi E, Palermo A *et al.* Epidemiology and pathophysiology of left ventricular abnormalities in chronic kidney disease: a review. *J Nephrol* 2011; **24:** 1–10.

479. Ahmed A, Rich MW, Sanders PW *et al.* Chronic kidney disease associated mortality in diastolic versus systolic heart failure: a propensity matched study. *Am J Cardiol* 2007; **99:** 393–398.

480. Lazzeri C, Valente S, Tarquini R *et al.* Cardiorenal syndrome caused by heart failure with preserved ejection fraction. *Int J Nephrol* 2011; 634903.

481. Levin A, Thompson CR, Ethier J *et al.* Left ventricular mass index increase in early renal disease: impact of decline in hemoglobin. *Am J Kidney Dis* 1999; **34:** 125–134.

482. Go AS, Yang J, Ackerson LM *et al.* Hemoglobin level, chronic kidney disease, and the risks of death and hospitalization in adults with chronic heart failure: the Anemia in Chronic Heart Failure: Outcomes and Resource Utilization (ANCHOR) Study. *Circulation* 2006; **113:** 2713–2723.

483. Shlipak MG, Katz R, Kestenbaum B *et al.* Clinical and subclinical cardiovascular disease and kidney function decline in the elderly. *Atherosclerosis* 2009; **204:** 298–303.

484. Balamuthusamy S, Srinivasan L, Verma M *et al.* Renin angiotensin system blockade and cardiovascular outcomes in patients with chronic kidney disease and proteinuria: a meta-analysis. *Am Heart J* 2008; **155:** 791–805.

485. Lewis EJ, Hunsicker LG, Clarke WR *et al.* Renoprotective effect of the angiotensin-receptor antagonist irbesartan in patients with nephropathy due to type 2 diabetes. *N Engl J Med* 2001; **345:** 851–860.

486. Erdmann E, Lechat P, Verkenne P *et al.* Results from post-hoc analyses of

the CIBIS II trial: effect of bisoprolol in high-risk patient groups with chronic heart failure. *Eur J Heart Fail* 2001; **3**: 469–479.

487. Wali RK, Iyengar M, Beck GJ et al. Efficacy and safety of carvedilol in treatment of heart failure with chronic kidney disease: a meta-analysis of randomized trials. *Circ Heart Fail* 2011; **4**: 18–26.

488. Pitt B, Zannad F, Remme WJ et al. The effect of spironolactone on morbidity and mortality in patients with severe heart failure. Randomized Aldactone Evaluation Study Investigators. *N Engl J Med* 1999; **341**: 709–717.

489. Juurlink DN, Mamdani MM, Lee DS et al. Rates of hyperkalemia after publication of the Randomized Aldactone Evaluation Study. *N Engl J Med* 2004; **351**: 543–551.

490. Abdel-Qadir HM, Chugh S, Lee DS. Improving prognosis estimation in patients with heart failure and the cardiorenal syndrome. *Int J Nephrol* 2011; 351672.

491. Levin ER, Gardner DG, Samson WK. Natriuretic peptides. *N Engl J Med* 1998; **339**: 321–328.

492. Wiley CL, Switzer SP, Berg RL et al. Association of B-type natriuretic Peptide levels with estimated glomerular filtration rate and congestive heart failure. *Clin Med Res* 2010; **8**: 7–12.

493. Madsen LH, Ladefoged S, Corell P et al. N-terminal pro brain natriuretic peptide predicts mortality in patients with end-stage renal disease in hemodialysis. *Kidney Int* 2007; **71**: 548–554.

494. Gustafsson F, Steensgaard-Hansen F, Badskjaer J et al. Diagnostic and prognostic performance of N-terminal ProBNP in primary care patients with suspected heart failure. *J Card Fail* 2005; **11**: S15–20.

495. McCullough PA, Omland T, Maisel AS. B-type natriuretic peptides: a diagnostic breakthrough for clinicians. *Rev Cardiovasc Med* 2003; **4**: 72–80.

496. Maisel A, Mehra MR. Understanding B-type natriuretic peptide and its role in diagnosing and monitoring congestive heart failure. *Clin Cornerstone* 2005; **7** (Suppl 1): S7–17.

497. Wright SP, Doughty RN, Pearl A et al. Plasma amino-terminal pro-brain natriuretic peptide and accuracy of heart-failure diagnosis in primary care: a randomized, controlled trial. *J Am Coll Cardiol* 2003; **42**: 1793–1800.

498. Yamamoto K, Burnett JC, Jr., Jougasaki M et al. Superiority of brain natriuretic peptide as a hormonal marker of ventricular systolic and diastolic dysfunction and ventricular hypertrophy. *Hypertension* 1996; **28**: 988–994.

499. Burnett JC, Jr., Kao PC, Hu DC et al. Atrial natriuretic peptide elevation in congestive heart failure in the human. *Science* 1986; **231**: 1145–1147.

500. Mueller C, Laule-Kilian K, Scholer A et al. B-type natriuretic peptide for acute dyspnea in patients with kidney disease: insights from a randomized comparison. *Kidney Int* 2005; **67**: 278–284.

501. Vickery S, Price CP, John RI et al. B-type natriuretic peptide (BNP) and amino-terminal proBNP in patients with CKD: relationship to renal function and left ventricular hypertrophy. *Am J Kidney Dis* 2005; **46**: 610–620.

502. Ishibe S, Peixoto AJ. Methods of assessment of volume status and intercompartmental fluid shifts in hemodialysis patients: implications in clinical practice. *Semin Dial* 2004; **17**: 37–43.

503. Takahashi M, Nagake Y, Ichikawa H et al. Plasma concentrations of natriuretic peptides in patients on hemodialysis. *Res Commun Mol Pathol Pharmacol* 1996; **92**: 19–30.

504. Tagore R, Ling LH, Yang H et al. Natriuretic peptides in chronic kidney disease. *Clin J Am Soc Nephrol* 2008; **3**: 1644–1651.

505. Takami Y, Horio T, Iwashima Y et al. Diagnostic and prognostic value of plasma brain natriuretic peptide in non-dialysis-dependent CRF. Am J Kidney Dis 2004; **44:** 420–428.

506. Zoccali C, Mallamaci F, Benedetto FA et al. Cardiac natriuretic peptides are related to left ventricular mass and function and predict mortality in dialysis patients. J Am Soc Nephrol 2001; **12:** 1508–1515.

507. Suresh M, Farrington K. Natriuretic peptides and the dialysis patient. Semin Dial 2005; **18:** 409–419.

508. Kistorp C, Raymond I, Pedersen F et al. N-terminal pro-brain natriuretic peptide, C-reactive protein, and urinary albumin levels as predictors of mortality and cardiovascular events in older adults. JAMA 2005; **293:** 1609–1616.

509. Bettencourt P, Azevedo A, Pimenta J et al. N-terminal-pro-brain natriuretic peptide predicts outcome after hospital discharge in heart failure patients. Circulation 2004; **110:** 2168–2174.

510. Gardner RS, Ozalp F, Murday AJ et al. N-terminal pro-brain natriuretic peptide. A new gold standard in predicting mortality in patients with advanced heart failure. Eur Heart J 2003; **24:** 1735–1743.

511. Kragelund CB, Gronning BA, Kober L et al. [Prognostic value of N-terminal pro-BNP-type natriuretic peptide in patients with stable coronary heart disease–secondary publication]. Ugeskr Laeger 2006; **168:** 697–700.

512. Omland T, Persson A, Ng L et al. N-terminal pro-B-type natriuretic peptide and long-term mortality in acute coronary syndromes. Circulation 2002; **106:** 2913–2918.

513. Olsen MH, Wachtell K, Tuxen C et al. N-terminal pro-brain natriuretic peptide predicts cardiovascular events in patients with hypertension and left ventricular hypertrophy: a LIFE study. J Hypertens 2004; **22:** 1597–1604.

514. Koch A, Singer H. Normal values of B type natriuretic peptide in infants, children, and adolescents. Heart 2003; **89:** 875–878.

515. Auerbach SR, Richmond ME, Lamour JM et al. BNP levels predict outcome in pediatric heart failure patients: post hoc analysis of the Pediatric Carvedilol Trial. Circ Heart Fail 2010; **3:** 606–611.

516. Barret BJ, Culleton B. Reducing the burden of cardiovascular disease in patients on dialysis. Dial Transplant 2002; **31:** 155–163.

517. Beciani M, Tedesco A, Violante A et al. Cardiac troponin I (2nd generation assay) in chronic haemodialysis patients: prevalence and prognostic value. Nephrol Dial Transplant 2003; **18:** 942–946.

518. Apple FS, Wu AH. Myocardial infarction redefined: role of cardiac troponin testing. Clin Chem 2001; **47:** 377–379.

519. McLaurin MD, Apple FS, Voss EM et al. Cardiac troponin I, cardiac troponin T, and creatine kinase MB in dialysis patients without ischemic heart disease: evidence of cardiac troponin T expression in skeletal muscle. Clin Chem 1997; **43:** 976–982.

520. Musso P, Cox I, Vidano E et al. Cardiac troponin elevations in chronic renal failure: prevalence and clinical significance. Clin Biochem 1999; **32:** 125–130.

521. Alpert JS, Thygesen K, Antman E et al. Myocardial infarction redefined–a consensus document of The Joint European Society of Cardiology/American College of Cardiology Committee for the redefinition of myocardial infarction. J Am Coll Cardiol 2000; **36:** 959–969.

522. Collinson PO, Boa FG, Gaze DC. Measurement of cardiac troponins. Ann Clin Biochem 2001; **38:** 423–449.

523. Lindahl B, Venge P, Wallentin L. Troponin T identifies patients with unstable coronary artery disease who benefit from long-term anti-thrombotic protection. Fragmin in Unstable Coronary Artery Disease

(FRISC) Study Group. *J Am Coll Cardiol* 1997; **29:** 43–48.

524. Rabbani LE. Acute coronary syndromes–beyond myocyte necrosis. *N Engl J Med* 2001; **345:** 1057–1059.

525. Tun A, Khan IA, Win MT *et al.* Specificity of cardiac troponin I and creatine kinase-MB isoenzyme in asymptomatic long-term hemodialysis patients and effect of hemodialysis on these cardiac markers. *Cardiology* 1998; **90:** 280–285.

526. Wood GN, Keevil B, Gupta J *et al.* Serum troponin T measurement in patients with chronic renal impairment predicts survival and vascular disease: a 2 year prospective study. *Nephrol Dial Transplant* 2003; **18:** 1610–1615.

527. Abbas NA, John RI, Webb MC *et al.* Cardiac troponins and renal function in nondialysis patients with chronic kidney disease. *Clin Chem* 2005; **51:** 2059–2066.

528. Kinnunen P, Vuolteenaho O, Ruskoaho H. Mechanisms of atrial and brain natriuretic peptide release from rat ventricular myocardium: effect of stretching. *Endocrinology* 1993; **132:** 1961–1970.

529. deFilippi C, Wasserman S, Rosanio S *et al.* Cardiac troponin T and C-reactive protein for predicting prognosis, coronary atherosclerosis, and cardiomyopathy in patients undergoing long-term hemodialysis. *JAMA* 2003; **290:** 353–359.

530. Hayashi T, Obi Y, Kimura T *et al.* Cardiac troponin T predicts occult coronary artery stenosis in patients with chronic kidney disease at the start of renal replacement therapy. *Nephrol Dial Transplant* 2008; **23:** 2936–2942.

531. Roongsritong C, Warraich I, Bradley C. Common causes of troponin elevations in the absence of acute myocardial infarction: incidence and clinical significance. *Chest* 2004; **125:** 1877–1884.

532. Apple FS, Murakami MM, Pearce LA *et al.* Multi-biomarker risk stratification of N-terminal pro-B-type natriuretic peptide, high-sensitivity C-reactive protein, and cardiac troponin T and I in end-stage renal disease for all-cause death. *Clin Chem* 2004; **50:** 2279–2285.

533. De Zoysa JR. Cardiac troponins and renal disease. *Nephrology (Carlton)* 2004; **9:** 83–88.

534. Deegan PB, Lafferty ME, Blumsohn A *et al.* Prognostic value of troponin T in hemodialysis patients is independent of comorbidity. *Kidney Int* 2001; **60:** 2399–2405.

535. Dierkes J, Domrose U, Westphal S *et al.* Cardiac troponin T predicts mortality in patients with end-stage renal disease. *Circulation* 2000; **102:** 1964–1969.

536. Fehr T, Knoflach A, Ammann P *et al.* Differential use of cardiac troponin T versus I in hemodialysis patients. *Clin Nephrol* 2003; **59:** 35–39.

537. Francis GS, Tang WH. Cardiac troponins in renal insufficiency and other non-ischemic cardiac conditions. *Prog Cardiovasc Dis* 2004; **47:** 196–206.

538. Freda BJ, Tang WH, Van Lente F *et al.* Cardiac troponins in renal insufficiency: review and clinical implications. *J Am Coll Cardiol* 2002; **40:** 2065–2071.

539. Iliou MC, Fumeron C, Benoit MO *et al.* Factors associated with increased serum levels of cardiac troponins T and I in chronic haemodialysis patients: Chronic Haemodialysis And New Cardiac Markers Evaluation (CHANCE) study. *Nephrol Dial Transplant* 2001; **16:** 1452–1458.

540. Lamb EJ, Webb MC, Abbas NA. The significance of serum troponin T in patients with kidney disease: a review of the literature. *Ann Clin Biochem* 2004; **41:** 1–9.

541. Lowbeer C, Ottosson-Seeberger A, Gustafsson SA *et al.* Increased cardiac troponin T and endothelin-1 concentrations in dialysis patients may indicate heart disease. *Nephrol Dial Transplant* 1999; **14:** 1948–1955.

542. Mallamaci F, Zoccali C, Parlongo S *et al.* Troponin is related to left

ventricular mass and predicts all-cause and cardiovascular mortality in hemodialysis patients. *Am J Kidney Dis* 2002; **40:** 68–75.

543. Needham DM, Shufelt KA, Tomlinson G *et al.* Troponin I and T levels in renal failure patients without acute coronary syndrome: a systematic review of the literature. *Can J Cardiol* 2004; **20:** 1212–1218.

544. Ooi DS, Zimmerman D, Graham J *et al.* Cardiac troponin T predicts long-term outcomes in hemodialysis patients. *Clin Chem* 2001; **47:** 412–417.

545. Roberts MA, Fernando D, Macmillan N *et al.* Single and serial measurements of cardiac troponin I in asymptomatic patients on chronic hemodialysis. *Clin Nephrol* 2004; **61:** 40–46.

546. Collinson PO, Hadcocks L, Foo Y *et al.* Cardiac troponins in patients with renal dysfunction. *Ann Clin Biochem* 1998; **35** (Pt 3): 380–386.

547. Roppolo LP, Fitzgerald R, Dillow J *et al.* A comparison of troponin T and troponin I as predictors of cardiac events in patients undergoing chronic dialysis at a Veteran's Hospital: a pilot study. *J Am Coll Cardiol* 1999; **34:** 448–454.

548. de Lemos JA, Drazner MH, Omland T *et al.* Association of troponin T detected with a highly sensitive assay and cardiac structure and mortality risk in the general population. *JAMA* 2010; **304:** 2503–2512.

549. Haller C, Zehelein J, Remppis A *et al.* Cardiac troponin T in patients with end-stage renal disease: absence of expression in truncal skeletal muscle. *Clin Chem* 1998; **44:** 930–938.

550. Abaci A, Ekici E, Oguzhan A *et al.* Cardiac troponins T and I in patients with end-stage renal disease: the relation with left ventricular mass and their prognostic value. *Clin Cardiol* 2004; **27:** 704–709.

551. Ooi DS, House AA. Cardiac troponin T in hemodialyzed patients. *Clin Chem* 1998; **44:** 1410–1416.

552. Parfrey PS, Foley RN. The clinical epidemiology of cardiac disease in chronic renal failure. *J Am Soc Nephrol* 1999; **10:** 1606–1615.

553. Roberts MA, Hedley AJ, Ierino FL. Understanding cardiac biomarkers in end-stage kidney disease: Frequently asked questions and the promise of clinical application. *Nephrology (Carlton)* 2011; **16:** 251–260.

554. Hirsch R, Landt Y, Porter S *et al.* Cardiac troponin I in pediatrics: normal values and potential use in the assessment of cardiac injury. *J Pediatr* 1997; **130:** 872–877.

555. Liesemer K, Casper TC, Korgenski K *et al.* Use and misuse of serum troponin assays in pediatric practice. *Am J Cardiol* 2012; **110:** 284–289.

556. Lentine KL, Hurst FP, Jindal RM *et al.* Cardiovascular risk assessment among potential kidney transplant candidates: approaches and controversies. *Am J Kidney Dis* 2010; **55:** 152–167.

557. McIntyre CW, Odudu A, Eldehni MT. Cardiac assessment in chronic kidney disease. *Curr Opin Nephrol Hypertens* 2009; **18:** 501–506.

558. Bennett WM, Kloster F, Rosch J *et al.* Natural history of asymptomatic coronary arteriographic lesions in diabetic patients with end-stage renal disease. *Am J Med* 1978; **65:** 779–784.

559. Braun WE, Phillips DF, Vidt DG *et al.* Coronary artery disease in 100 diabetics with end-stage renal failure. *Transplant Proc* 1984; **16:** 603–607.

560. Lorber MI, Van Buren CT, Flechner SM *et al.* Pretransplant coronary arteriography for diabetic renal transplant recipients. *Transplant Proc* 1987; **19:** 1539–1541.

561. Manske CL, Wilson RF, Wang Y *et al.* Prevalence of, and risk factors for, angiographically determined coronary artery disease in type I-diabetic patients with nephropathy. *Arch Intern Med* 1992; **152:** 2450–2455.

562. Weinrauch L, D'Elia JA, Healy RW *et al.* Asymptomatic coronary artery disease: angiographic assessment of diabetics evaluated for renal transplantation. *Circulation* 1978; **58:** 1184–1190.

563. Klocke FJ, Baird MG, Lorell BH *et al.* ACC/AHA/ASNC guidelines for the

clinical use of cardiac radionuclide imaging–executive summary: a report of the American College of Cardiology/American Heart Association Task Force on Practice Guidelines (ACC/AHA/ASNC Committee to Revise the 1995 Guidelines for the Clinical Use of Cardiac Radionuclide Imaging). *J Am Coll Cardiol* 2003; **42**: 1318–1333.

564. Dahan M, Viron BM, Faraggi M *et al.* Diagnostic accuracy and prognostic value of combined dipyridamole-exercise thallium imaging in hemodialysis patients. *Kidney Int* 1998; **54**: 255–262.

565. Koistinen MJ, Huikuri HV, Pirttiaho H *et al.* Evaluation of exercise electrocardiography and thallium tomographic imaging in detecting asymptomatic coronary artery disease in diabetic patients. *Br Heart J* 1990; **63**: 7–11.

566. Marwick TH, Steinmuller DR, Underwood DA *et al.* Ineffectiveness of dipyridamole SPECT thallium imaging as a screening technique for coronary artery disease in patients with end-stage renal failure. *Transplantation* 1990; **49**: 100–103.

567. Schmidt A, Stefenelli T, Schuster E *et al.* Informational contribution of noninvasive screening tests for coronary artery disease in patients on chronic renal replacement therapy. *Am J Kidney Dis* 2001; **37**: 56–63.

568. Morrow CE, Schwartz JS, Sutherland DE *et al.* Predictive value of thallium stress testing for coronary and cardiovascular events in uremic diabetic patients before renal transplantation. *Am J Surg* 1983; **146**: 331–335.

569. Patel AD, Abo-Auda WS, Davis JM *et al.* Prognostic value of myocardial perfusion imaging in predicting outcome after renal transplantation. *Am J Cardiol* 2003; **92**: 146–151.

570. Rabbat CG, Treleaven DJ, Russell JD *et al.* Prognostic value of myocardial perfusion studies in patients with end-stage renal disease assessed for kidney or kidney-pancreas transplantation: a meta-analysis. *J Am Soc Nephrol* 2003; **14**: 431–439.

571. Wong CF, Little MA, Vinjamuri S *et al.* Technetium myocardial perfusion scanning in prerenal transplant evaluation in the United kingdom. *Transplant Proc* 2008; **40**: 1324–1328.

572. De Lima JJ, Sabbaga E, Vieira ML *et al.* Coronary angiography is the best predictor of events in renal transplant candidates compared with noninvasive testing. *Hypertension* 2003; **42**: 263–268.

573. Hatta T, Nishimura S, Nishimura T. Prognostic risk stratification of myocardial ischaemia evaluated by gated myocardial perfusion SPECT in patients with chronic kidney disease. *Eur J Nucl Med Mol Imaging* 2009; **36**: 1835–1841.

574. Kusuoka H, Nishimura S, Yamashina A *et al.* Surveillance study for creating the national clinical database related to ECG-gated myocardial perfusion SPECT of ischemic heart disease: J-ACCESS study design. *Ann Nucl Med* 2006; **20**: 195–202.

575. Momose M, Babazono T, Kondo C *et al.* Prognostic significance of stress myocardial ECG-gated perfusion imaging in asymptomatic patients with diabetic chronic kidney disease on initiation of haemodialysis. *Eur J Nucl Med Mol Imaging* 2009; **36**: 1315–1321.

576. Nakajima K, Nishimura T. Inter-institution preference-based variability of ejection fraction and volumes using quantitative gated SPECT with 99mTc-tetrofosmin: a multicentre study involving 106 hospitals. *Eur J Nucl Med Mol Imaging* 2006; **33**: 127–133.

577. Nekolla SG, Reder S, Saraste A *et al.* Evaluation of the novel myocardial perfusion positron-emission tomography tracer 18F-BMS-747158-02: comparison to 13N-ammonia and validation with microspheres in a pig model. *Circulation* 2009; **119**: 2333–2342.

578. Biomarkers Definitions Working Group. Biomarkers and surrogate

endpoints: preferred definitions and conceptual framework. *Clin Pharmacol Ther* 2001; **69**: 89–95.

579. Ix JH, Criqui MH. Epidemiology and diagnosis of peripheral arterial disease in patients with chronic kidney disease. *Adv Chronic Kidney Dis* 2008; **15**: 378–383.

580. Lau JF, Weinberg MD, Olin JW. Peripheral artery disease. Part 1: clinical evaluation and noninvasive diagnosis. *Nat Rev Cardiol* 2011; **8**: 405–418.

581. Bello AK, Hemmelgarn B, Lloyd A *et al.* Associations among estimated glomerular filtration rate, proteinuria, and adverse cardiovascular outcomes. *Clin J Am Soc Nephrol* 2011; **6**: 1418–1426.

582. de Vinuesa SG, Ortega M, Martinez P *et al.* Subclinical peripheral arterial disease in patients with chronic kidney disease: prevalence and related risk factors. *Kidney Int Suppl* 2005; **93**: S44–47.

583. Lash JP, Go AS, Appel LJ *et al.* Chronic Renal Insufficiency Cohort (CRIC) Study: baseline characteristics and associations with kidney function. *Clin J Am Soc Nephrol* 2009; **4**: 1302–1311.

584. Liew YP, Bartholomew JR, Demirjian S *et al.* Combined effect of chronic kidney disease and peripheral arterial disease on all-cause mortality in a high-risk population. *Clin J Am Soc Nephrol* 2008; **3**: 1084–1089.

585. O'Hare AM, Glidden DV, Fox CS *et al.* High prevalence of peripheral arterial disease in persons with renal insufficiency: results from the National Health and Nutrition Examination Survey 1999–2000. *Circulation* 2004; **109**: 320–323.

586. O'Hare AM, Newman AB, Katz R *et al.* Cystatin C and incident peripheral arterial disease events in the elderly: results from the Cardiovascular Health Study. *Arch Intern Med* 2005; **165**: 2666–2670.

587. O'Hare AM, Vittinghoff E, Hsia J *et al.* Renal insufficiency and the risk of lower extremity peripheral arterial disease: results from the Heart and Estrogen/Progestin Replacement Study (HERS). *J Am Soc Nephrol* 2004; **15**: 1046–1051.

588. Wattanakit K, Folsom AR, Criqui MH *et al.* Albuminuria and peripheral arterial disease: results from the multi-ethnic study of atherosclerosis (MESA). *Atherosclerosis* 2008; **201**: 212–216.

589. Margolis DJ, Hofstad O, Feldman HI. Association between renal failure and foot ulcer or lower-extremity amputation in patients with diabetes. *Diabetes Care* 2008; **31**: 1331–1336.

590. Fuster V, Ryden LE, Cannom DS *et al.* ACC/AHA/ESC 2006 Guidelines for the Management of Patients with Atrial Fibrillation: a report of the American College of Cardiology/American Heart Association Task Force on Practice Guidelines and the European Society of Cardiology Committee for Practice Guidelines (Writing Committee to Revise the 2001 Guidelines for the Management of Patients With Atrial Fibrillation): developed in collaboration with the European Heart Rhythm Association and the Heart Rhythm Society. *Circulation* 2006; **114**: e257–354.

591. Abbas AE, Goodman LM, Timmis R *et al.* Predictors of poor outcome in female patients undergoing endovascular intervention. *J Interv Cardiol* 2010; **23**: 401–410.

592. O'Hare AM, Bertenthal D, Sidawy AN *et al.* Renal insufficiency and use of revascularization among a national cohort of men with advanced lower extremity peripheral arterial disease. *Clin J Am Soc Nephrol* 2006; **1**: 297–304.

593. *Goodman and Gilman's Pharmacological Basis of Therapeutics*, 12th Edn. Brunston LL, Chabner BA, Knollman BA (eds). McGraw-Hill: New York, 2011.

594. *Martindale: The Complete Drug Reference*, 37th Edn. Sweetman SC (ed). Royal Pharmaceutical Society, London, 2011.

参考文献

595. Gokmen MR, Lord GM. Aristolochic acid nephropathy. *BMJ* 2012; **344:** e4000.

596. Su T, Zhang L, Li X *et al.* Regular use of nephrotoxic medications is an independent risk factor for chronic kidney disease–results from a Chinese population study. *Nephrol Dial Transplant* 2011; **26:** 1916–1923.

597. National Institute for Health and Clinical Excellence. NICE Clinical Guideline 38: Bipolar Disorder. 2006.

598. Lipska KJ, Bailey CJ, Inzucchi SE. Use of metformin in the setting of mild-to-moderate renal insufficiency. *Diabetes Care* 2011; **34:** 1431–1437.

599. Rachmani R, Slavachevski I, Levi Z *et al.* Metformin in patients with type 2 diabetes mellitus: reconsideration of traditional contraindications. *Eur J Intern Med* 2002; **13:** 428.

600. Salpeter S, Greyber E, Pasternak G *et al.* Risk of fatal and nonfatal lactic acidosis with metformin use in type 2 diabetes mellitus. *Cochrane Database Syst Rev* 2010: CD002967.

601. Fellstrom BC, Jardine AG, Schmieder RE *et al.* Rosuvastatin and cardiovascular events in patients undergoing hemodialysis. *N Engl J Med* 2009; **360:** 1395–1407.

602. Ginsberg HN, Elam MB, Lovato LC *et al.* Effects of combination lipid therapy in type 2 diabetes mellitus. *N Engl J Med* 2010; **362:** 1563–1574.

603. Keech A, Simes RJ, Barter P *et al.* Effects of long-term fenofibrate therapy on cardiovascular events in 9795 people with type 2 diabetes mellitus (the FIELD study): randomised controlled trial. *Lancet* 2005; **366:** 1849–1861.

604. Wanner C, Krane V, Marz W *et al.* Atorvastatin in patients with type 2 diabetes mellitus undergoing hemodialysis. *N Engl J Med* 2005; **353:** 238–248.

605. Limdi NA, Beasley TM, Baird MF *et al.* Kidney function influences warfarin responsiveness and hemorrhagic complications. *J Am Soc Nephrol* 2009; **20:** 912–921.

606. Wahba IM, Olyaei AJ, Rozansky D *et al.* Handling of drugs in children with abnormal renal function, in *Pediatric Nephrology*, eds. Avner ED, Harmon WE, Niaudet P, Yoshikawa, N. Springer-Verlag: 2009, pp 1693–1711.

607. Blowey DL. Chapter 64: Drug Use and Dosage in Renal Failure, in *Comprehensive Pediatric Nephrology*, eds. Geary DF, Schaefer F. Mosby Elsevier: Philadelphia, 2008, pp 991–1002.

608. *Drug prescribing in renal failure.* http://www.kdp-baptist.louisville.edu/renalbook/.

609. Goldfarb S, McCullough PA, McDermott J *et al.* Contrast-induced acute kidney injury: specialty-specific protocols for interventional radiology, diagnostic computed tomography radiology, and interventional cardiology. *Mayo Clin Proc* 2009; **84:** 170–179.

610. American College Radiology Guidelines. *Manual on Contrast Media Version 8.* http://www.acr.org/~/media/ACR/Documents/PDF/Quality Safety/Resources/Contrast%20Manual/Contrast%20Nephrotoxicity.pdf. Accessed October 12, 2012.

611. European Society for Urological Radiology (ESUR). http://www.esur.org/Contrast-media.51.0.html, Accessed October 9, 2012.

612. Heinrich MC, Haberle L, Muller V *et al.* Nephrotoxicity of iso-osmolar iodixanol compared with nonionic low-osmolar contrast media: meta-analysis of randomized controlled trials. *Radiology* 2009; **250:** 68–86.

613. Perazella MA. Current status of gadolinium toxicity in patients with kidney disease. *Clin J Am Soc Nephrol* 2009; **4:** 461–469.

614. Agarwal R, Brunelli SM, Williams K *et al.* Gadolinium-based contrast agents and nephrogenic systemic fibrosis: a systematic review and meta-

434

analysis. *Nephrol Dial Transplant* 2009; **24**: 856–863.
615. American College Radiology Guidelines. *Manual on Contrast Media Version 8.* http://www.acr.org/~/media/ACR/Documents/PDF/Quality-Safety/Resources/Contrast%20Manual/Nephrogenic%20Systemic%20Fibrosis.pdf. Accessed October 12, 2012.
616. Saitoh T, Hayasaka K, Tanaka Y *et al.* Dialyzability of gadodiamide in hemodialysis patients. *Radiat Med* 2006; **24**: 445–451.
617. Meng H, Grosse-Wortmann L. Gadolinium in pediatric cardiovascular magnetic resonance: what we know and how we practice. *J Cardiovasc Magn Reson* 2012; **14**: 56.
618. Lien YH. Is bowel preparation before colonoscopy a risky business for the kidney? *Nat Clin Pract Nephrol* 2008; **4**: 606–614.
619. Markowitz GS, Perazella MA. Acute phosphate nephropathy. *Kidney Int* 2009; **76**: 1027–1034.
620. Heher EC, Thier SO, Rennke H *et al.* Adverse renal and metabolic effects associated with oral sodium phosphate bowel preparation. *Clin J Am Soc Nephrol* 2008; **3**: 1494–1503.
621. Palmadottir VK, Gudmundsson H, Hardarson S *et al.* Incidence and outcome of acute phosphate nephropathy in Iceland. *PLoS One* 2010; **5**: e13484.
622. Wexner SD, Beck DE, Baron TH *et al.* A consensus document on bowel preparation before colonoscopy: prepared by a task force from the American Society of Colon and Rectal Surgeons (ASCRS), the American Society for Gastrointestinal Endoscopy (ASGE), and the Society of American Gastrointestinal and Endoscopic Surgeons (SAGES). *Gastrointest Endosc* 2006; **63**: 894–909.
623. Brunelli SM. Association between oral sodium phosphate bowel preparations and kidney injury: a systematic review and meta-analysis. *Am J Kidney Dis* 2009; **53**: 448–456.
624. Johanson JF, Popp JW, Jr., Cohen LB *et al.* A randomized, multicenter study comparing the safety and efficacy of sodium phosphate tablets with 2 L polyethylene glycol solution plus bisacodyl tablets for colon cleansing. *Am J Gastroenterol* 2007; **102**: 2238–2246.
625. Foley RN, Guo H, Snyder JJ *et al.* Septicemia in the United States dialysis population, 1991 to 1999. *J Am Soc Nephrol* 2004; **15**: 1038–1045.
626. Hoen B, Paul-Dauphin A, Hestin D *et al.* EPIBACDIAL: a multicenter prospective study of risk factors for bacteremia in chronic hemodialysis patients. *J Am Soc Nephrol* 1998; **9**: 869–876.
627. Ishani A, Collins AJ, Herzog CA *et al.* Septicemia, access and cardiovascular disease in dialysis patients: the USRDS Wave 2 study. *Kidney Int* 2005; **68**: 311–318.
628. Sarnak MJ, Jaber BL. Mortality caused by sepsis in patients with end-stage renal disease compared with the general population. *Kidney Int* 2000; **58**: 1758–1764.
629. Fried LF, Katz R, Sarnak MJ *et al.* Kidney function as a predictor of noncardiovascular mortality. *J Am Soc Nephrol* 2005; **16**: 3728–3735.
630. Nissenson AR, Collins AJ, Hurley J *et al.* Opportunities for improving the care of patients with chronic renal insufficiency: current practice patterns. *J Am Soc Nephrol* 2001; **12**: 1713–1720.
631. US Renal Data System. *Atlas of Chronic Kidney Disease in the United States.* Bethesda, MD: National Institutes of Diabetes and Digestive and Kidney Diseases, National Institutes of Health. 2007.
632. Naqvi SB, Collins AJ. Infectious complications in chronic kidney disease. *Adv Chronic Kidney Dis* 2006; **13**: 199–204.
633. US Renal Data System. *Atlas of Chronic Kidney Disease in the United States.* Bethesda, MD: National Institutes of Diabetes and Digestive and Kidney Diseases, National Institutes of Health. 2010.

634. McIntyre P, Craig JC. Prevention of serious bacterial infection in children with nephrotic syndrome. *J Paediatr Child Health* 1998; **34:** 314–317.

635. Vanholder R, Ringoir S. Infectious morbidity and defects of phagocytic function in end-stage renal disease: a review. *J Am Soc Nephrol* 1993; **3:** 1541–1554.

636. Cohen G, Haag-Weber M, Horl WH. Immune dysfunction in uremia. *Kidney Int Suppl* 1997; **62:** S79–82.

637. Minnaganti VR, Cunha BA. Infections associated with uremia and dialysis. *Infect Dis Clin North Am* 2001; **15:** 385–406.

638. Pesanti EL. Immunologic defects and vaccination in patients with chronic renal failure. *Infect Dis Clin North Am* 2001; **15:** 813–832.

639. Kausz AT, Guo H, Pereira BJ *et al.* General medical care among patients with chronic kidney disease: opportunities for improving outcomes. *J Am Soc Nephrol* 2005; **16:** 3092–3101.

640. DaRoza G, Loewen A, Djurdjev O *et al.* Stage of chronic kidney disease predicts seroconversion after hepatitis B immunization: earlier is better. *Am J Kidney Dis* 2003; **42:** 1184–1192.

641. Kausz AT, Gilbertson DT. Overview of vaccination in chronic kidney disease. *Adv Chronic Kidney Dis* 2006; **13:** 209–214.

642. McNulty CA, Bowen JK, Williams AJ. Hepatitis B vaccination in predialysis chronic renal failure patients a comparison of two vaccination schedules. *Vaccine* 2005; **23:** 4142–4147.

643. Robinson J. Efficacy of pneumococcal immunization in patients with renal disease–what is the data? *Am J Nephrol* 2004; **24:** 402–409.

644. Gilbertson DT, Unruh M, McBean AM *et al.* Influenza vaccine delivery and effectiveness in end-stage renal disease. *Kidney Int* 2003; **63:** 738–743.

645. Dinits-Pensy M, Forrest GN, Cross AS *et al.* The use of vaccines in adult patients with renal disease. *Am J Kidney Dis* 2005; **46:** 997–1011.

646. Nikoskelainen J, Koskela M, Forsstrom J *et al.* Persistence of antibodies to pneumococcal vaccine in patients with chronic renal failure. *Kidney Int* 1985; **28:** 672–677.

647. Miller ER, Alter MJ, Tokars JI. Protective effect of hepatitis B vaccine in chronic hemodialysis patients. *Am J Kidney Dis* 1999; **33:** 356–360.

648. Fattom A, Fuller S, Propst M *et al.* Safety and immunogenicity of a booster dose of Staphylococcus aureus types 5 and 8 capsular polysaccharide conjugate vaccine (StaphVAX) in hemodialysis patients. *Vaccine* 2004; **23:** 656–663.

649. Shinefield H, Black S, Fattom A *et al.* Use of a Staphylococcus aureus conjugate vaccine in patients receiving hemodialysis. *N Engl J Med* 2002; **346:** 491–496.

650. CDC immunization schedules. http://www.cdc.gov/vaccines/schedules/index.html.

651. American Academy of Pediatrics. Immunization: http://www2.aap.org/immunization/.

652. Neu AM. Immunizations in children with chronic kidney disease. *Pediatr Nephrol* 2012; **27:** 1257–1263.

653. Goldstein SL. Acute kidney injury in children: prevention, treatment and rehabilitation. *Contrib Nephrol* 2011; **174:** 163–172.

654. Goldstein SL. Acute kidney injury in children and its potential consequences in adulthood. *Blood Purif* 2012; **33:** 131–137.

655. Zappitelli M, Goldstein SL. Acute kidney failure in children, In: Jorres A, Ronco C, Kellum JA (eds.). *Management of Acute Kidney Problems*, Springer, 2010, pp 459–467.

656. Andreoli SP. Clinical evaluation of acute kidney injury in children. In: Avner ED, Harmon WE, Niaudet P, Yoshikawa N (eds.). *Pediatric*

Nephrology, (6th edn.). Springer, 2009, pp 1603–1618.

657. Zappitelli M, Goldstein SL. Management of acute kidney failure, In: Avner ED, Harmon WE, Niaudet P, Yoshikawa N (eds.). *Pediatric Nephrology* (6th edn), Springer, 2009, pp 1619–1628.

658. Zappitelli M, Goldstein SL. Acute kidney injury: General aspects. In: Kiessling SG, Goebel J, Somers MJG (eds.). *Pediatric Nephrology in the ICU*, Springer, 2009, pp 85–97.

659. Arora P, Kausz AT, Obrador GT *et al.* Hospital utilization among chronic dialysis patients. *J Am Soc Nephrol* 2000; **11:** 740–746.

660. Khan SS, Kazmi WH, Abichandani R *et al.* Health care utilization among patients with chronic kidney disease. *Kidney Int* 2002; **62:** 229–236.

661. Becker BN, Coomer RW, Fotiadis C *et al.* Risk factors for hospitalization in well-dialyzed chronic hemodialysis patients. *Am J Nephrol* 1999; **19:** 565–570.

662. Popovic JR, Kozak LJ. National hospital discharge survey: annual summary, 1998. *Vital Health Stat 13* 2000: 1–194.

663. Rocco MV, Soucie JM, Reboussin DM *et al.* Risk factors for hospital utilization in chronic dialysis patients. Southeastern Kidney Council (Network 6). *J Am Soc Nephrol* 1996; **7:** 889–896.

664. Thamer M, Ray NF, Fehrenbach SN *et al.* Relative risk and economic consequences of inpatient care among patients with renal failure. *J Am Soc Nephrol* 1996; **7:** 751–762.

665. Holland DC, Lam M. Predictors of hospitalization and death among pre-dialysis patients: a retrospective cohort study. *Nephrol Dial Transplant* 2000; **15:** 650–658.

666. Culleton BF, Larson MG, Wilson PW *et al.* Cardiovascular disease and mortality in a community-based cohort with mild renal insufficiency. *Kidney Int* 1999; **56:** 2214–2219.

667. Meyer KB, Levey AS. Controlling the epidemic of cardiovascular disease in chronic renal disease: report from the National Kidney Foundation Task Force on cardiovascular disease. *J Am Soc Nephrol* 1998; **9:** S31–42.

668. Drüeke TB, Locatelli F, Clyne N *et al.* Normalization of hemoglobin level in patients with chronic kidney disease and anemia. *N Engl J Med* 2006; **355:** 2071–2084.

669. Singh AK, Szczech L, Tang KL *et al.* Correction of anemia with epoetin alfa in chronic kidney disease. *N Engl J Med* 2006; **355:** 2085–2098.

670. De Coster C, McLaughlin K, Noseworthy TW. Criteria for referring patients with renal disease for nephrology consultation: a review of the literature. *J Nephrol* 2010; **23:** 399–407.

671. Navaneethan SD, Kandula P, Jeevanantham V *et al.* Referral patterns of primary care physicians for chronic kidney disease in general population and geriatric patients. *Clin Nephrol* 2010; **73:** 260–267.

672. Navaneethan SD, Nigwekar S, Sengodan M *et al.* Referral to nephrologists for chronic kidney disease care: is non-diabetic kidney disease ignored? *Nephron Clin Pract* 2007; **106:** c113–118.

673. Chan MR, Dall AT, Fletcher KE *et al.* Outcomes in patients with chronic kidney disease referred late to nephrologists: a meta-analysis. *Am J Med* 2007; **120:** 1063–1070.

674. Smart NA, Titus TT. Outcomes of early versus late nephrology referral in chronic kidney disease: a systematic review. *Am J Med* 2011; **124:** 1073–1080.

675. McLaughlin K, Manns B, Culleton B *et al.* An economic evaluation of early versus late referral of patients with progressive renal insufficiency. *Am J Kidney Dis* 2001; **38:** 1122–1128.

676. Klebe B, Irving J, Stevens PE *et al.* The cost of implementing UK guidelines for the management of chronic kidney disease. *Nephrol Dial*

Transplant 2007; **22:** 2504–2512.

677. Barakat AJ. Presentation of the child with renal disease and guidelines for referral to the pediatric nephrologist. *Int J Pediatr* 2012; 978673.

678. Barakat AJ, Chesney RW (eds.). *Pediatric Nephrology for Primary Care.* American Academy of Pediatics: Illinois, 2009.

679. Kennedy SE, Bailey R, Kainer G. Causes and outcome of late referral of children who develop end-stage kidney disease. *J Paediatr Child Health* 2012; **48:** 253–258.

680. Boehm M, Winkelmayer WC, Arbeiter K *et al.* Late referral to paediatric renal failure service impairs access to pre-emptive kidney transplantation in children. *Arch Dis Child* 2010; **95:** 634–638.

681. Epping-Jordan JE, Pruitt SD, Bengoa R *et al.* Improving the quality of health care for chronic conditions. *Qual Saf Health Care* 2004; **13:** 299–305.

682. Ajarmeh S, Er L, Brin G *et al.* The effect of a multidisciplinary care clinic on the outcomes in pediatric chronic kidney disease. *Pediatr Nephrol* 2012; **27:** 1921–1927.

683. Menon S, Valentini RP, Kapur G *et al.* Effectiveness of a multidisciplinary clinic in managing children with chronic kidney disease. *Clin J Am Soc Nephrol* 2009; **4:** 1170–1175.

684. Korevaar JC, Jansen MA, Dekker FW *et al.* When to initiate dialysis: effect of proposed US guidelines on survival. *Lancet* 2001; **358:** 1046–1050.

685. Traynor JP, Simpson K, Geddes CC *et al.* Early initiation of dialysis fails to prolong survival in patients with end-stage renal failure. *J Am Soc Nephrol* 2002; **13:** 2125–2132.

686. Beddhu S, Samore MH, Roberts MS *et al.* Impact of timing of initiation of dialysis on mortality. *J Am Soc Nephrol* 2003; **14:** 2305–2312.

687. Clark WF, Na Y, Rosansky SJ *et al.* Association between estimated glomerular filtration rate at initiation of dialysis and mortality. *CMAJ* 2011; **183:** 47–53.

688. Hwang SJ, Yang WC, Lin MY *et al.* Impact of the clinical conditions at dialysis initiation on mortality in incident haemodialysis patients: a national cohort study in Taiwan. *Nephrol Dial Transplant* 2010; **25:** 2616–2624.

689. Kazmi WH, Gilbertson DT, Obrador GT *et al.* Effect of comorbidity on the increased mortality associated with early initiation of dialysis. *Am J Kidney Dis* 2005; **46:** 887–896.

690. Lassalle M, Labeeuw M, Frimat L *et al.* Age and comorbidity may explain the paradoxical association of an early dialysis start with poor survival. *Kidney Int* 2010; **77:** 700–707.

691. Sawhney S, Djurdjev O, Simpson K *et al.* Survival and dialysis initiation: comparing British Columbia and Scotland registries. *Nephrol Dial Transplant* 2009; **24:** 3186–3192.

692. Shiao CC, Huang JW, Chien KL *et al.* Early initiation of dialysis and late implantation of catheters adversely affect outcomes of patients on chronic peritoneal dialysis. *Perit Dial Int* 2008; **28:** 73–81.

693. Stel VS, Dekker FW, Ansell D *et al.* Residual renal function at the start of dialysis and clinical outcomes. *Nephrol Dial Transplant* 2009; **24:** 3175–3182.

694. Tang SC, Ho YW, Tang AW *et al.* Delaying initiation of dialysis till symptomatic uraemia–is it too late? *Nephrol Dial Transplant* 2007; **22:** 1926–1932.

695. Wilson B, Harwood L, Locking-Cusolito H *et al.* Optimal timing of initiation of chronic hemodialysis? *Hemodial Int* 2007; **11:** 263–269.

696. Wright S, Klausner D, Baird B *et al.* Timing of dialysis initiation and survival in ESRD. *Clin J Am Soc Nephrol* 2010; **5:** 1828–1835.

697. Cooper BA, Branley P, Bulfone L et al. A randomized, controlled trial of early versus late initiation of dialysis. N Engl J Med 2010; 363: 609–619.

698. Rosansky SJ, Eggers P, Jackson K et al. Early start of hemodialysis may be harmful. Arch Intern Med 2011; 171: 396–403.

699. Harris A, Cooper BA, Li JJ et al. Cost-effectiveness of initiating dialysis early: a randomized controlled trial. Am J Kidney Dis 2011; 57: 707–715.

700. Greenbaum LA, Schaefer F. The decision to initiate dialysis in a pediatric patient. In: Warady BA, Schaefer F, Alexander SR (eds). Pediatric Dialysis, Springer: New York, 2012, pp 85–100.

701. Kramer A, Stel VS, Tizard J et al. Characteristics and survival of young adults who started renal replacement therapy during childhood. Nephrol Dial Transplant 2009; 24: 926–933.

702. Davison SN. Pain in hemodialysis patients: prevalence, cause, severity, and management. Am J Kidney Dis 2003; 42: 1239–1247.

703. Davison SN, Jhangri GS, Johnson JA. Cross-sectional validity of a modified Edmonton symptom assessment system in dialysis patients: a simple assessment of symptom burden. Kidney Int 2006; 69: 1621–1625.

704. Davison SN, Jhangri GS, Johnson JA. Longitudinal validation of a modified Edmonton symptom assessment system (ESAS) in haemo-dialysis patients. Nephrol Dial Transplant 2006; 21: 3189–3195.

705. Murphy EL, Murtagh FE, Carey I et al. Understanding symptoms in patients with advanced chronic kidney disease managed without dialysis: use of a short patient-completed assessment tool. Nephron Clin Pract 2009; 111: c74–80.

706. Murtagh FE, Addington-Hall JM, Donohoe P et al. Symptom manage-ment in patients with established renal failure managed without dialysis. EDTNA ERCA J 2006; 32: 93–98.

707. Murtagh FE, Addington-Hall JM, Edmonds PM et al. Symptoms in advanced renal disease: a cross-sectional survey of symptom prevalence in stage 5 chronic kidney disease managed without dialysis. J Palliat Med 2007; 10: 1266–1276.

708. Saini T, Murtagh FE, Dupont PJ et al. Comparative pilot study of symptoms and quality of life in cancer patients and patients with end stage renal disease. Palliat Med 2006; 20: 631–636.

709. Temel JS, Greer JA, Muzikansky A et al. Early palliative care for patients with metastatic non-small-cell lung cancer. N Engl J Med 2010; 363: 733–742.

710. Chandna SM, Da Silva-Gane M, Marshall C et al. Survival of elderly patients with stage 5 CKD: comparison of conservative management and renal replacement therapy. Nephrol Dial Transplant 2011; 26: 1608–1614.

711. Davison SN. End-of-life care preferences and needs: perceptions of patients with chronic kidney disease. Clin J Am Soc Nephrol 2010; 5: 195–204.

712. Davison SN, Murtagh FE, Higginson IJ. Methodological considerations for end-of-life research in patients with chronic kidney disease. J Nephrol 2008; 21: 268–282.

713. De Biase V, Tobaldini O, Boaretti C et al. Prolonged conservative treatment for frail elderly patients with end-stage renal disease: the Verona experience. Nephrol Dial Transplant 2008; 23: 1313–1317.

714. Ellam T, El-Kossi M, Prasanth KC et al. Conservatively managed patients with stage 5 chronic kidney disease—outcomes from a single center experience. QJM 2009; 102: 547–554.

715. Germain MJ, Kurella Tamura M, Davison SN. Palliative care in CKD: the earlier the better. Am J Kidney Dis 2011; 57: 378–380.

参考文献

716. Murray AM, Arko C, Chen SC et al. Use of hospice in the United States dialysis population. *Clin J Am Soc Nephrol* 2006; **1:** 1248–1255.
717. Hearn J, Higginson IJ. Do specialist palliative care teams improve outcomes for cancer patients? A systematic literature review. *Palliat Med* 1998; **12:** 317–332.
718. Higginson IJ, Wade AM, McCarthy M. Effectiveness of two palliative support teams. *J Public Health Med* 1992; **14:** 50–56.
719. Ventafridda V, De Conno F, Vigano A et al. Comparison of home and hospital care of advanced cancer patients. *Tumori* 1989; **75:** 619–625.
720. Wallston KA, Burger C, Smith RA et al. Comparing the quality of death for hospice and non-hospice cancer patients. *Med Care* 1988; **26:** 177–182.
721. Fassbender K, Smythe JG, Carson M, et al. *Report of the Institute for Public Economics Health Research Group to Alberta Health and Wellness: cost and utilization of health care services at end of life in Alberta, 1999–2002.* Edmonton, AB: University of Alberta. 2006.
722. Owens DK, Lohr KN, Atkins D et al. AHRQ series paper 5: grading the strength of a body of evidence when comparing medical interventions–agency for healthcare research and quality and the effective health-care program. *J Clin Epidemiol* 2010; **63:** 513–523.
723. Atkins D, Best D, Briss PA et al. Grading quality of evidence and strength of recommendations. *BMJ* 2004; **328:** 1490.
724. Guyatt GH, Oxman AD, Kunz R et al. Going from evidence to recommendations. *BMJ* 2008; **336:** 1049–1051.
725. Uhlig K, Macleod A, Craig J et al. Grading evidence and recommendations for clinical practice guidelines in nephrology. A position statement from Kidney Disease: Improving Global Outcomes (KDIGO). *Kidney Int* 2006; **70:** 2058–2065.
726. The AGREE Collaboration. Development and validation of an international appraisal instrument for assessing the quality of clinical practice guidelines: the AGREE project. *Qual Saf Health Care* 2003; **12:** 18–23.
727. Shiffman RN, Shekelle P, Overhage JM et al. Standardized reporting of clinical practice guidelines: a proposal from the Conference on Guideline Standardization. *Ann Intern Med* 2003; **139:** 493–498.
728. Institute of Medicine. *Finding What Works in Health Care: Standards for Systematic Reviews.* The National Academies Press: Washington, DC, 2011.
729. Institute of Medicine. *Clinical Practice Guidelines We Can Trust.* The National Academies Press: Washington, DC, 2011.